文小叔
有方说方

WEN XIAOSHU YOUFANG SHUOFANG

文泉杰　著

刘光伟　审

河南科学技术出版社

· 郑州 ·

内容提要

本书是中医药防病治病科普读物。作者以传统中医药理论为指导,根据男女老幼常见发病特点、生活方式及体质特征,选择相适应的中医经典名方、验方效方及中成药物,通俗讲解中医方药的寒热温凉特性,治病原理功效,使用注意事项。本书借助贴近生活的故事案例,用大众话语娓娓道来,文字通俗易懂而不失学术性,生动有趣而不失严谨性,是博大精深、晦涩难懂的中医药走进普通大众的有益尝试。本书适合中医初学者和广大中医爱好者及普通患者学习阅读。

图书在版编目(CIP)数据

文小叔有方说方/文泉杰著. --郑州:河南科学技术出版社,2021.5(2022.1重印)
ISBN 978-7-5725-0404-4

Ⅰ.①文 … Ⅱ.①文 … Ⅲ.①验方-汇编 Ⅳ.①R289.5

中国版本图书馆 CIP 数据核字(2021)第 067252 号

出版发行:河南科学技术出版社
    北京名医世纪文化传媒有限公司
    地址:北京市丰台区万丰路 316 号万开基地 B 座 1—115   邮编:100161
    电话:010-63863186   010-63863168
策划编辑:赵东升
文字编辑:赵东升
责任审读:周晓洲
责任校对:龚利霞
封面设计:源澜文化
版式设计:源澜文化
责任印制:程晋荣
印　　刷:河南省环发印务有限公司
经　　销:全国新华书店、医学书店、网店
开　　本:710mm×1000mm　1/16　　**印张**:22　　**字数**:400 千字
版　　次:2021 年 5 月第 1 版　　2022 年 1 月第 3 次印刷
定　　价:88.00 元

如发现印、装质量问题,影响阅读,请与出版社联系并调换

作者简介

文泉杰　男,20 世纪 80 年代生人,湖南作家协会会员。2005 年曾以青春文学《爱在忧伤的日子》感动千万大学生,后相继出版长篇小说《爱在忧伤的日子(2)》《江湖泪》《胡可可北京成功记》《新跳槽时代》《女国医》《文小叔有医说医》《妙手莲心》《大食医》等,人文随笔《正在消逝的地理》《隐士大风流》《青楼有才女》《诗人的眼泪》等十余部。

出版者的话

随着人们对美好健康生活诉求的日益提高和防病治病需求的逐渐增强,广泛兴起的"中医热"正在各地持续升温,越来越多的普通人特别是中老年朋友、孩子家长加入到学习中医知识的行列。源远流长的中华医药,孕育了张仲景、孙思邈、李东垣、王清任等医药大家,贡献了数不胜数、行之有效的中医经典名方。学习和掌握丰富的中医知识,不仅使我们的日常饮食、起居作息、心情起伏等生活常态更加合理、健康、规律,而且可以正确引导我们在养生保健、强身健体、寻医问药过程中把握正确方向,少走弯路。

《文小叔有方说方》在琳琅满目的中医科普读物中别开生面,独树一帜。作者满怀对中医药学的真挚热爱,以传播中医文化为己任,以传统中医药理论为指导,根据男女老幼常见的发病特点、生活方式及体质特征,选择相适应的中医经典名方、验方效方及中成药物,借助贴近生活的故事案例,用大众话语娓娓道来,通俗讲解常用中药的寒热温凉特性,方剂配伍特点,治病原理功效,使用注意事项及发病病因病理。文字通俗易懂而不失学术性,生动有趣而不失严谨性,为博大精深、晦涩难懂的中医药走进普通大众的有益尝试。本书适合中医初学者和广大中医爱好者及普通患者学习阅读。

需要特别强调的是，作者写作本书的最大愿望是培养大家学习中医的浓厚兴趣，帮助大家加深对中医的深入理解，提高大家对疾病的认知判断能力。正如作者在书中反复强调的："书中介绍的所有方子是让大家学习用的，不是让大家直接选用的，如果确实有需要，请在专业医师指导下选用。"这一点非常重要，敬请读者特别谨记。

序

"文以载道"——这是在看了《文小叔有方说方》的书稿后,脑海里浮现的四个字。

什么是道?道就是规律。中医是来源于生活的道,方剂又是体现中医这个道的载体。那道又藏在哪里?《周易·系辞》云:"一阴一阳之谓道。仁者见之谓之仁,知者见之谓之知,百姓日用而不知,故君子之道鲜矣。"仁者从这个"道"中发现的是"仁爱",智者这个"道"中发现的是"智慧",但百姓在日常生活中每天都在运用此"道"却茫然不知。文小叔却用他的笔,把这个道娓娓道来了。生活中需要更多的类似文小叔这样的作者用自己的仁和智去把百姓每天都在用的这个道理讲清楚。

本书有三个特点。

首先是趣味性。文字是传递思想的工具,本书的文字非常浅显易懂,只要识字的人都能读懂。同时具有很好的可读性,比如写给全国宝妈的信,对照家长们的痛点和困惑,把小儿消积口服液的功能娓娓道来,读起来轻松愉快,让家长们对小儿积食有了全新的认识。再比如四君子汤,把4味药比喻成四位谦谦君子,通力合作、默默无闻、任劳任怨滋养着中国人特有的脾胃,这样就把方剂上升为中国人能理解的人格的层面,让读者对四君子汤有了更多的感性认识。

其次是实用性。随着现代人生活方式的改变,很多古代少发疾病成为现代的高发病,比如高血压、糖尿病、脂肪肝、胆结石、焦虑抑郁症、失眠。针对现代生活的健康"痛点",该书把针对上述疾病常用方子进行了解读,古方今用,化繁为简,读者看完就明白,可谓是通俗易懂,简便实用。尽管如此,仍要提醒读者,如果实际使用这些方子,应在专业医师指导下进行。

最后是专业性。庄子曰:"吾生也有涯,而知也无涯。"如何在有限的生命中,更高效传递中医传统知识,解读古人治疗思想,是每一个中医专业的人需要思考的问题。本书虽然是通俗讲方,但每一篇都是建立在作者具有很强的中医专业背景的基础上的通俗解读。本书对阴阳、气血、痰湿、五脏的解读,都体现了作者扎实的中医根底。应该说,通俗解读更能体现专业性,也只有建立在专业性基础上的通俗说医才能真正做到厚德精业,守正创新。

在国家大力倡导发挥中医药特色的时代大背景下,我们这些中医人是幸运的,我们正处在一个巨大的变革时代,中医经历着前所未有的机遇和挑战。我们这一代中医人正好赶上历史大势。文小叔之书可以说是适逢其时,对推动中医科普工作,对提高全民的中医素养,都是极好的尝试和探索。

基于此,欣然提笔,乐之为序。

医学博士　博士生导师　京豫宛仲景国医导师
刘光伟
2021 辛丑年仲春于郑州品草斋

目　　录

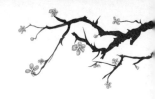

小儿消积止咳口服液

　　很多家长觉得在这个物资丰富、要啥有啥的年代，喂养一个孩子简直是操碎了心，孩子总是这不好，那不好，动不动就生病，真是愁死了。孩子有这样那样的小病小灾，其实概括起来不外乎这三大问题：积食、咳嗽、痰多。

　　小儿消积止咳口服液可以解决你们的燃眉之急，可以同时治疗孩子的三大健康问题。这个方子小叔介绍给了很多宝妈，有的宝妈说一天就见效了，还有的宝妈说三天见效了，总之效果很好，而且这个药的味道一点也不苦，对于不喜欢苦味的宝宝来说简直是一大救星。

　　这个方子是由以下药材组成：焦山楂、枳实、槟榔、枇杷叶、瓜蒌、莱菔子、葶苈子、桔梗、连翘、蝉蜕。

　　那么这个方子到底是怎样解决孩子常见的三大问题呢？

　　孩子的第一大常见问题：积食。

　　积食是孩子的百病之源，如果能够把积食化掉，孩子八成以上的小病小灾自会消失。积食的孩子容易感冒发热，很多宝妈以为是孩子的体质不好，免疫力低下，其实不是，是身体垃圾太多了，这个时候不

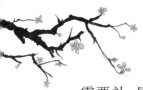

需要补,最需要清理。宝宝的每一次外感,都有积食的影子。积食的孩子不长个、不长肉。

为什么这个时代孩子最容易积食呢?都是家长喂养不当造成的。七口之家,六个大人围着孩子团团转,特别是爷爷奶奶、外公外婆,一个劲儿给孩子买各种好吃的。小叔见过天天给孩子吃红烧肉的,也见过天天给孩子吃大鸡腿的,更见过天天带孩子吃肯德基、麦当劳的,这样的孩子无一例外都有严重的积食。有的宝妈第一口辅食就迫不及待给孩子吃肉,认为肉有营养。这是不对的,小孩子脾胃虚弱,还运化不了肉食,再者第一口辅食会让孩子记住这个味道,以后大一点就挑食了,只吃肉,不吃主食和菜了。

亲爱的宝妈,永远记住老祖宗五千年的智慧:五谷为养。五谷都是种子,最具生命力,最适合长身体的孩子。

这个方子中化积食的有两味药,也是这个方子最主要的两味药:山楂与枳实。

山楂是消食的一等一高手,有宝妈问,为什么不用炒麦芽呢?炒麦芽也消食啊。是这样的,因为现在这个时代小孩子吃肉吃得太多,吃五谷吃得不多,山楂就是消肉食的,麦芽主要消五谷之积食。所以这里用山楂更符合这个时代的需求。

枳实是消积的,枳实这味药最大的好处就是它不是泻药,但是它有一股下行的力量,能够让肠道蠕动力增强,让大便更顺畅地排出体外。每一个积食的孩子大便都有问题,要么几天不拉,要么大便很干燥,很黏马桶。所以,有了枳实这味药,你家宝宝排便更痛快了。

如果积食长时间不清理,积食就会化成痰湿,这是最让人头疼的问题,也是这个方子主攻的方向——解决宝宝痰多的问题。用的是什么药呢?很强大,一共五味药,强强联合:槟榔、枇杷叶、瓜蒌、莱菔子、

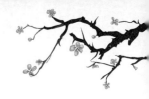

桔梗。

好多宝妈向小叔诉苦，小叔，小叔，我家宝宝喉咙总是呼哧呼哧的，有好多痰，怎么办呢？要不要去雾化呢？

亲爱的宝妈，不要着急，如果你明白孩子的生理特征，孩子痰多、鼻涕多、流口水其实都不算大问题，只是身体有些失调而已。为什么痰多呢？一个原因是后天的脾胃还没有强壮起来，无法运化身体的痰湿。第二个原因是吃太多，有积食了，导致了痰湿。

雾化是无法根本解决你家宝宝痰多的问题，因为治标不治本，更要命的是雾化用的是激素，这么小的孩子怎么可以随便用激素呢？这就好比用大炮打蚊子。激素的不良反应太多了，等于饮鸩止渴，竭泽而渔。

所以，我们要用天然的本草来清理一下宝宝身体里面的痰湿。槟榔可以行气、祛湿、化痰；枇杷叶不用说了，也是化痰的高手；瓜蒌也是化痰的；莱菔子，也就是白萝卜的种子，顺气化痰，还可以润肠通便；桔梗更是化痰的高手，宣肺化痰，还有一个妙处，就是它的药性可以直达咽喉处，让堵在宝宝咽喉处的痰一去无踪，让宝宝的喉咙清清爽爽，这样你们也就不用着急了。

痰多了就会化热，所以宝宝的痰通常是黄色的、黏稠的，这就说明孩子身体有热了，我们就要清理一下热。这个方子也照顾到了，很贴切地用了一味清热的药，叫作连翘。

连翘，清热解毒，与金银花是姐妹花，两姐妹经常一起翩翩起舞，把身体里面的热邪挥舞出去，是治疗风热感冒和肺热咳嗽的最佳组合。

但是这个方子主要的方向不是清热，所以用得不多，不用担心会伤宝宝的阳气。因为这个热的来源根本是积食，先有积食，再有痰，再

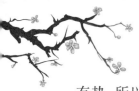

有热,所以调理的思路是先消积食,再化痰,再清热。其实即便不用连翘,只要积食与痰没了,这个热自然就没有依附了,正所谓,皮之不存毛将焉附?

亲爱的全国宝妈,如果宝宝的痰热不及时处理,宝宝就会出现第三大健康问题——没完没了的咳嗽。这也是令宝妈非常焦虑的一个症状,孩子每天这样咳嗽,好心疼,会不会得肺炎呢?

其实这就是积食化热,这个热本来要通过大肠,以大便的形式排出去的,可是很多宝宝又便秘,大便不爽,所以这个热只能从上面走了。中医认为,肺与大肠相表里,大肠的热通过肺来宣发,所以就会引起咳嗽。

这个时候咳嗽,会看见宝宝的舌苔有些黄、有些厚,有的宝宝可能会咳出黄痰,有的宝宝咳不出来痰,可以听见痰音,只要能听见痰音的,宝宝的痰肯定是积累很久了,肯定就会化热了。

亲爱的宝妈,小叔要提醒你们的是,不要一见了咳嗽就方寸大乱,六神无主,以为是感冒,匆匆忙忙跑去给孩子输液,这是不对的。因为你的孩子是积食导致的咳嗽,不是感冒,输液只能伤害孩子的脾胃与阳气。

还有的宝妈见不得孩子一点点症状,咳嗽一声,痛在心里,马上让孩子吃一些止咳的西药。吃了这些西药,咳嗽是没了,宝妈似乎心安了。其实疾病被压在身体里面了,并没有从根本上治好,这是掩耳盗铃。咳嗽是一个症状,是身体一个自卫的反应,也是身体排出邪气的一个表现,所以根本就不用担心。

还有的宝妈见孩子咳嗽,不分青红皂白就给孩子吃什么秋梨膏、川贝枇杷膏,这也是不对的。因为这两个药是调理燥咳的,就是咳嗽没有痰,现在痰很多,是不能用这两个药的,越用痰越多。

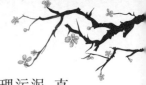

这就好比清理水沟,水沟里面有很多污泥,如果先不清理污泥,直接泼水冲洗,只会越洗越脏。

那么这个方子怎么治疗咳嗽的呢?是用釜底抽薪的方法,彻底解决孩子咳嗽的原因,那就是把身体的积食化掉,把痰湿去掉,这样咳嗽就没有了,最多用一点收敛肺气的药,让这个咳嗽收敛一下。比如葶苈子,这个药对百日咳也有好处。

这个方子用了一点蝉蜕,这个蝉蜕又是干啥的呢?蝉蜕是知了蜕的皮。蝉蜕非常轻灵,中医认为凡是轻薄之品药性都可以走上焦。什么是上焦?上焦就是心肺。所以蝉蜕能够把心肺由于积食导致的热宣发出去。再者,皮类的药都走肺,肺主皮毛。所以,这个蝉蜕对积食导致的各种皮肤病也有好处,比如湿疹、荨麻疹等。

另外,知了的叫声大家都领教了吧,那嗓音真是不折不扣的高音啊,所以蝉蜕对咽喉也有好处,对宝宝的扁桃腺肿大有很好的疗效。

总之,在这个方子里加一点蝉蜕可以起到锦上添花的作用。

亲爱的宝妈们,这就是小叔今天分享的方子,小儿消积止咳口服液,可以解决宝宝最常见的三大健康问题:积食、痰多、咳嗽。

这个药什么时候用呢?刚刚受寒感冒的时候不要用,这个是调理内伤咳嗽的药。如果你的孩子没有感冒症状,总是莫名其妙地咳嗽,咳嗽有黄痰,舌苔很厚,又伴随着便秘,那么就可以放心大胆地用了。

宝妈们一定要把这个药带回家,时刻准备着,未雨绸缪,手中有伞,心中不慌。

最后,小叔送全国宝妈们一句育儿经,只有十个字:要想小儿安,三分饥与寒。

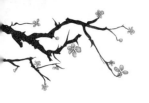

阳和汤可以把深入骨头里的寒湿逼出来

有一种寒,那是真的寒,不是在体表,不是在肌肉,不是在脏腑,而是攻克了你的骨骼,深入到了你的骨髓,真是寒冰彻骨。

有一种痛,那是真的痛,不是痛在体表,不是痛在肌肉,不是痛在脏腑,而是一种从骨头里散发出来的痛,痛得让你怀疑人生,生无可恋。

中医把这种寒湿深入到骨髓的病叫作痹证,而西医通常把这类疾病分别诊断为风湿性关节炎、类风湿关节炎、痛风、骨髓炎、强直性脊柱炎、股骨头坏死、颈椎病等。

讲真,病入骨髓非常难治,扁鹊甚至说,病入骨髓等于病入膏肓,纵使神仙在世也无力回天。

不过古代先贤大医们,有着强烈的探索与奉献精神。一个清朝的名医,明知山有虎,偏向虎山行,穷尽一生的心血发明了一个方子,专门搜刮骨头里的寒湿,解决患者疾苦,从而流芳百世,这个方子也成为千古名方。

这位清代名医叫王洪绪,他写了一本书叫作《外科证治全生集》,

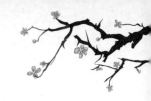

这个方子就收录在这本书里,它的名字叫阳和汤。

不知道大家有没有这样一种感觉:有时候我们并不认识一个人,只是听了他的名字就觉得备感亲切,生出莫名其妙的好感。人名如此,药方的名字也是如此。

阳和汤这个名字小叔打心眼喜欢。它的名字告诉我们,这是一个温补阳气的方子,但这个方子的特殊之处在于温阳与补血并用,温补阳气的同时并不伤阴,所以叫阳和。如果伤阴的话就无法和了。和气生财,家和万事兴,天时地利人和,古人对这个"和"字非常看重,是大智慧的体现。

什么叫"和"?君子和而不同。也就是说,你跟我不一样,但我们相处很融洽,你有你的个性,我有我的风格,但我们很和谐,这就是和。

阳和汤,就是通过温阳与补血并用来调和阴阳,祛除寒邪,让我们的身体阴阳平衡,身心和谐,犹如离照当空,阴霾自散,百病乃消。调和阴阳是治疗一切疾病最根本的原则,当你对某一个疑难杂症无从下手时,可以跳出来,站在阴阳和谐这个至高无上的高度来调理或许就会柳暗花明又一村,会让你领略到"行至水穷处,坐看云起时"那种无限美妙的境界。

所以,张仲景把桂枝汤放在第一的位置。很多人仅仅以为桂枝汤就是治疗感冒的,实在是太小看桂枝汤了。桂枝汤是一剂调和阴阳,调和营卫的良方。

我们现在来看阳和汤的方子:熟地黄 30 克,麻黄 3 克,鹿角胶 9 克,白芥子(炒后研细)6 克,肉桂 3 克,生甘草 3 克,炮姜 3 克。

这个方子治疗什么病呢?

王洪绪是这样说的:骨槽风、流注、脱骨疽、鹤膝风、石疽、贴骨疽,以及一切阴疽等证都可治。

小伙伴们可能不太明白这些都是什么病？小叔来解释一下。骨槽风，即颌骨骨髓炎；流注，就是身体肌肉深部的多发性脓肿；脱骨疽，相当于西医所说的血栓性脉管炎；鹤膝风，即病人膝关节肿大，状如仙鹤的膝部，相当于西医所说的骨结核、化脓性关节炎等；石疽，一种罕见的病叫骨淋巴瘤。

看到没？这些多数是与骨头相关的疾病。

我们现在来看看这个方子到底是如何妙手回春，把身体里面的寒湿甚至是骨头里的寒湿搜刮出来的？

要想把身体里的寒湿逼出来，首先得给寒湿一个出路，不能闭门留寇，不能关门打狗，如果关门打狗会造成狗急跳墙，两败俱伤，这不是我们中医治病的思路。

把窗户打开，让寒气出去。如何打开窗户呢？必须要用辛温解表的药，辛温解表又能把身体毛孔打开的药非麻黄莫属了。麻黄打开了毛孔，接下来就得用温补阳气的肉桂、炮姜和温通散寒、化痰通络的白芥子。

为什么要用肉桂不用桂枝呢？照理桂枝驱散寒气的作用要大于肉桂，通常来说麻黄与桂枝都要一起用的。这里不用桂枝，是因为患者有这样的症状不是表证，是里证，所以不需要发汗，麻黄与桂枝合在一起发汗的力度很大，发汗就要伤正气，伤阴，而患者已经很虚了，不能发汗了。

所以只能温阳温中，温阳最好的就是肉桂了，肉桂可以强壮肾阳与心阳。肾阳是深埋在地底下的热能，心阳则好比天上的太阳，太阳一出来，冰雪消融，万物复苏，春暖花开。肾阳是身体阳气最主要的来源。

肉桂强壮了心阳与肾阳，再用炮姜来温补脾胃阳气，恢复消化与运化功能。什么是炮姜呢？就是用砂炒出来的姜。这里说一下生姜、干姜、炮姜的主要区别。生姜主要作用在于散寒解表，干姜去掉了生姜的辛烈之性，把散的力量收回来，收回来温里，温暖我们的五脏六腑。而炮姜的温里效果比干姜更胜一筹，因为炮姜的辛温解表的力度几乎全收回来了。前面说过，此方重点不是解表，而是温里，所以这里用稳如中年男人一样的炮姜，稳打稳靠，后劲十足。

最后是白芥子，搜刮骨头里的寒湿就靠白芥子了。白芥子，三子养亲汤的成分之一，最善于温化痰饮，药性非常燥烈，药效非常迅猛，犹如猛将一样走而不守，能够把凝结成冰块那样的痰化开。有一句话说得非常有趣贴切，蒜辣心，葱辣眼，辣椒辣两头，芥末辣得鬼抽筋。可见，芥末的辛辣程度是最猛的，像脱缰的野马一样一发不可收，所以能够把筋骨里面的寒湿搜刮出来。

好了，上面这些药是温通阳气的药，是用阳气来驱赶身体阴寒之邪来达到阴阳平衡。前面说过，这个阳和汤不伤正气不伤阴，如何保证？于是这个方子用了两味非常重要的补肾精的药——熟地黄与鹿角胶。

为什么骨头里的病一定要从肾上治疗呢？因为肾主骨生髓。骨头的病，骨髓的病，都要从肾上找根本原因。补肾精就是补正气，正气内存，邪不可干。

熟地黄与鹿角胶兵分两路把肾精补足，熟地黄滋补肾阴，小伙伴们应该很熟悉了，六味地黄丸绝对君药。鹿角胶，以鹿角为原料熬制而成，温补肝肾、益精养血，是血肉有情之品。可以强壮我们的督脉，强壮我们的脊柱。大家可以想象一下鹿角的样子，像极了生机勃勃的春天。

最后再用甘草充当一下和事佬，调和诸药，让这些药物能够和睦

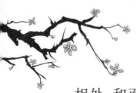

相处,和而不同,从而达到阳和的妙用。

阳和汤,就是这样把你身体里面的阳气补足了,把你身体里面的阴寒驱散开来,犹如雨后天晴,阳光普照,天地阴霾逐渐散去。

下面来说说与阳和汤有关的几个案例。

现代医家中,善于用这个阳和汤的是温州民间中医潘德孚。小叔曾经发布过几篇关于潘德孚老中医的文章,他敢说真话,小叔非常欣赏,也是一位治癌高手,可惜潘老已经驾鹤西游。

有一位阳痿患者找到潘德孚,十多年无性欲,潘德孚用阳和汤让患者开始有了晨勃。

有一位股骨头坏死的人找到潘德孚,每天夜里股骨痛得难以入睡,潘德孚用阳和汤治疗 7 天,患者夜晚睡觉时,骨头再也没有痛过。

潘德孚的大姐也是一位医生,不过是西医流行病学教授,因为乳腺癌导致夜晚睡觉全身骨头痛,她根本就看不起中医,认为中医是伪科学。最后西医的方法用尽了也无法消除她的骨痛病,不得已放下面子找弟弟潘德孚。要知道,潘德孚当时是民间中医,都没有行医资格。潘德孚用阳和汤治疗 5 天,大姐晚上睡觉时,骨头疼痛消失,大姐开始信服中医。

潘德孚的妹夫,登山跌倒,送进医院,昏迷不醒,住院一个月,生命保住了,却排不出尿来。潘德孚诊断为阳虚癃闭,于是用阳和汤,连续服用一个月,开始排尿,最后痊愈。

一位花甲妇女,总感觉脊背发冷,全身关节冷痛,去医院检查,类风湿因子 48 单位/毫升,吓傻了,说这是不死癌症,根本治不好,必须要用一辈子激素,激素又会导致股骨头坏死。最后找到潘德孚,用阳和汤治疗 2 周,类风湿因子直线下降为 12 单位/毫升。

最后来说一下怎么判断你适不适合用阳和汤:

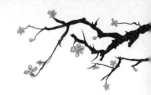

如果你总感觉骨头里有一股冷痛。

如果这种痛遇到寒冷就加剧。

如果这种痛一到晚上就发作。

如果你非常怕冷,越怕冷效果越好。

如果你的痛没有红肿也没有发热。

不管你骨头里生了什么病,只要你的痛符合上述特征,就可以去找医生用阳和汤。

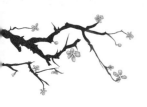

破格救心汤如何让人"起死回生"

今天分享李可老中医一个救命的方子，非常神奇，可以让人起死回生，在人之将死奄奄一息的危急时刻，迅速投下这个方子，可以力挽狂澜，把人从鬼门关拉回来。

医院下了病危通知书已经放弃治疗的患者，呼吸衰竭的患者，心脏衰竭的患者，中毒的人，休克的患者，大汗亡阴或大虚之人，五脏六腑俱衰、气若游丝之人，或者是车祸、外伤、产后等大出血之人，总之只要心脏没有停止跳动，都可以试用这个雷霆之方起死回生。

这不是吹嘘，这是李可老中医亲自验证，下面这个案例让你为中医的神奇叹为观止。

1961年的夏天，一位年过花甲的老妇人被众人手忙脚乱抬到了李可老中医面前。家属哭诉，说老妇人得了绝症马上就要断气了，恳求李可老中医发发慈悲救人一命。

李可老中医马上查看患者的情况，只见老妇人脸色煞白，牙关紧闭，嘴唇乌紫，四肢厥冷，手脚如千年寒冰一样冰凉。李可老中医去把脉，没有脉搏，没有脉搏意味着什么？意味着是危症！血压也测不到，

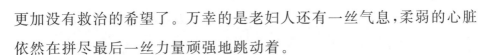

更加没有救治的希望了。万幸的是老妇人还有一丝气息,柔弱的心脏依然在拼尽最后一丝力量顽强地跳动着。

所有人的目光都聚焦在了李可老中医身上,李可老中医雷厉风行,马上叫人熬了一个方子,给老妇人喂下,1个小时后老妇人慢慢睁开了眼睛,家属抱头痛哭,老妇人活过来了!

每每看到医院都放弃了声称必死无疑的患者被李可老中医妙手回春,起死回生的医案,小叔总是激动满怀,感叹这位神医如斗战胜佛,是病魔的克星,来到人世间专门治疗那些急症重症,可惜人间已无李可。

李可老中医用的是什么方子?这个方子叫破格救心汤。

方子如下:炮附子30克,干姜60克,炙甘草60克,高丽参(另煎浓汁兑服)10克,山萸肉60克,生龙骨、牡蛎粉、活磁石粉各30克,麝香(不需要煎药,分次冲服)0.5克。

这个方子囊括了中药当中三大起死回生的神奇药物。

第一大起死回生的神奇药物就是附子。附子是大毒之药,大毒之药能够治疗大病,用对了就是神药、仙药。附子是扶阳第一药,驱寒第一药,强壮心脏第一药,附子最神奇的功效就是回阳救逆。当一个人身体受到大寒侵袭,阳气耗尽的时候,只有附子才能扭转乾坤,迅速祛除身体里面的阴寒,让人恢复温暖生机。

尤其是心力衰竭的患者,对别人来说附子是毒药,对心力衰竭奄奄一息的患者来说使用得当,就是救命良药,这样的患者特别享受附子的恩惠,没有一点中毒的感觉。

这里的附子与后面的两味药,炙甘草与干姜构成了著名的方子四逆汤。这个是张仲景的神方,专门针对阳气欲脱、四肢厥冷的患者,是治疗心力衰竭最有力度的方子。

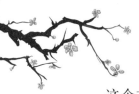

这个方子之所以叫破格救心汤，就是因为李可老中医大胆破格重用附子，一般的大夫根本不敢用，因为附子有毒已经深入人心，所以李可老中医的方子很多时候需要专业机构签字。

李可老中医说，其实根本不用担心附子的毒，附子的毒就是药性，附子没有毒根本就治不了病，附子的毒是心力衰竭、大寒患者的良药。另外，附子后面有大量的炙甘草配合，炙甘草可以解附子的毒，炙甘草的用量是附子的两倍，附子的毒性完全被牵制住了。

附子走而不守，炙甘草补中益气，大补脾胃，救津液，守而不走，一个攻一个守，通力合作，完美搭档。

第二大起死回生的神奇中药就是人参。

大家都知道人参是大补之药，主要大补元气。所以人参一方面大补元气，另一方面还可以生津，当口中津液匮乏的时候，慢慢咀嚼一片人参，满口津液顿生。

什么样的情况用人参起死回生呢？

当然是大虚之人。就是当一个人极度虚弱，全身无力，连说话的力气都没有了，马上就要死去的时候，这个时候就用人参来回阳救逆。回阳就是让阳气返回来，回到患者的身体。如一个人极度劳累出现元气散尽的时候，或一个人经过化疗身体极度虚弱的时候，就可以用人参来力挽狂澜。

这里的人参必须是东北人参或高丽参，不能是党参，党参力度太弱了，只适合平时的滋养，不能救急。

用人参救命，有两个著名的方子，一个是独参汤，另一个是十全大补汤。

第三大起死回生神奇的中药是山萸肉。

山萸肉，是张锡纯用来救命的良药。李可老中医说用山萸肉来救

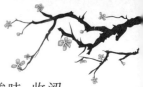

命是跟张锡纯学来的。山萸肉大补肝血,因为它有浓厚的酸味,收涩作用非常强大,它可以把津液收回来,固摄住。

山萸肉治疗什么样的重症呢?

就是当一个人出现大汗淋漓,不是普通的汗,是暴汗,就像突然山洪暴发一样的大汗。汗属阴,这种大汗会瞬间把人体的阴消耗殆尽,阳气没了会死,阴气没了也会死,这个时候救人于水火之中,力挽狂澜的山萸肉就可以派上用场了。

一定要重用山萸肉,一般用到 50 克以上,李可老中医这里用了60 克,严重者还可以用到更多。

在这里顺便介绍一下另外两大起死回生的神奇中药——石膏和大黄,这两个都是寒药,石膏是治疗大热之人,如发高烧不止、快要死的人;大黄是治疗大实之人,如急性肠梗阻、急性阑尾炎等这些大实的病,要命的病。

破格救心汤后面还用了三味重镇收摄的药——龙骨、牡蛎和磁石粉。龙骨、牡蛎都是矿物质药,矿物质药质地都很重,所以有一种镇压收摄的作用,可以把元气收摄住,不让它耗散。磁石也是一样,就是可以吸铁的磁石,它的吸附力超强,可以把精气吸住。磁石还有一个作用,它可以让阴阳二气紧紧拥抱在一起,我们知道,阴阳离决,精神乃绝。也就是说阴阳如果分离了,人就要死去。

最后为什么要用一个麝香呢?

因为麝香是动物香之最,特别香,甚至香到极致发臭,所以这种香药可以开窍、醒神。人之将死的时候窍门都会闭住,这个麝香就可以把这些窍门打开,让你睁开眼,让你听得见,让你的心脏复苏,让心神归来。

著名的救命药,治疗热证中风的安宫牛黄丸就有麝香,没有麝香

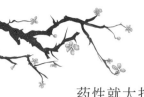

药性就大打折扣。

最后说一下这个方子的服用方法，如果病情紧急，可以直接用大火熬药，一边熬药一边服用，如果嘴巴不能张开，可以鼻饲给药。如果病情不那么急，用2000毫升的水小火煎药到1000毫升，一天分5次服下，2小时1次。

这个方子尤其适合急性心力衰竭的患者。如果医院下了病危通知书了，不给治疗了，为什么不试一下呢？死马当活马医，万一治好了呢？这个方子既有治疗大虚的人参，又有治疗大寒的附子，还有治疗津液耗尽的山萸肉，还有收敛固脱的龙骨、牡蛎，真乃起死回生第一方也！

这个方子也许我们一辈子用不到，但一定要知道，尤其是被诊断为心力衰竭的患者以及家里有老人的，一定要时刻准备着。

请不要辜负李可老中医悲天悯人的大医精神，把这个方子分享给需要的人。

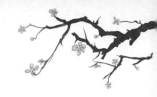

健脾养胃用四君子汤

宋朝的某一天,有四位君子在《太平惠民和剂局方》相遇了。

君子,风度翩翩,温文尔雅,既自强不息又厚德载物。每个人都希望自己是君子,每个人都希望跟君子交往。

君子之交淡如水。上善若水。

宋朝这四味君子的相遇成就了千古美谈,演绎了至今还在口耳相传的佳话,它们是上苍赐给人类的物华天宝,它们通力合作、默默无闻、任劳任怨滋养着中国人特有的脾胃。

这四味君子是:党参、茯苓、白术、甘草。

没错,它们是中草药中的 4 味君子,它们的药效宛如君子的品德,水利万物而不争。这 4 味草药的组合就成了大名鼎鼎的"四君子汤"。

四君子汤,凡是稍微懂点中医的人都听说过它的名字。

四君子汤,是所有健脾胃、补气血药中的如来佛祖,后世所有的健脾胃补气血的药方都要向它膜拜,对它行五体投地大礼。因为四君子汤是千古健脾养胃第一方,后世很多健脾养胃的方子都由它演变

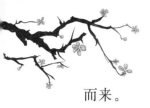

而来。

气血是我们生命的根本,但气血不是吃补药补进去的,而是由脾胃造出来的。脾胃好了,气血就会像泉水一样汩汩而出,气血足了人就不会生病。

小叔今天所介绍的四君子汤最大的功效就是健我们的脾,养我们的胃。

四君子汤配伍非常精妙,可谓天衣无缝,完全符合中药君臣佐使原则。党参是君药,茯苓是臣药,白术是佐药,甘草是使药。

四君子汤有升有降,有阴有阳,有补有泻。党参补中益气,提振脾胃的阳气,加强脾胃的运化功能,属于升的力量;茯苓利湿,把中焦无法利用的废水从下焦排出去,属于降的力量;白术把中焦可以利用的水气化成人体需要的津液,甘草稳稳当当扎扎实实守住稳固我们的中焦脾胃。

四君子汤不仅健脾还祛湿。小伙伴们是不是对这个方子很熟悉呢,似曾相识燕归来,没错,这个方子与千古祛湿第一方苓桂术甘汤很相似。就是把桂枝换成了党参。

这两个方子的区别是,四君子汤更注重于健脾,而苓桂术甘汤更注重于祛湿。

小叔有一个朋友叫阿松,民间中医,广东人,现在潜伏大理苦学岐黄之术,打算日后参加中医师资格考试。有一回,阿松来文小叔家喝茶,两人畅谈许久。阿松告诉文小叔一个秘诀,就是无论治什么病,开什么方子都会以四君子汤打底。

可见,健脾养胃已经成为真正懂中医的人治病养生的共识。

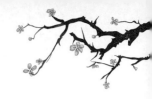

下面，就让文小叔来说说这四味药无与伦比的妙处。

党参——党参是补气的，补的是脾胃之气，与人参效果差不多，只不过党参性子比较平和，不像人参那么峻猛。其实最早的四君子汤用的是人参，只不过因为人参过于昂贵又过于猛烈不适合很多人，就改成了党参。

茯苓——千年松下有茯苓。茯苓，中华九大香草之一，它最大的作用就是祛湿，其实还有美白、润肌肤、安神的功效。它的性子很平和，祛湿又不伤脾胃，所以慈禧太后天天吃它，还让人发明了一种美味又养生的食品叫茯苓饼。著名的养生糕八珍糕就有茯苓。

白术——白术也是健脾祛湿的高手，它的味道很香，它既能够像桂枝一样叫醒我们的脾胃，也能够像茯苓一样祛湿，只不过它的药性是往上走的。白术气化的是中焦脾胃可以利用的水湿，把它变成身体需要的津液。

甘草——甘草是药方中用得最多的一味药了，医圣张仲景几乎每一个方子都有甘草的身影，它其貌不扬，似乎也很廉价，但是它是中华本草中最与众不同的存在，可以解百毒，尤其是经常吃药的人，无论西药还是中药，文小叔建议每天喝点甘草茶。

甘草还是和事佬，似乎无足轻重，可没有它很多方子都不能有效发挥。

甘草有生甘草与炙甘草之分。区别在于生甘草还有清热的作用，炙甘草主要是补益的作用，因为是蜜制的，过于滋腻，痰湿重的人还是选择生甘草为宜。

四君子汤怎么用呢？

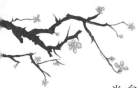

党参 12 克,茯苓 9 克,白术 9 克,甘草 9 克。

以上 4 味药 5 碗水煎成 2 碗水,就是平常我们吃饭用的小碗。因为是健脾补气的药最好上午之前,吃饭之前服用。

四君子汤几乎人人可用,只有一种人不可用,就是胃火太过于旺盛,吃了马上又饿的那种。这种人大便燥结,又干又硬,需要先通再补。

记住,四君子汤要想发挥效果还要做到以下四点:好好吃饭,好好睡觉,心态平和,适当运动。不然一切灵丹妙药都白搭。

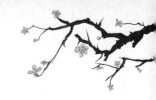

上热下寒与甘草泻心汤

　　曾有一位姑娘向文小叔表达了这样的无奈与痛苦：

　　这位姑娘感觉自己的身体是一个矛盾体，上半身是火焰，动不动就上火，吃点阿胶就上火，脸上长痘痘、口腔溃疡、喉咙痛、眼干、眼涩是常有的事，有时还牙龈出血、流鼻血。下半身则是冰窖，大便不成形、便溏、腰膝酸冷、手脚冰凉、尿频，还有宫寒痛经等。

　　这位姑娘患的什么病？

　　这位姑娘患的病叫上热下寒。

　　每个时代都有每个时代的病。我们这个时代有一种病，很流行，十个人当中九个人都有，这种病叫上热下寒。

　　为什么会出现上热下寒？

　　因为上面动得太多。眼睛老在动，看手机；嘴巴老在动，吃各种各样的垃圾食品，喝各种各样的冰镇饮料，服用各种各样的抗生素；脑子老在动，各种念头潮水一样袭来，操心完国家大事又操心自个小事等。唯独不动的就是下半身，老坐着。

　　上面动得太多，血不足，气有余便是火，这火本来可以引到下面，

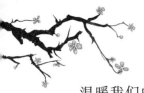

温暖我们的手脚,但由于久坐与饮食的原因中焦脾胃不通了,火被阻挡了,只好反弹上去,于是出现了上热下寒。

天地有大宇宙,地气温煦向上,天气下降,天地交泰,才有了万物生灵。人体也有自己的小宇宙,心火要往下走,温暖我们的下半身,肾水要往上走,滋润我们的上半身,这样我们的身体才会阴中有阳,阳中有阴,阴阳平衡,就像太极图一样,是一个和谐统一的整体。

为什么会出现上热下寒呢?

简单来说,就是由于中焦不通、阴盛于下、虚阳上浮导致的一系列症状。

中焦是什么?

中焦就是我们的脾胃。我们通常说的补中益气,补的就是脾胃的气。这个中焦脾胃是五脏六腑的中心,其他脏腑都要围绕着它转,所以中焦一旦出了问题,其他脏腑也都会跟着倒霉。

心火要下来必须经过中焦脾胃这个要道,肾水要上去也必须经过中焦脾胃这个要道,所以打通中焦要塞是调理上热下寒的当务之急。

中焦一旦堵了,吃进去的食物就得不到运化,就会形成积食,积食化热,只能上冲,上冲第一个受影响的就是心脏,因为按照五行与脏腑的关系,心属火,脾属土,火能生土,所以心脏是脾胃的妈妈。这样就会形成心火,心火势必是要往上走的,就会出现一系列的上火症状。

心肺是连在一起的,心火下不来,肺火自然也下不来,也会上逆,于是乎各种上火的症状集中在头面部暴发。

很多人见头面部上火就用寒凉药,结果越清越厉害。为什么会这样呢?因为你用寒凉药就会伤脾胃,脾胃就堵得越厉害,自然中焦越不通,上热下寒越严重。

可见,作为后天之本的中焦脾胃是多么的重要。我们必须要打通

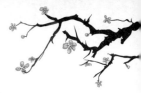

中焦,让中焦脾胃这个轮子转起来,很多问题才能迎刃而解。

我们现在的人不但没有好好保养脾胃,反而天天在糟蹋脾胃,不好好吃饭,垃圾食品吃得太多,从而导致脾胃的运化能力越来越弱。终于有一天,脾胃罢工了,于是,停留在脾胃的垃圾运化不出去堵塞了中焦这个要道。

小伙伴们一定要记住一点:上热下寒并不是你真的阳虚得厉害,而是身体里的火没有被利用起来。真正阳虚的人全身都会是一片寒凉的迹象,而不仅仅是下半身。

上热下寒到底怎么调理?

医圣张仲景不仅给了我们思路,还给了我们方子,善哉善哉。

思路是:打通我们的中焦脾胃,再把上面的火往下引,这样上下对流,自然就上不热下不寒了。

打通中焦脾胃首先是扶正,正气内存邪不可干,扶正还要兼顾祛邪,扶正祛邪双管齐下,既治标又治本,岂不妙哉?

我们来看张仲景的方子,它就是大名鼎鼎的甘草泻心汤:炙甘草15克,黄芩9克,干姜9克,法半夏9克,大枣(擘)12枚,黄连5克。

以上6味,以水2升,煮取1.2升,去滓,再煎取600毫升。温服200毫升,一日3次。

小伙伴们注意,煎药时一定是第一次煮了后,把汤液倒出来,药渣再煮一次。我们要遵循张仲景的思路,这样方子中的药物才可以寒热并行,攻补同施,以达到最大的药效。

我们来分析一下张仲景的方子。

要想打通中焦,首先要建中扶正,要固住脾胃的正气,张仲景用了炙甘草、干姜、大枣,这是张仲景健脾养胃药中的三味,还有一味人参。如果食欲不振,脾胃虚寒的可以加入人参3克。

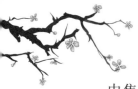

中焦有邪气怎么办？

比如湿气、积食、有痞块，这时候半夏就派上用场了，半夏的作用就是降逆的，比如呕吐、打嗝，它都可以搞定。胃气以降为和。

上面有虚火又怎么办呢？

不怕，咱有干将黄连、黄芩，这两味药可以把上焦的火清掉，还可以把阻塞中焦的痞块、结节等一切绊脚石扫除。

这个方子有升有降，有守有攻，有温药也有凉药。一定不能一看见上火就只用凉药，结果火暂时去掉了，但很快就可能反攻，而且比上次更猛，这样就形成恶性循环，让患者苦不堪言。

甘草泻心汤的神奇之处在哪里？

张仲景在《金匮要略》里说这个方子治狐惑病。什么是狐惑病？就是以咽喉、口腔、眼及外阴溃烂为主要表现的一种疾病。

这么说吧，凡是黏膜发生病变的都可以用甘草泻心汤治疗，尤其对头面部反反复复迁延不愈的各种炎症有奇效。比如口腔溃疡、扁桃腺炎、咽喉炎、口角炎、牙龈炎、结膜炎及慢性胃炎、胃溃疡、肠炎、痔疮、阴道炎等，甚至对胃癌、肠癌都有一定效果。

对于那些顽固性的口腔溃疡，用了很多清热解毒药也治不好的，这个方子非常好使，因为文小叔让好几个朋友用这个方子治好了多年的口腔溃疡。

另外，需要特别指出的是，张仲景还有两个泻心汤：

半夏泻心汤：法半夏 12 克，黄芩、干姜、党参、甘草（炙）各 9 克，黄连 3 克，大枣 12 枚。

生姜泻心汤：生姜 12 克，甘草（炙）9 克，党参 9 克，干姜 3 克，黄芩 9 克，法半夏 9 克，黄连 3 克，大枣 12 枚。

这三个泻心汤都是治疗中焦不通、上热下寒导致的一系列病症，三个方子虽然用的药物几乎差不多,但在用量上还是有区别的。具体应用应在医生指导下进行。

文小叔常常惊叹并感恩于古人留给我们这么好的东西,希望小伙伴们受益的同时也分享出去,让古老而智慧的中医学发扬光大。

文小叔再叮嘱一下:一定要改变那些容易导致上热下寒的不良习惯,不然吃药就白吃了。

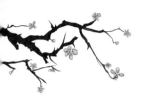

乌梅丸轻松搞定各种原因导致的腹泻

有一位网友加了小叔的微信后从来没说过话,可能是怕打扰小叔。突然有一天,她小心翼翼地发来两个字:在吗?

恰巧那天手机就在小叔的手上,小叔也刚好无事,于是回了一个字过去:在。通常情况下,陌生人发来这样的微信,小叔是不会回复的。

缘分这东西非常玄妙,可遇不可求。万万没有想到,小叔这一个字就打开她的话匣子,她给小叔发来一段长长的文字,每一个字仿佛都在诉说她的无奈。

这位大姐自称是宁夏的一位更年期妇女,她得了一种少见的病,叫溃疡性结肠炎。其实,刚开始医院诊断为结肠炎,后来又说肠易激综合征,最后做了一次肠镜确诊为溃疡性结肠炎。

这个病给她的生活带来了极大的痛苦,一天要腹泻5次以上,便脓血,肛门灼热,现在她都不敢出门,好多年没有出去旅游了,怕到外面找不到厕所。什么都不敢吃,吃点凉的会拉肚子,吃点辣椒也会拉

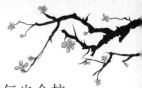

肚子,吃点油腻的也会拉肚子,甚至稍微一紧张一激动或生气也会拉肚子。

她真的感觉自己的肠子完全烂了,怎么会如此脆弱呢? 这个病折磨她 7 年了,每天都担心会不会发展成肠癌。特别是最近一次的肠镜检查又让她忧心忡忡,因为多了一个黄豆大小的息肉。

自从关注了小叔的公众号后,她开始努力自学中医,自己拯救自己。她发现自己的肠炎真的很奇怪,她对比文章感觉自己有湿热,吃点加味香连丸可以缓解,但一停药又恢复原状。她又觉得自己有寒,吃点藿香正气液也能缓解,但一停药依旧如初。所以,她迷茫了,不知道自己的肠炎到底是寒还是热,希望小叔能够给她指点迷津。

小叔认真看了这位大姐的回复,敏锐地捕捉到了一个关键的信息:吃凉的拉肚子,说明肠道有寒,吃辣椒拉肚子说明肠道有热,吃油腻拉肚子说明肠道有湿气且脾虚,情绪不稳拉肚子说明肝有问题。

小叔的脑海迅速浮现出了医圣张仲景的一个千古妙方:乌梅丸。

这个方子专门调理有热又有寒,还有湿气,且病在肝的顽固性腹泻。也就说这种腹泻不是单纯的寒造成的,也不是单纯的热造成的,是寒热错综复杂,虚实交织导致的。

于是,小叔建议这位大姐买点乌梅丸来吃吃,让她服用一个月。食疗的话,每天服用山药糊糊。这位大姐死马当活马医,行动迅速,马上照做。刚服用了 3 天就感觉到效果了,腹泻的次数由原来的一天 5 次减少到一天 3 次。黑暗中的一丝曙光坚定了她的信心,服用一周腹泻减少到一天 1 次了。继续服用,半个月后,大便竟然成形了,服用到 28 天,自我感觉似乎全好了。于是,忍不住去医院检查,连医生都惊讶,不仅肠炎好了,连黄豆大的肠息肉也没了!

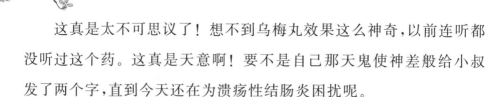

这真是太不可思议了！想不到乌梅丸效果这么神奇，以前连听都没听过这个药。这真是天意啊！要不是自己那天鬼使神差般给小叔发了两个字，直到今天还在为溃疡性结肠炎困扰呢。

小叔对乌梅丸的神奇疗效也颇感意外，知道医圣张仲景厉害，经方厉害，但没想到这么厉害。为此，小叔查阅了很多资料，发现好多老中医用乌梅丸来调理溃疡性结肠炎，有效率达到90%。可见这个乌梅丸是调理溃疡性结肠炎的专方专药。

现在小叔就为大家揭开乌梅丸的神秘面纱。

先用一句话来概括乌梅丸，这是张仲景专门为那些不知道自己是寒还是热，感觉自己既有寒又有热，腹泻常年不愈的人打造的，这些病人往往被医院诊断为肠易激综合征或溃疡性结肠炎。

其实，小叔很早就想把乌梅丸介绍给大家了，只是乌梅丸这个方子真的太精妙、太高深、太复杂了，生怕玷污了这个千古神方，所以迟迟不敢动手。今天，小叔想是时候了，缘分到了。

我们先来看乌梅丸的方子：乌梅、细辛、干姜、黄连、当归、炮附子、蜀椒、桂枝、人参（据考证汉代使用人参为党参，故用党参）、黄柏。

这个方子张仲景说是治疗厥阴病的，厥阴病是六经辨证中的一种，也就是肝经的病。大家可能会奇怪，怎么腹泻还与肝有关系呢？是这样的，腹泻仅仅是乌梅丸治疗的所有症状中一个较为重要的症状。另外，腹泻确实与肝有很大关系。

中医认为，五脏各有所主，就是说五脏都有自己的管辖范围，心主血脉，肺主气，脾主运化，肾主藏精，肝主什么呢？肝主疏泄。

疏泄，是肝最主要的一个功能。什么叫疏泄呢？让身体的气机条畅，让身体的浊物顺顺利利排出去。比如女子的月经就是一种疏泄，大小便的通畅也是一种疏泄。如果疏泄功能太过，月经就会过多，大便次数就会增多，就会腹泻不止。

很多人一激动就要上厕所，这也是肝的问题，通过疏肝来缓解过度的紧张。

疏泄的反面就是要收敛，什么样的药物具有收敛的作用呢？无疑就是酸味的药物了。于是最具收敛功能的乌梅充当了这个方子的绝对主角。乌梅，就是我们夏天喝的酸梅汤的主要原料，特别特别酸，所以能够收敛，让肝的疏泄不要那么过，这样腹泻自然就会少一些。

乌梅还有一个妙用，就是消息肉，中医认为乌梅可以去死肌，息肉就是死肌的一种。乌梅还可以杀蛔虫，蛔虫一闻到酸味就会安静，安静下来的时候我们再用通肠腑的药把蛔虫打下来。

用乌梅调节了肝的疏泄功能后，接下来要解决根本问题了。你的肠子不是有寒湿吗，我用细辛、桂枝、干姜、炮附子、蜀椒来温阳，来通络，来祛湿散寒。细辛有一股特别强烈的香味，走窜能力超强，可以打开你的毛孔，然后用桂枝来帮忙，快速把寒邪排出去。干姜，温暖脾胃，让一股热流直接进入你的脾胃，把潜伏的寒邪化掉。蜀椒，就是花椒，大热之物，可以杀虫、祛湿、散寒。

解决掉了胃肠道里面的寒，再来解决里面潜伏的湿热。用什么呢？用黄连、黄柏。哑巴吃黄连有苦说不出，黄连是很苦的药，辛开苦降，苦味的药可以清热，苦还能燥湿。燥湿是什么概念呢？就是桌子上有水，用纸巾或抹布一擦这就是燥湿。黄连不仅苦还寒，寒就能清热。黄柏也是苦寒之物，强强联合，肠道里面的湿热就逃之夭夭了。

无论是温阳驱寒的药，还是清热利湿的药，都是偏性较大的药，偏性较大的药就会损耗我们身体的正气，对于久病虚弱之人有些欠妥。

这可怎么办呢？又要治病又要攻邪，但又不能太耗伤正气，没事，张仲景早就为你考虑周全了，用人参来补气，用当归来养血，气血双补，即便是身体虚弱之人也不会吃不消了。

就这样，寒热并调，攻补兼施，乌梅丸诞生了。

用了乌梅丸后，上面的热被拽下来，下面的寒被驱赶出去，蛔虫喜欢热的地方，下面温暖起来之后，蛔虫就会往下走，不会往上走。这就是张仲景用乌梅丸治疗蛔虫的奥妙所在。

张仲景说，这个乌梅丸还治疗厥冷，厥冷就是手脚冰凉的意思。手脚冰凉可能是不通，也可能是不足。乌梅丸治疗的是肝气不舒，阳气不能通达于四肢末梢的手脚冰凉。这样的人通常是上热下寒，寒热交织在一起。

到底什么样的溃疡性结肠炎可以用乌梅丸呢？

记住以下要点：

吃凉的拉肚子。

吃辛辣的也会拉肚子。

吃油腻也会拉肚子。

情绪变化的时候也会拉肚子。

被医院诊断为溃疡性结肠炎或者肠易激综合征，长期用一种药比如清热或者散寒的药久治不好的。

如果具备以上特征，又手脚冰凉的话，那就更合适了。

如果是单纯的湿热或寒湿造成的腹泻不要用。

这个方子已经有中成药，药店有卖，如果药店没有，网上也应该有，所以不要再问小叔具体剂量了。当然若有条件到医院咨询医生，那就更好不过了。

如果只想调理单纯的肠息肉,可以买济生乌梅丸来吃,不仅肠息肉可以调理,胃息肉、宫颈息肉也可以。这个是清朝名医陈修园的方子。

乌梅丸,久治不愈溃疡性结肠患者的福音,请好好珍惜。

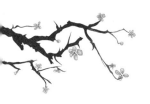

咳嗽与蜜炼川贝枇杷膏

一觉醒来,中国的一个中成药火遍了美国。

在中国老百姓眼中,这不过是一款普通得不能再普通的中成药,满大街都是,在浩如烟海的中成药当中它并不起眼,提及它的人不多。

可是,一场突如其来的流感成就了它,在一周内因为流感死亡人数超过4000人的美国,疯狂地追逐这款神药,几乎人手必备,视它为流感的克星,尤其对流感后期的治疗非常有效。

它是谁? 它到底为什么能治流感? 为什么中国暴发流感时很少有人用它?

它是中国老百姓都知道的蜜炼川贝枇杷膏。

这次在美国火起来的是京都念慈庵的蜜炼川贝枇杷膏。

一个人的走红是有定数的,一个药的走红也是有定数的,天时地利人和让枇杷膏火了。天时是流感,地利是流感下无药可医的美国,人和是越来越多的美国人甚至西方人开始接受中医,对中医中药越来越认可、喜欢。

这是好事还是坏事?

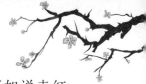

文小叔认为这当然是好事，与其说走红的是枇杷膏，不如说走红的是中国中医文化。中医是中国递给世界的一张名片，是一把送给世界人民的钥匙，这把钥匙可以打开中国文明的宝库。

好了，这些都是题外话，言归正传，那么，枇杷膏在美国到底如何火起来的呢？

话说纽约的一位建筑师因为流感而咳嗽十几天都没有好转，吃了很多西药也没有用。这时，他的女友突然拿了一瓶中国的药水给他，他将信将疑地服下，约 15 分钟后，他感觉喉咙很清爽，呼吸也顺畅了好多，咳嗽的症状大为减轻。

他直呼惊奇，把这个来自东方的神秘药水拍了个照片，发了朋友圈，立马引起轰动。他又兴奋地打电话给亲朋好友，对中国的药水赞不绝口，就这样一传十、十传百，这款中国的药水就传开了。

这款来自东方的神秘药水就是蜜炼川贝枇杷膏。建筑师的女友为何推荐这个枇杷膏呢？原来，建筑师女友三十年前曾经旅居中国香港，用过枇杷膏，知道枇杷膏的好处。

枇杷膏刚开始在美国售价 190 元，后来炒到 450 元，仍旧一药难求。

看到这，小伙伴们纳闷了，这个蜜炼川贝枇杷膏到底是何方圣物？它真的能够治疗感冒吗？好，现在就让文小叔为小伙伴们揭开这个枇杷膏的神秘面纱。

我们先来看这个蜜炼川贝枇杷膏的成分：

川贝母、枇杷叶、桔梗、款冬花、五味子、杏仁水、薄荷脑、化橘红、法半夏、南沙参、茯苓、瓜蒌子、远志、苦杏仁、生姜、甘草。

这个方子一共 16 味药，算是多的了。既然名字是川贝枇杷膏，那么这个药的君药就是川贝母和枇杷叶了。

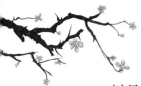

川贝母，最主要的作用就是润肺化痰。还有一种叫浙贝母，浙贝母化痰的力度要大一些。也就是说，川贝母养肺阴的力度比较大，我们说久咳伤阴，久咳之人必须要用川贝母的。

川贝母我们并不陌生，很多人咳嗽了第一时间会想起一个食疗方——川贝母炖梨。

这里文小叔要提醒一下，不是所有的咳嗽都是可以用川贝母炖梨的，外感咳嗽有很多痰时绝对不能用川贝母炖梨，否则越吃痰越多，越吃咳嗽越厉害。

为什么呢？这就好比我们清洗水池，水池里有很多垃圾，必须先把垃圾打扫干净再用清水冲洗，不然越洗越脏。同样，咳嗽有痰的时候先要化痰，把痰化了再服用润肺的食物，不然越吃痰越多。川贝母炖梨都是润肺的，只适合没有痰的咳嗽，也就是肺阴虚咳嗽。

那枇杷膏里为什么用川贝母呢？因为它有严格配伍，方子里还有其他的药。

化痰的猛将是什么？是枇杷叶。

枇杷叶真的是好东西。枇杷叶能够降十二经络的逆气，能够化十二经络的热痰。可见藏在我们身体各个经络的痰邪都可以被枇杷叶搜刮出来，百病多为痰作怪，全身的痰化了，很多疑难杂症自动会消失。所以，这个枇杷叶最适合痰湿体质的人服用。小伙伴记住一点就可以了，枇杷叶主要的功效就是化黄色的痰，相当于专门打扫肺脏垃圾的清洁工。

枇杷膏里化痰的药还有化橘红、法半夏、瓜蒌子。

痰化掉以后就可以润肺了，于是这个方子里用五味子、南沙参来养肺阴。

化了痰，润了肺，还要把肺气往下降，只有肺气下降了才不会

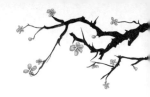

咳嗽。

降肺气的有哪些呢？枇杷叶和苦杏仁。

之所以有痰，是因为有湿气，所以用茯苓来祛湿。再用生姜、甘草来固中。

这个方子基本上都是润肺化痰的药，所以能够治疗咳嗽，尤其能够治疗那种黄痰多的咳嗽，而流感引发的肺热，都具有痰多、痰黄的特点，所以在流感后期川贝枇杷膏用来调理咳嗽是很好的。

但这个药不预防流感，也不能治疗感冒，因为它没有解表的药，也没有清热解毒的药。这个药也只有在感冒后期，其他症状都没了只剩咳嗽了可以用。因为感冒初期，病邪都在表，我们要解表，而不能润肺补肺。不然你越补，后期症状就越多。

还有，如果是肺寒引发的咳嗽这个药也不适合。

说了这么多，小伙伴们只要记住一点就好了，如果你咳嗽，痰多，痰又是黄色的，用这个药不妨一试！

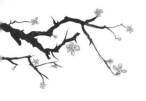

胆结石与大柴胡汤

今天文小叔要为小伙伴们介绍一个偏方。这个偏方是化结石的，文小叔亲自让朋友试验过，万万想不到，效果出奇的好。

关于偏方，文小叔先聊几句题外话。

经常有人打着科学的旗号痛斥偏方，痛斥偏方的同时也痛斥中医，说偏方就是迷信，就是坑爹，说中医就是落伍，就是伪科学。

文小叔对偏方的态度是这样的：既然它可以成为一个方子，说明它一定有效，而且是老百姓身体力行过的，一传十十传百传下来的；既然它是偏的，说明这个方子只对少数人有效，对多数人没有效。

所以，我们要信偏方，但不要迷信偏方。服用偏方的同时一定要先确认偏方的安全性，服用偏方的时间也不能过长，别傻乎乎地服用了好几个月没有效果还在坚持。一般来说如果偏方是食物可以多服用一段时间，可以服用 3 个月。如果是药物，最多服用一个月，而且还要看是什么药物，猛药只能服用一周。

先讲一个偏方小故事。

文小叔有一个朋友，年轻的时候得过急性肾炎，全身水肿，不能排

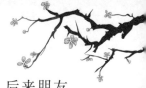

尿,医院用了很多方法就是没有效果,都下病危通知书了。后来朋友死马当活马医,用了一个很简单的偏方,就是用我们经常吃的那种长长的、绿绿的豇豆。把豇豆剁碎了,放了一点白砂糖,拌匀,注意必须是生的豇豆。服下,奇迹出现了,朋友开始排出大量的尿液,转危为安,捡回一条性命,现在还活得好好的。

你看,命都能救,你还能说偏方一点用没有吗?

后来朋友经常把这个偏方介绍给很多得了急性肾炎的人,效果真的不错。

不是说这个豇豆能够治疗所有的急性肾炎,但作为偏方它确实有通淋利尿的作用,而且安全无副作用。豇豆,谁没有吃过呢?

如果有一些偏方,非常安全,都是老百姓天天吃的食物,而且还能搞定你吃了很多药也治不好的疑难杂症,为何不抱着科学的态度试一试呢?试好了也许你就是那个幸运儿呢。没试好,也没关系,你没有损失什么,权当食物吃了。

文小叔接下来要介绍的一个偏方就是这样子的,非常安全,都是老百姓餐桌上每天必有的食物,这个偏方是治疗胆结石的,当然也可以治疗肾结石。

这个偏方只有两味药:醋加鸡内金。

话说两个月前文小叔有一位微信好友,应该是文小叔的粉丝,说自己有胆结石,反反复复八年了,做了三次手术,就是不除根。每天吃完饭胃总是不舒服,胃胀,经常恶心,吃点油腻的就拉肚子,有时候右上腹会痛,动不动就会引发急性胆囊炎,痛苦不堪。

医院诊断为泥沙型胆结石,就是说结石像河流中的泥沙一样细小而多,占据了胆囊。泥沙样结石占据了胆囊,就会影响胆囊分泌胆汁,胆汁也是一种消化液,特别善于消化油腻食物。当我们进食油腻食物

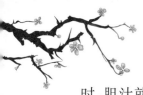

时,胆汁就会进入十二指肠,帮助消化从胃里运过来的食糜。如果胆汁不够,无法运化这些油腻食物,就会出现胃胀、恶心、腹泻等症状。

这位朋友说不想手术了,希望小叔能够开个中药方子吃吃,手术对身体的伤害太大了。小叔不网诊,因为网上诊断对患者、对自己都不好。但见他苦苦哀求,言辞恳切,小叔的心毕竟不是铁打的,软了,所以就给他开了一个非常安全的偏方。

这个偏方就是:鸡内金打粉,每天 5 克,用醋送服。老陈醋、白醋或果醋都可以。

如果是老陈醋,就是那种黑黑的,像酱油一样的,每次要用 40 毫升左右。先把鸡内金粉放入口中,慢慢咀嚼,咽下,然后喝醋,慢慢喝,把 40 毫升左右的老陈醋喝完。

如果是白醋必须要加水稀释。

注意必须是生鸡内金粉,熟鸡内金效果就大打折扣了,因为生鸡内金粉化瘀排石的作用比熟鸡内金粉强多了,熟鸡内金粉主要作用是消食,是儿科必不可少的要药,宝妈们必须准备一点。

文小叔为什么开出这样一个奇怪的偏方呢?

因为醋有软坚散结的作用,醋能够把身体里面凝聚成块的坚硬的东西变软,这一点文小叔做过实验。比如牛肉怎么也炖不烂,放点醋进去就容易炖烂。现在医学也做了研究,醋确实能够化结石,天天喝醋的山西人和在醋厂工作的人得结石的概率要比普通人小得多。

泥沙样胆结石大多是因为吃多了油腻食物慢慢形成的,这位朋友自称无肉不欢,特别喜欢吃红烧肉,这个醋刚好可以化解油腻。正适合他。

为什么要用鸡内金呢?鸡内金又是什么?

鸡内金其实就是鸡的胃上面那一层金黄色的皮。小时候家里杀

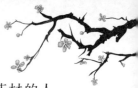

鸡都要把这层金黄色的皮撕下来,保存下来,然后卖给收购药材的人。可见,鸡内金很早就是一味中药了。

这个鸡内金到底有什么神奇的地方?为什么能够化掉结石?

善于观察的中医发现鸡在地上找虫子吃的时候,经常会把沙子、小石头吃进胃里,却没有一点事情,对胃没有一点损害。可见这个鸡的胃非常特殊,能够对付这些泥沙。

所以,鸡内金能够化瘀,就是把身体里面的一些坚硬的痞块,如胃息肉、肠息肉、各种肌瘤、囊肿等都可以消掉,自然也包括结石。

后来西医也对鸡内金感兴趣起来,研究发现,这鸡内金确实有一种特殊的酶,这种酶消食的作用特别强。

能够软坚散结的醋加上能够化瘀消积的鸡内金,这个醋又可以引药到肝胆,自然对肝胆结石有效果了。

另外,一定要买好醋,不要买用酒精勾兑的醋。

文小叔建议先用醋加鸡内金这个偏方来试试,没有效果再用这个大柴胡汤也不迟。有胃息肉、肠息肉、肾结石的都可以先用醋加鸡内金来试试。

不过,话说回来,毕竟是偏方,文小叔也没有十全的把握,就让这位朋友去试,如果不行文小叔也无能为力了,如果行,皆大欢喜。关键是这两味药都是太寻常的食物了,一般情况下没有不良反应。

不过唯一要注意的是,喝完醋后,要漱口。

后来文小叔也没在意,以为这事就这么过了,哪知过了差不多一个月,这位朋友突然发来一个大红包,文小叔当然不会接收,感觉莫名其妙,问,这是何意?

这位朋友很快就回复了,言语充满惊喜与感激:

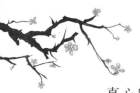

真心感谢小叔,我服用醋加鸡内金28天,昨天去医院检查,医生很惊讶地告诉我,我的胆囊里面的泥沙样结石少了2/3!我明显感觉胃不怎么胀了,腹部也不痛了,消化不良症状好多了!我打算再服用一个月,而且我本来就喜欢喝醋,这也许是身体本能的需要吧,我就是吃太多红烧肉了,需要醋来化解油腻。我有信心能够把结石全部化掉,即使化不掉,我也很满足了。

这真是无心插柳柳成荫啊,这就是偏方的无穷魅力!偏方好比是游击队,有时候这游击队比正规军还让敌人害怕。

有小伙伴问了,小叔,这个醋加鸡内金治疗胆结石是偏方,那有没有正规的方子治疗胆结石的呢?

当然有了,怎么可能没有呢?

下面这个方子就是治疗肝胆结石的正规方子,叫大柴胡汤加减:茵陈24克,黄芩、芍药、生姜、枳实、大黄、栀子各10克,柴胡、半夏各12克,大枣4个。

我们知道胆结石的原因主要就是肝胆气机升降失常,肝气该往上升不升了,胆气该往下降不降了,肝胆气机就拥堵在这里,就会产生湿,湿就会化热,湿热凝聚成结石。所以治疗胆结石的思路就是疏肝利胆,清热利湿。

这个方子是大柴胡汤加上茵陈蒿汤,适当加减而成。大柴胡汤又是小柴胡汤加上大黄而成,小柴胡汤是调理肝胆气机的名方,可以舒肝利胆,茵陈蒿汤又可以清热利湿,这样就可以把胆结石的成因解决了。没有湿热喂养,胆结石慢慢就失去了营养的供给,自然就活不下去了,慢慢就消失了。

不过这个方子需要在专业医师指导下服用。

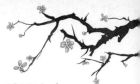

文小叔建议先用醋加鸡内金这个偏方来试试，没有效果再用这个方子也不迟。有胃息肉、肠息肉、肾结石的都可以先用醋加鸡内金来试试。

一定要买好醋，不要买用酒精勾兑的醋。

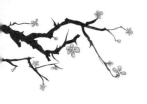

溃疡性结肠炎与加味香连丸

有很多所谓"不治之症"，这些疾病不要你的命，却长期治不好，只能靠药物控制，而且需要终身服药。药物本身的副作用有时超过了治疗作用，让患者痛苦不堪。比如痛风、类风湿关节炎、哮喘、慢性肾炎等。

在小叔看来，最好不要轻易告诉患者说这个病治不好，现在治不好不代表以后治不好；这个医生治不好不代表别的医生治不好；西医治不好不代表中医治不好。因此尽量不要一竿子打死，让患者陷入绝望境地。

西医无可奈何的病是不是中医也无可奈何呢？

不一定，有时恰恰相反。很多时候患者找遍了大医院的西医，有心栽花花不活，无奈之下找到中医，却无心插柳柳成荫，幸运地治好了自己的病。不过，幸运的人是少数，多数人可能没有那么幸运，因为他们自己往往不太相信中医会治病。

这需要福报，需要缘分，与中医有缘的人一定是福报很深的人。正如小叔的一个粉丝，一位宝妈，自己的孩子得了溃疡性结肠炎，这个

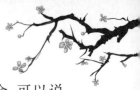

病在西医眼中被视为不易治愈之症,治不好也不会要你的命,可以说是肠道中的不死癌症。

很多人得了这个溃疡性结肠炎后会陷入无尽的烦恼与恐惧之中,烦恼的是每天都要腹泻四五次,甚至八九次,严重影响生活,很多人不敢出门,不敢旅行,不敢坐长途汽车,怕一出门就要上厕所。恐惧的是,很多人腹泻的同时会拉出很吓人的脓血,要知道便血是肠道癌症的一个最重要的症状,于是乎这些人就整日忧心忡忡,担心自己是不是得了肠癌,或者有一天会发展成肠癌。

溃疡性结肠炎真的是不治之症吗?未必。上面提到的这位宝妈遇到了文小叔,遇到了大美大爱的中医,她的孩子有溃疡性结肠炎,小叔判断是湿热所致,建议服用加味香连丸。这位宝妈坚持了一年,同时用小米山药粥给孩子辅助调理,终于把孩子的病治好了。真的为这位宝妈点赞,小叔佩服。

今天,小叔就要把加味香连丸这个极好的方子分享给大家,希望能够拯救更多的溃疡性结肠炎患者。

加味香连丸的方子组成:木香、黄连、黄芩、黄柏、白芍、当归、厚朴、枳壳、槟榔、延胡索、吴茱萸、炙甘草。

这个方子适合于湿热内蕴导致的溃疡性结肠炎的。

怎么判断自己是不是湿热内蕴导致的溃疡性结肠炎呢?

如果你吃一点辣椒、吃一顿麻辣香锅就拉肚子,拉出来的便便非常热,把肛门烫得火辣辣的,受不了,如果你的大便带有脓血,经常呈果冻状,上厕所之前肚子很痛,里急后重,好一会才拉出来,拉出来了又没有拉完,肚子还是痛,于是一会还要去拉,这就是典型的湿热导致的溃疡性结肠炎,表现症状与痢疾很相似。

这个方子以前的名字叫香连丸,就两味药,一个是木香,一个是黄

溃疡性结肠炎与加味香连丸

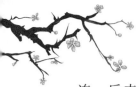

连。后来为了更全面调理湿热,在这个方子的基础上增加了一些药,成了今天的加味香连丸。

这个方子到底是怎么搞定湿热导致的溃疡性结肠炎的呢?

我们不但要知道这个药治疗结肠炎,更要知道是如何治疗的,这样我们用起来会更加有信心,知其然更要知其所以然。

一篇文章有一篇文章的中心思想,一个方子也有一个方子的中心思想,加味香连丸这个方子的中心思想就八个字:清热利湿,行气止痛。

既然是在香连丸的基础上发展而来,那么这个方子绝对君药就是木香、黄连了。

这个方子有三组药,第一组药就是清热利湿的药,直捣黄龙,把肠道里面潜伏很久的湿气与热邪统统赶出去。这一组药以黄连为主,黄连是大苦大寒之药,偏性比较大,所以能够治疗大病、重病。苦能燥湿,寒能清热,所以黄连可以清除肠道里面的湿热。

可是,冰冻三尺非一日之寒,肠道里面的湿热潜伏得太久了,太顽固了,单靠黄连这一猛将还不够,于是黄连叫来他的二弟、三弟来助攻,二弟、三弟就是黄芩、黄柏。兄弟齐心,再多的湿热也难不倒这三兄弟。

事实上,这三味药经常在一起用,药性差不多,同气相求。黄连、黄芩、黄柏合在一起就是中成药三黄片,专门对付胃肠有严重湿热的。

肠道里面的湿气没了,就不会腹泻,大便就会成形;肠道里的热没有了,就不会腹痛,就不会便脓血。

第二组药就是行气止痛的药,是恢复肠道气机的。

为什么要行气呢?

因为湿热是一种阻碍气血运行的力量,因为湿热导致肠道气血运

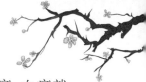

化不畅,肠道的蠕动力越来越弱,气堵在肠道,气滞就会血瘀,血瘀就会痛,不通则痛。如果热邪留在肠道久久不散,就会灼伤肠黏膜,慢慢地就会形成溃疡。

把湿热清掉后,我们再来行气,这个行气就好比给肠道刮一阵凉爽的风,把拥堵在肠道的气吹散开来,气一旦运行起来,大便就通畅了。气行则瘀血自动消除。另外,行气也能祛湿,因为风胜湿。

谁来扛起行气这面大旗?

木香是气药第一。很多行气药都离不开它,比如香砂六君丸、香砂养胃丸。

为了让肠道的气血运行更畅快一些,木香也不是单打独斗,也叫来了几个兄弟帮忙,叫来了厚朴、枳壳、延胡索。这些都是行气药。其中厚朴与枳壳是一对老搭档了,专门针对肠道气滞的,这两味药一用上,大便就痛快了。延胡索还可以止痛,溃疡性结肠炎一大症状就是腹痛。

以黄连为主把肠道的湿热清理掉了,以木香为主把肠道的气机理顺了,这些都是攻邪的药,接下来我们就要善后,就要扶正,不然药力太猛,身体吃不消。

第三组药登场,白芍与当归,吴茱萸与炙甘草。

前面的苦寒与破气之药难免会伤害正气,消耗气血,所以现在用白芍与当归补回来,这两味药用在一起可以养血,当归还可以把肠道的瘀血化掉,让气血活起来,同时对肠道还有一定的滋润作用。

白芍用在这里可以把肠道里的湿气通过小便利出去,还可以柔肝,很多溃疡性结肠炎患者都有一定程度的肝气不舒,比如容易紧张、激动拉肚子,白芍可以解决这个问题。

吴茱萸是这个方子里面唯一的温阳药,吴茱萸可以引火下行,可

溃疡性结肠炎与加味香连丸

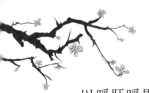

以暖肝暖胃。有小伙伴问了,不是说肠道有湿热吗?为什么还用温药呢?不用担心,用得不多,是作为佐药来用的,就是为了反佐黄连、黄芩、黄柏,因为它们太寒、太猛了,所以用吴茱萸来平衡一下。

炙甘草调和诸药,甘味的药有缓急止痛的功效,拉肚子就是一种急,一种痛,炙甘草可以缓解。

为什么还用槟榔呢?

槟榔也是佐药,槟榔既可以行气,又可以化湿,是一味消除身体污浊的药。

这就是加味香连丸。专门搞定肠道湿热的加味香连丸,专门对付溃疡性结肠炎的加味香连丸。不一定是溃疡性结肠炎,普通的肠炎,只要是湿热导致的都可以用。

需要提醒的是,这个药只能治疗湿热型溃疡性结肠炎,如果是寒湿导致的则不能用,寒湿导致的可以用五积散或藿香正气液,如果有寒又有热,寒热错综复杂可以用乌梅丸。

另外,这个药不能久服,如果没有效果,最多服用一个月就不要服用了,不要傻傻地吊死在一棵树上。如果有效果,可以坚持服用,服用的同时需要用小米山药粥、八珍粉这样的食疗方来补充正气,在粥里面加点黄芪更好。

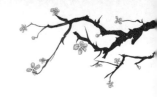

低血压与益气升压汤

比高血压更可怕的是低血压,很多女性都有,若在晨起饭后出现就要谨慎了!

有一位中年大姐说自己得了一种怪病,有时候坐着坐着,什么事也没发生,就睡着了,不,不是睡着,是晕过去了,怎么叫也叫不醒,要好几个小时才慢慢苏醒。过去一年已经发生三次了,严重影响了生活,每天惶惶不可终日,担心哪一天就这样睡过去了。

文小叔建议中年大姐去医院检查一下,可能是低血压或低血糖。大姐说,你说的没错,就是低血压,可是我实在不想吃西药了,上辈子吃太多西药了,副作用太大了。所以,我特想问一下中医怎么调理低血压的。

文小叔说,你有这种意识是对的,慢性病还得靠中医慢慢调理,急不来的。

其实,很多女人都有低血压,只是她们不知道,或者没有引起重视,因为媒体大肆宣传高血压的危害,很少说到低血压的危害。于是很多人视高血压为洪水猛兽,对低血压就显得漠不关心了。其实低血

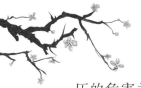

压的危害并不比高血压少,甚至比高血压还大。

低血压会瞬间引发休克,抢救不及时可能就这样去了。低血压会让你头晕、眼花,甚至会出现坐着坐着就晕过去的现象。长时间的低血压诱发心肌梗死、脑梗死的概率比高血压要大得多。长时间的低血压也是诱发老年痴呆症的原因之一。

长时间低血压还会引发很多精神类疾病,比如严重抑郁症,甚至自杀。

如何判断自己是低血压呢?

最简单的办法就是测量血压。万一如果没有条件测量,只要有低血压的症状都要小心了。

第一大症状就是经常性早上起床的时候头晕。

第二大症状就是饭后头晕,特别困,必须要睡觉。

如果是,就要引起重视了。如果你平常还伴随着眼花、胸闷,总想深呼吸一口气,总觉得很疲惫,老想躺着,说话的力气都没有,胃口也不好,那就不用怀疑了,必须要好好调理了。

当然最简单的方法就是直接测量血压,一般来说低压低于60毫米汞柱,高压低于90毫米汞柱就算低血压了,但小叔并不看重指标,因为每个人的体质不一样。有的人有低血压症状,但血压却正常,依然要按低血压来处理。

中医怎么调理低血压呢?

中医调理低血压并不难,低血压在中医看来属于眩晕、虚劳范畴。

下面这张方子是文小叔自拟的一张方子,我们一起来看看中医是如何攻克低血压的。

益气升压汤:黄芪50克,当归12克,桃仁9克,红花9克,红参3克,桂枝12克,白芍12克,炙甘草12克,生姜6克,大枣(破开)9个。

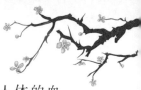

　　根据中医辨证,低血压最主要的原因是气虚,气不足了人体的血脉就会瘪下去,人就会垂头丧气。气足了就会精神抖擞,生龙活虎。一般小孩子通常是一个气足的状态,他们永远是那么活泼好动,朝气蓬勃。

　　所以这里重用黄芪来补气,黄芪可以补一身之气,而且不峻猛,力道沉稳绵长,就像历经风雨沧桑的中年人,于润物细无声中把气补足了。

　　有气不能无血。气有余便是火,虽然说低血压的人主要是气不足,但血肯定也是不足的,这是连带的,因为气血是统一的,不可分割的。血虚的人血脉也会瘪下去,所以补气的同时要补血。

　　黄芪的最佳搭档就是当归。黄芪与当归,正如枸杞与菊花、白术与茯苓,都是天造地设的一对。黄芪补气,当归补血,气血双补,这两味药就是千古名方当归补血汤,专门治疗虚劳发热。中医叫作甘温除大热,有一种人总感觉特别疲劳,同时伴随着低热,吃感冒药一点效果都没有,这个时候当归补血汤1剂下去,人就精神了,也不发低热了。

　　这种低热缠缠绵绵,很难治愈,低热会伤气血,这叫壮火食气。黄芪味甘,当归性温,这种虚劳低热必须要用黄芪当归组合来搞定,叫作甘温除大热。

　　把气补足了,把血养好了,低血压就好了一半。但是,低血压是慢性病,久病必瘀,所以要适当加入活血化瘀的药,扫清瘀血、死血,瘀血不去新血难生,所以这里用了活血化瘀最佳组合桃仁与红花。这一对组合简直是为女人而生,可以让女人的面庞斑点消除,像桃花一样白里透红。桃红,桃红,就是让女人面若桃红。

　　是不是这样就完了呢?

　　当然不是,接下来我们要强壮心脏。

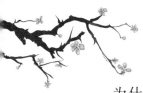

为什么要强壮心脏？

因为心主血脉。血脉的动力来源于心脏的动力,心脏动力不足,血脉动力也会不足,血压就升不上来,血压升不上来自然就会头晕、眼花,走路晕晕乎乎、颤颤巍巍。所以这里用桂枝来强壮心脏,桂枝色红入心,辛温可以温通心阳,桂枝与后面的甘草就是辛甘发散为阳,可以为心脏注入源源不断的活力。有桂枝怎么可能没有白芍？白芍直接滋阴养血,与后面的炙甘草酸甘化阴,为心脏源源不断注入阴血,这就好比为汽车源源不断注入汽油一样。桂枝与甘草相当于汽车的发动机,芍药与甘草相当于汽油。汽油足,发动机强大,汽车才开得远。

然后再稍微用一点红参来直接强心,红参是西医也认可的强心的中药。红参用红糖制作,补气的同时又捎带补一点血,效果更佳。

接下来我们还要强壮肺。

为什么要强壮肺呢？

因为肺主一身之气。前面说了低血压主要是气虚,气虚的根源是肺气虚,因为肺主气。肺气足了,全身的气也就足了。那些肺活量低的、经常不动的人十有八九是肺气虚。

肺气虚怎么调理呢？

黄芪色白入肺,补肺气效果一流,另外桂枝辛,辛味的药物入肺,可以让肺振奋起来,可以开肺气,提肺气。桂枝再加上后面的生姜,肺气就更足了,因为生姜辛辣味十足,宣肺强肺那是杠杠的。肺里有寒,有白痰,生姜下去很快就会鼓动肺气,把这些寒痰水饮化掉,然后宣发出去。

最后的三味药,炙甘草、生姜、大枣是调理脾胃的,是保护脾胃的。加上前面的人参就成了张仲景经常用的脾四味药。之所以要保护脾胃,因为无论是气、血、肺,还是心,脾胃始终是它们的中心,脾胃始终

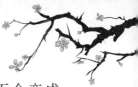

是气血的最终来源。如果脾胃不好，再好的灵丹妙药也不会变成气血。

这就是专为低血压患者打造的益气升压汤，从气、血、心、肺、脾胃五个角度，综合调理，把血压升上来。

这个方子效果如何呢？

中年大姐服用了7天血压就恢复正常了，头不晕了，人也精神了，饭后也不昏昏欲睡了，服用一个月，半年过去了，再也没有出现坐着坐着就晕倒过去这样吓人的状况了。

如果你也有低血压症状，不妨喝喝这个益气升压汤，可以服用21天，一天1剂。如果上火，可以加入知母9克。当然，小叔还是劝大家，服用此方一定要去找医生开具处方，由专业医生把关会更安全。

愿你的血压不高也不低，一切恰到好处。

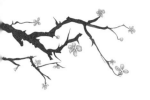

乌鸡白凤丸不是女人的专属

乌鸡白凤丸是以乌鸡为主打的一个名方,比逍遥丸名气更大,补肝第一,还治痛风,男人也可以用。

方子如下:乌鸡、鹿角胶、鳖甲(制)、牡蛎(煅)、桑螵蛸、人参、黄芪、当归、白芍、香附(醋制)、天冬、甘草、地黄、熟地黄、川芎、银柴胡、丹参、山药、芡实(炒)、鹿角霜。

接下来,文小叔来慢慢介绍一下这个名方。

乌鸡白凤丸虽然用的药材很多,但它确实是配伍非常严格精准的方子,绝不是什么乱枪打鸟堆砌药材。时间就是最好的证明,它最早出现在明朝的《普济方》,算下来也有五六百年历史了,这么长时间没有被淘汰,说明它是真的好!

乌鸡白凤丸到底有何妙处呢?

如果说逍遥丸舒肝第一,那么乌鸡白凤丸就是当之无愧的补肝第一,它最大的妙处就是大补肝肾!

为什么说乌鸡白凤丸大补肝肾呢?

首先它是以乌鸡为原料做成的,鸡,象征着东方,在五行中属木,木对应的五脏是肝,所以鸡肉是补肝的。又因为是独一无二的乌鸡,别看它披着洁白的羽毛,但它的皮肉、骨头都是乌黑的,黑色对应的五脏是肾,所以乌鸡还补肾。

乌鸡白凤丸既然是补药,这个方子重点在补,通过补肝肾来补血。有一句话说补血就是补肝肾,补气就是补脾肺。这个方子补血的药物有乌鸡、当归、白芍、熟地黄、川芎,这可是补血第一方四物汤的成分。补血的同时还要滋阴凉血,这样才能补了以后不上火,才能补得进去。滋阴凉血的药物有鳖甲、丹参、生地、天冬等,这些清凉的药物,可以中和温补药物的燥热,还符合阴阳同补的中医之道。

另外,光补血还不行,还得补气,不然补进去的血不活,就是死血。中医认为,气为血之帅,血为气之母。气能生血,也能摄血,能够推动血的运行,如此流水不腐户枢不蠹。气在前面做开路先锋,血在后面紧跟不舍,顺利抵达身体任何一个部位,滋养着我们。

乌鸡白凤丸中哪些药是补气的呢?

补气的药有人参、黄芪、香附、甘草、山药、柴胡,其中香附与柴胡是理气的。因为补气的同时需要理气,这样才能让补进去的气不拥堵、不乱。

很多人在服用补药的时候一边往身体里补,一边又在往外漏,所以服了很久都没有效果。这个方子很好地解决了这一难题。比如遗尿、遗精、白带多、盗汗,还有现在的医学所说的蛋白尿、血尿,都是在漏精。

乌鸡白凤丸中哪些药是堵漏的呢?

这里堵漏,加强肾的封藏能力的药物有鹿角霜、桑螵蛸、煅牡蛎、芡实。补的同时加强身体的固涩能力,这样补进去才不会白白浪费。

乌鸡白凤丸到底可以治疗什么病呢?

乌鸡白凤丸大补肝肾,气血同补,阴阳同调,所以它可以调理月经量少、闭经、痛经,还可以强筋壮骨、调理腰膝酸痛,自然对头发、眼睛也有好处,因为肝好了眼睛就会好,肾好了头发就会好。还可以调理崩漏、白带异常、不育不孕、尿频、尿失禁、耳鸣、更年期症状,还可以调理血虚风燥导致的荨麻疹、皮肤瘙痒、皮下紫癜。总之一句话只要是虚证,它都可以调理,特别适合林黛玉那样弱不禁风的女人,或者说你处于亚健康状态,总是感觉很疲惫很累,去医院又查不出什么来都可以买来吃一吃。

乌鸡白凤丸确实是妇科千金方。那么男人可以吃吗?

男人当然可以吃,有谁规定哪一个方子一定属于男人或一定属于女人呢? 女人可以肝肾双虚,男人也会,而且还不少呢。女人可以气血双虚,男人也会有的。所以说乌鸡白凤丸是被现在的人误会最多的方子之一,可能是乌鸡白凤丸这个名字惹的祸吧,以至于现在的男人看到乌鸡白凤丸这个方子就避而远之,更别说买来吃了,生怕被嘲笑。这真是一大遗憾。

乌鸡白凤丸对男人有何妙用呢?

乌鸡白凤丸可以调理男人最害怕的阳痿、遗精,还有男人的精子活力不够、精液不液化。还有男人到了一定年纪都有的前列腺增生,它也可以调理。乌鸡白凤丸对慢性肾炎也有好处,用一段时间后去检查,蛋白尿、血尿都少了。因为乌鸡白凤丸不是激素,但是它有类似激素的作用,因为它把你的肾气补足了,让肾气自己去治病。

乌鸡白凤丸可以调理痛风吗?

著名中医罗大伦发现乌鸡白凤丸可以调理痛风。根据罗大伦老师的观点,现在的人治疗痛风不外乎忌口加清热利湿的药,但不治本。乌鸡白凤丸调理痛风的思路是,把肝肾补足了,肝主疏泄,肾司二便,肝肾之气足了，身体里面的一些浊物，比如尿酸，就会被排出去，自然就不会痛风了。所以乌鸡白凤丸调理痛风更注重治本。据说，好多人用乌鸡白凤丸调理痛风，最快半个月去医院检查，尿酸指数都降下来了。可惜，得痛风的多数是男人，有些男人碍于面子买都不敢买，更别说去吃了。

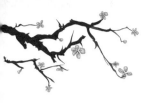

三豆饮专治各种热毒、痘疮

扁鹊唯一流传下来的方子，专为三伏天打造，湿气重的人要喝一杯。

扁鹊当之无愧是中国古代最出名的神医了，老百姓可能不知道张仲景，但说起扁鹊都知道他是神医。

扁鹊与齐桓公的对话留下了"讳疾忌医"的成语。

扁鹊与魏文王的对话成就了"中医的最高境界是治未病"的千古美谈。

话说有一日魏文王召见扁鹊，笑眯眯地问道，听说你有两个哥哥，你和你的哥哥比起来哪个医术更高明呢？

扁鹊实话实说，我大哥的医术最高，我二哥的医术其次，我的医术最差。

魏文王很是惊讶，扁鹊你别忽悠我，明明你的名声最广，老百姓只知道你扁鹊，谁知道你大哥二哥啊。

扁鹊不卑不亢解释道，我大哥在别人还没有生病的时候就把他治好了，所以大家都认为我大哥没什么医术；我二哥在别人刚刚生病的

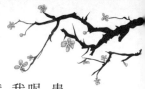

时候就把他治好了,所以大家都认为我二哥只能治一些小病;我呢,患者得了重病、大病或者病情十分危急的时候才来找我,我通过各种手段汤药或者针灸把他治好,所以大家都认为我能够治疗大病,能够起死回生,所以我的名声传得最广,实则我的医术最差。

魏文王顿悟。

当然,扁鹊这套说辞是虚怀若谷的表现,扁鹊实则想告诉我们,养生最高的境界就是治未病,就是防患于未然。

什么叫治未病?

举个例子,比如你今天出去淋雨了,接下来几天你可能会感冒,治未病就是在感冒还没来之前你通过食疗或者其他的手段就把感冒预防了,不会养生的人只会等着感冒来了之后再采取措施。

哪个更高明呢?不言而喻。

扁鹊这样的千古名医,他所写的《扁鹊医书》失传真是一件憾事,不过万幸的是扁鹊有一个方子流传了下来。

这个方子之所以能够流传至今原因有三:这个方子太简单了,是食疗方,只要三样食材,还是非常普通的食材,老百姓都吃得起的食材;这个方子操作起来太方便了,随时随地都可以做,家家户户都可以做,不会做饭的人也可以做;这个方子太有效了,所以才会口耳相传,一代又一代,最终流芳百世。

这个方子就是因流感暴发突然走红的三豆饮,估计中国的宝妈们都知道并且用过这个方子。

三豆饮这个方子很简单:黑豆 30 克,绿豆 30 克,红豆 30 克。

仅此而已,但是简单并不代表平庸。

李时珍说三豆饮主要治疗各种热毒,各种痘疮。

我们知道豆子都是种子,种子的药性都往下走,所以三种豆子都

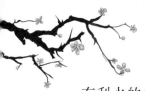

有利水的作用。种子还有一种特性,就是或多或少都具有油滑之性,所以它们都能够润肠通便。我们现在吃的植物油都是植物的种子压榨而成的,如大豆油就是黄豆压榨而成的。

把身体上的热毒以二便的形式排出去,三豆饮能够清热解毒,所以能够退热。感冒发热是身体有内热,有内热就用三豆饮清一清,三种豆子非常安全,没有副作用,最适合不能吃药的小孩子。

具体来讲,三种豆子又分别有不同的养生功效。

黑豆——黑豆颜色是黑色,色黑入肾,长得样子也像肾,所以又被称之为肾豆、肾之谷。所以,黑豆除了利水消肿,把肾里面的虚火去掉,还有一种直接补益肾精的作用。而且,黑豆外面是黑色的,里面又是绿色的,绿色又入肝,所以黑豆还可以养肝,有一个食疗方醋泡黑豆对眼睛特别好。

黑豆最养腰肾,肾虚腰痛、风湿腰痛都可以用黑豆煮水喝。

黑豆最善于治疗虚火,比如熬夜长了痘痘,这个就是虚火导致的,用黑豆就有效。

绿豆——绿豆是清肝火的,绿豆最善于解毒,比如食物中毒了,用绿豆就有效。绿豆主要解湿热之毒,身体湿热造成的腹泻,肛门灼热,用它就好使。很多人尿黄,尤其是夏天,都可以用绿豆。

绿豆里面的瓤又是黄色的,所以绿豆清肝火的同时还有一点健脾的作用。

红豆——利水消肿是它的主要功效,红色入心,红豆还有养心血、去心火的作用。

黑豆去肾火,绿豆去肝火,红豆去心火,这么多火都去了,发热自然就退下来了;这么多火都退了,无论是虚火,还是实火导致的痘痘自然就会消失得无影无踪。

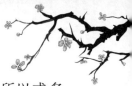

但是，三豆饮虽然性子比较平和，因为都是利水的东西，所以或多或少有些偏凉。凡是利下的食物或药材，尽管它的性质平和，都自带一股凉性。

所以三豆饮用来救急完全可以的，但是要用作长期的养生之品，比如用来调理痘痘，就需要适当加减了。

三豆饮如何进行加减呢？

一个长期食用的方子，必须要好好保护脾胃，保护好脾胃应加张仲景常用的三味药，生姜、大枣、炙甘草。

如果脾虚腹泻，喝了三豆饮会更加腹泻，那就加健脾止泻固涩的食材，山药、莲子、芡实。注意，如果是湿热腹泻就不用加了，这个三豆饮刚好可以治疗湿热腹泻、痢疾。

气虚的人长期喝利水之物，气都往下走了，岂不是更加气虚。这时可以加点黄芪把气提上去。

如果失眠，加点安神三药，酸枣仁、合欢皮、夜交藤。

如果气郁，肝气不舒，气机不畅，加乌梅就可以。三豆饮加乌梅就变成了大名鼎鼎的乌梅三豆饮。加了乌梅，刚好可以解决小孩脾常不足，肝常有余的问题。

我们常说引火归元用肉桂，那引气归元呢？引气归元用乌梅最好。

还可以加很多很多，这就需要根据自身情况而定。

什么人一定要常备三豆饮？

夏天被皮肤病困扰的人，比如湿疹、荨麻疹、痘痘等。还有家里有宝宝的人，因为宝宝很容易得湿疹、手足口病。

三豆饮能治疗手足口病吗？

那是当然！手足口病就是湿热引发的。

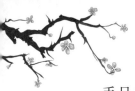

手足口病在古代多见于"湿温""时疫",简单来说手足口病是由湿邪和热邪狼狈为奸引发的瘟疫,特别好发于3—5岁的宝宝。手足口病其实并不怎么可怕,如果没有并发症,像感冒一样,7天左右基本可以自愈,算是程度最轻的传染病了。

手足口病的判断很简单,只要满足了以下3个条件就可断定为手足口病:①手上有疱疹;②脚上有疱疹;③口唇有疱疹。这是3个最主要的症状,有的小孩屁股上也有疱疹。除了主要症状,有的小孩还有类似感冒的症状,比如便秘、吃不下饭、流鼻涕、咳嗽、发热等,通常是低热,极个别会高热。

西医认为手足口病是肠道病毒感染引起的。中医认为,小孩子之所以容易得手足口病,是因为小孩子身体里湿热太重了。这种湿热的环境最容易滋生细菌和病毒。

为什么小孩子身体里面容易出现湿热?

因为小孩子身体有一个显著的特点,就是后天的脾胃太弱了,五脏之中最弱的就是脾胃了,所以小孩子动不动就流口水、流鼻涕。脾胃这么弱,偏偏宝妈又特别心疼孩子,总喜欢给孩子吃很多所谓有营养的东西,比如牛奶、各种肉、各种维生素、钙片等。宝宝的脾胃只能承受那么一点点,这么多东西吃进去不运化就是垃圾,这些垃圾堆积在身体里面就会发酵,自然就会产生湿热。

为什么手足口病好发于春天和夏天,秋天和冬天怎么没有呢?

有两个原因:①春夏是生发、生长的季节,秋冬是收藏的季节。秋天是收的,冬天是藏的,所以这个时候尽管身体有湿热之毒,但它藏得住,不出来。春夏就不一样了,身体的气血也跑到体表了,里面的气血不足了,镇压不住这些湿热之毒了,这些湿热之毒自然也要跑出来兜兜风。跑出来好不好?当然好啊。不然这些湿热之毒一直藏在你身体里面会出大问题的,所以我们的身体是非常智慧的。②手足口病主要是身体里面有湿热,那么春夏这两个季节又是湿气特别重的季节,尤其是南方,阴雨绵绵,一下好几个月,湿气特别重,夏天更不用说了,一会儿就暴雨倾盆。小孩子身体里面有内湿,又加之春天与夏天的这种外湿,就好比天雷勾地火,所以湿热之毒就会暴发出来。

看看宝宝手足口这三个部位长出来的疱疹,戳破,就会流出浓浓的液体,这就是湿邪。

明白了手足口病的原因是湿热就好办了,用三豆饮就可以解决,三豆饮就是清热利湿的,如果要效果快一点,可以买点荷叶、甘草与三豆一起煮。荷叶可以升清降浊,甘草可以清热解毒。

最后,再解答一下部分人对红豆与赤小豆的困惑,其实不用纠结,虽然两者形态不一样,但养生功效大同小异,赤小豆就好那么一点点。如果你追求极致,不缺钱,就买赤小豆,如果你想节省一点,就买红豆,都可以的。

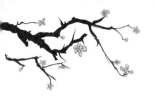

脂肪瘤与十一味消瘤汤

山东有一位 52 岁的中年大叔,问:"文老师,脂肪瘤中医能消掉吗?我的脂肪瘤反反复复 8 年了,做了 2 次手术,做了又复发,最快三个月就复发了,而且长得更猛更多,再也不想去手术了。请文老师指点一下。"

文小叔说:"割掉脂肪瘤只是治标,只是拿掉了病灶,但是病因没有消除,自然还会长出来,不长这里可能会长那里,不长外面可能会长里面,长里面就更严重了。"

大叔说:"你说得太对了!我这边割掉了,那边又长出来了,这脂肪瘤真是打不死的小强,折腾死我了。"

文小叔说:"要想彻底根除脂肪瘤,必须要把脂肪瘤的病因拿掉。中医治疗脂肪瘤不算什么困难的事,你把你的脂肪瘤拍个照片发过来看看吧。"

大叔发来照片,只见他肚脐以下的腹部以及两条大腿内侧一共长了 8 个大小不一的脂肪瘤,小的如黄豆,大的如杏仁。小叔又问了他二便、舌苔和生活饮食习惯,最后确定他属于痰湿体质,于是给他开了

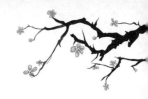

十一味消瘤汤。

大叔一共抓了 21 天的药,吃到第 10 天,第 11 天起床发现,脂肪瘤全部变小,最小的那个瘤下去了。又服了 7 天,除了最大的那一个脂肪瘤还在缩小外,其他全部消失,像是从来没有长过一样。

大叔太高兴了,一定要请小叔去山东做客,小叔婉拒了,并且叮嘱,这个方子也并不治本。大叔急了,不是说中医治标又治本吗?怎么还不治本呢?难道以后还会复发吗?

小叔解释道,世上没有任何药可以治本,真正治本的只有你自己。今天我用中药把你的脂肪瘤消掉了,明天你继续大鱼大肉、肥甘厚味、久坐不动,脂肪瘤肯定还会长出来的。所以,从生活习惯上断绝脂肪瘤的来源才是真正的治本。

一语点醒梦中人,大叔似乎明白了,哦了一声,说以后一定注意。

说实话,脂肪瘤在中医看来并不是什么大病,中医治疗脂肪瘤有太多的成功案例与经验。今天小叔就把这个方子分享出来,希望能够帮助那些总是去医院手术,总是复发的脂肪瘤患者。

十一味消瘤汤:

麻黄 6 克,桂枝 6 克,浙贝母 15 克,皂角刺 15 克,夏枯草 30 克,陈皮 9 克,姜半夏 9 克,白芥子 3 克,白术 20 克,茯苓 20 克,甘草 9 克。

我们来看一下这个消瘤汤是怎样一步一步把脂肪瘤攻克的。

第一步,我们应该明白脂肪瘤就是一个局部的瘀滞,是一个硬结,是一团身体不需要的死肉,是邪气聚集的大本营,是身体气血照顾不到的包块。所以治标就得用一些特殊的药来把这个包块软化、散掉。

这些特殊的药就是专门软坚散结、攻克身体包块、破瘀的药。身体的包块除了脂肪瘤,还有囊肿、息肉、结节、肌瘤等。软坚散结的药很多,本方三员大将,各有所长,分别是浙贝母、皂角刺、夏枯草。

贝母有川贝母与浙贝母之分，贝母最擅长化痰，化热痰，因为贝母都是偏寒凉的。川贝母除了化痰，更善于养肺阴，所以对于阴虚燥咳可以用川贝枇杷膏。但是要散结，把包块散掉，川贝母远没有浙贝母好，所以这里用浙贝母。

皂角刺，一听名字就知道它的药效了，它的威力在于穿透力特别强，凡是带刺的药材都有一股穿透力，它们能够破死血，化瘀滞，总之哪里堵了，哪里有包块，用皂角刺来破没错。

夏枯草也是软坚散结的，夏天就枯萎的草，所以有些寒凉，它能够清理肝火，能够化郁结，可以解决气滞与痰凝结合在一起的包块，比如很多甲状腺结节用夏枯草来化最好。

浙贝母把脂肪瘤软化，夏枯草把聚集在脂肪瘤里的郁结的气散掉，把热清掉，最后勇猛的皂角刺所向披靡奋不顾身冲过去，把这个脂肪瘤破开，撞碎了。

是不是把这个脂肪瘤消灭了就完事了呢？

当然不是，这一步就相当于西医的手术，只是治标。

下一步，我们要明白这个脂肪瘤到底是怎么形成的？

中医认为脂肪瘤需要一种叫作痰湿的病邪供养，痰湿凝聚成痰核，成为坚硬的痰柱，痰湿紧紧包裹痰柱，呼朋唤友，吆三喝四，痰湿越聚越多，越抱越紧，成为坚硬的脂肪瘤。

所以，要解决脂肪瘤的来源，首先要化痰。化痰最佳搭档就是陈皮与半夏了，它们是化痰鼻祖方二陈汤的主角。陈皮与半夏几乎可以搞定身上的痰湿，但是为了把身上那些特别顽固的痰化掉，这里用一点白芥子。白芥子，性大热，专门化那种陈年的寒痰，是"老慢支"的克星，所以白芥子加上莱菔子和紫苏子，是大名鼎鼎的三子养亲汤。

化了痰后，下一步我们还要思考为什么会有痰呢？

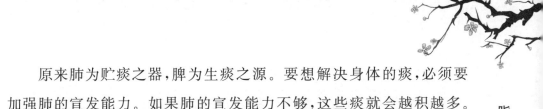

原来肺为贮痰之器,脾为生痰之源。要想解决身体的痰,必须要加强肺的宣发能力。如果肺的宣发能力不够,这些痰就会越积越多。为了加强肺的宣发能力,需加入麻黄与桂枝。

桂枝与麻黄都是辛温的,温可以化,辛可以散,这个痰属于阴成形的产物,属于阴邪,所以需要辛温的药来温化、来散掉。辛味的药都走肺,能够宣发肺气,肺的宣化能力提高了,肺里的邪气、痰浊、湿气、瘀血等更容易被散掉。

桂枝与麻黄用在这里还有一个好处,脂肪瘤病在皮肤的下面,肉的上面,属于表。既然病在表,就可以用解表的方法,麻黄与桂枝就是解表的要药。麻黄开毛孔,桂枝通经络,把皮肤肌肉层面的经络疏通,让新鲜的气血进来,这样脂肪瘤就更容易被化掉。

总之,桂枝与麻黄合用可以把皮肤、肌肉层面的寒、湿、痰、瘀血统统逼出去,所以千万别小瞧了这两味药,以为仅仅是治疗感冒解表发汗用的。这两味药可以解决皮肤上的很多症状,比如寒性荨麻疹、湿疹、牛皮癣等。

在治疗脂肪瘤的方子里加入麻黄与桂枝,是小叔的独创,很少有人这么用的,小叔是受张仲景的启发才这么做的。

解决了肺的宣发问题,下面要解决脾的问题。化痰首先要治肺,然后也是重中之重,要治脾。因为脾才是痰湿的根本来源。首先是脾虚了,然后就会产生湿气,湿气进一步凝结,就会产生痰。所以治本就是治脾。

很多人用了治疗脂肪瘤的药好了,但又复发了,就是因为没有治脾,要彻底把脾胃健运起来,才会终结一切痰湿,才能彻底切断脂肪瘤的营养供给。

所以,本方用健脾最好的药白术,让脾健运起来,然后用茯苓祛

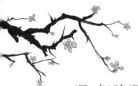

湿,把脾湿利出去,这一升一降,升清降浊,脾就轻轻松松给你干活了。

这就是专为脂肪瘤患者打造的十一味消瘤汤。中医有八纲辨证,阴阳、表里、虚实、寒热。皮下脂肪瘤属于阴证、表证、实证、寒证。所以,这个方子,扶阳、解表、破瘀、散寒都兼顾到了,非常适合偏胖的人试一试。

最后,小叔还是那句话,真正治本的不是药方,而是你自己。如果不戒掉那些长脂肪瘤的习惯,灵丹妙药也枉然。

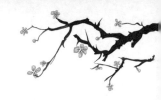

消瘰丸专门对付脖子上的包块

今天我们一起来聊一个有意思的话题：长在脖子上的各种包块。

这个时代的人也不知从什么时候起，脖子上长包块的越来越多，去医院检查，被告知，脖子上的包块是皮下囊肿、脂肪瘤、淋巴结节、甲状腺结节等，还有被老百姓戏称为富贵包的，甚至被叫作夺命包的。

其实富贵包并不富贵，夺命包也不夺命，长在外面的包块总比长在里面的好，长在五脏六腑里面那真是夺命了。可是，对于爱美的女性朋友来说，倘若她再有一副修长的如白天鹅一般的脖子，而这个包块恰恰长在最显眼处，衣服的领子又遮不住，这委实是一件很伤大雅的事。

为什么脖子上会长包呢？到底是什么原因引起的呢？

古代的名医都思考过这个问题，最后一致得出结论，脖子上的各种包，不管是囊肿、脂肪瘤、淋巴结节，还是甲状腺结节，甚至还有很多女人乳房里面长的乳腺结节都是三种邪气凝聚而成。这三种邪气分别是：郁结的肝气、凝结的痰湿、瘀血。

为什么女人脖子上长包块的概率要比男人大得多？

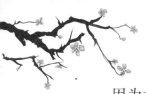

因为女人特别容易肝气不舒,肝气不舒表现在两方面:一方面容易发火生气;另一方面压抑自己,不发火,但独自一人生闷气。如果这个女人本身有痰湿的话,每次生气,怒则气上,气夹杂着痰湿往上冲,冲到脖子就卡住了,于是堵在那里,天长日久,慢慢形成包块。

脖子是非常容易瘀堵的部位,这就好比一个城市最容易塞车的地方必定是十字路口,脖子恰好是人体的十字路口,人体十二条经脉都要经过这里,气血来来往往,风寒暑湿燥火各种外邪也容易来凑热闹,熙熙攘攘,摩肩接踵,所以最容易堵。

为什么胖的人脖子上长包块的概率要比瘦人大得多?

因为胖人喜欢肥甘厚味,身上多痰湿。如果生为女人,胖,又肝气不舒,那么这个女人脖子上长包块是大概率事件了,最容易找上门来的一种包块叫作甲状腺结节。

郁结的肝气,凝结的痰湿,堵在那里,慢慢就会形成一个孤立的小岛,气血不流通,就会形成局部瘀血。

脖子上的包块中医称之为痰核。

那么有没有办法把脖子上的包块消掉呢?

有,但这是一项艰巨的任务,因为冰冻三尺非一日之寒,脖子上的包块从米粒大到黄豆大,再到杏仁大,最后到核桃大,是经过非常漫长的时间,长达十年,甚至几十年,如果想短时间消下去真的有点痴心妄想。

在消掉脖子上的包块之前,我们先来思考一个问题:脖子上的包块到底可不可以简单粗暴地一刀切掉呢?

很多人,包括文小叔朋友的一个亲戚,正在纠结到底要不要割掉脖子上的包块呢?

文小叔是这样说的:脖子上长包块,这个包块是标,你切掉这个包块,但是导致这个包块的根本原因没有消除,你切掉以后还会长出来,短时间长出来,比以前的更大。即便不长出来了,也不意味着万事大吉了,可能会有更严重的后果,这个包块可能在你的五脏六腑某一个地方安家了。

很简单的一个道理:脖子上的包块是身体各种毒素的收容所,等于身体的一个垃圾站,身体的毒素必然要找一个出路,脖子上的包块就是一个出路。包块突然没了,这些毒素何去何从呢?天下之大哪里有我容身之处?这些毒素四顾茫然,不得已在身体里面乱走乱窜,最后在五脏六腑扎下根来。

这就好比一个小区本来有一个固定的垃圾站,突然这个垃圾站没了,小区的人没有扔垃圾的地方,慢慢就开始乱扔垃圾,脏了整个小区。

长在外面的包块通常是良性的,不过是影响美观,长在里面那就真不好说了,只能自求多福了。

明白了这个道理后,还要不要割掉脖子乃至身上任何一个包块,小伙伴们一定要三思而后行。

与其割掉包块,不如彻底把形成包块的病因拿掉,这才是王道。

如何从根本上调理脖子上的包块呢?

首先要治气、理气。治气就是治肝,肝主一身气机,身体的气机顺不顺都由肝来决定。肝气不舒,人的气机就不顺。所以要疏肝理气。

其次要化痰。因为痰是这个包块的标,是包块的营养素,如果要切掉包块的营养素,就要化痰。试想,如果没有痰持续供给包块营养素,哪怕你天天生气,也是无法形成包块的。化痰的根源在脾胃,因为肺为贮痰之器,脾为生痰之源。

再次要软坚散结。包块这个标就是一块顽固的石头,是坚硬的结

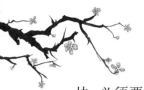

块,必须要把这个坚软化掉,再把这个结块散掉。

最后要活血化瘀。包块这个瘀滞要化掉,要把死血化掉,把新的气血引到这里来。

接下来文小叔要隆重介绍一个名方,是专门对付脖子上的包块的,是清朝名医程国彭的方子,记录在他的医学著作《医学心悟》里面,方子叫消瘰丸:玄参 15 克,牡蛎 15 克,川贝母 15 克。

方子很简单,就三味寻常见的药,却大有妙处。

玄参,玄,黑色也,代表着神秘、封藏,黑色对应的是肾,所以这个玄参是入肾经的,能够把肾里面的虚火拽下来,能够滋阴潜阳,肾里面的虚火没有了,就不会引发肝火,就不会生气。而且玄参有一大妙用,这个药特别善于治疗脖子以及咽喉部的疾病。

牡蛎,就是牡蛎的贝壳,不是牡蛎肉,这个牡蛎味道是咸的,咸入肾,又有重镇的作用,有收涩封藏的作用,能够把凝聚在脖子上的痰火收敛下来。我们知道咸味的食物或药物最大的功效就是软坚散结,脖子上的包块治标就是要把它软化、散掉。

牡蛎,当之无愧承担起了这一艰巨任务。只要是软坚散结的方子,必有牡蛎的影子,有时候还配合夏枯草一起。

我们经常吃的一种美味海带,与牡蛎一样,也有软坚散结的作用,古代的中医把海带称之为昆布。文小叔经常用海带治疗那种硕大红肿的青春痘。痤疮也是一种坚结,海带可以滋阴、清热、解毒,还可以软坚散结,刚好适合青春痘。

川贝母,是一味化痰高手,著名的川贝枇杷膏,应该都喝过。

这个消瘰丸到底有多厉害呢?

程国彭记载,他用这个方子治疗一个妇人,脖子右侧有一个包块,每天服用这个方子,一天 1 次,三十天有余,脖子上的包块竟然消

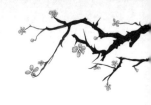

掉了。

当然，能够把这位妇人脖子上的包块消掉，不见得一定能够消掉你脖子上的包块，因为，世上没有两片相同的树叶，也没有两个一样的人。人与人，大不同。影响你脖子上包块的还有情志以及生活习惯。

不要老把注意力集中到脖子上的包块，一天到晚想着会不会越长越大压迫神经，会不会癌变，会不会变成甲状腺癌，会不会变成淋巴癌。这些胡思乱想要不得，只会让你脖子上的包块越长越大。我们要学会散，学会心中无包块。如何散？心情开朗就是一种散，随缘帮助别人就是一种散。不要执着，不要把某一种东西或某一个人紧紧抓在手里。学会舍得、随缘、自在，学会宠辱不惊，看庭前花开花落，望天上云卷云舒。不知不觉间，你脖子上的包块就散掉了。

如果你天天生气、焦虑、恐惧、紧张，哪怕神药在手，也是无可奈何的。

文小叔有一个朋友，曾经手臂上有一个包块，他说他得抑郁症那年，包块越长越大。等他抑郁症好了，包块竟然自动消失了。

那些阴寒的食物少吃了，肥甘厚味少吃了，包块本身属于阴成形的东西，牛奶、奶油蛋糕、巧克力、红烧肉、汤圆等这些肥甘厚腻容易生痰湿的食物，吃多了只会为包块提供营养。包块的长大需要营养的，我们要饿死包块。

唯一遗憾的是，这个消瘰丸只是针对包块这个标的，并不能治本，如果经常生气的人建议与逍遥丸一起吃，如果脾胃不好建议与香砂六君丸一起吃。

不过话说回来，这世上哪有治本的药呢？真正治本的药只有自己。

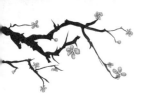

气血双虚与八珍益母丸

文小叔下面要公布一个补血的方子,集五种补血大法为一体,这个方子可以通过健脾的方法来补血,可以通过补气的方法来补血,可以通过补肝肾的方法来补血,可以通过滋阴的方法来补血,可以通过活血化瘀的方法来补血,可谓妙极,特别适合气血双虚的人服用,气血足,百病消。

那这个方子是什么呢?

为满足小伙伴们迫不及待的心情,先把方子公布如下,九味药组成:党参9克,茯苓9克,白术9克,甘草9克,当归9克,川芎9克,白芍9克,熟地9克,益母草20克。

这个方子由千古第一补气方"四君子汤"加千古第一补血方"四物汤"再加上活血化瘀为女人而生的益母草组成。

我们先看四君子汤,它的组成是党参、茯苓、白术、甘草。

党参:是补气的,味道甜甜的,补的是脾胃之气,与人参效果差不多,只不过党参性子比较平和,不像人参那么峻猛。有一点小伙伴们要记住,明朝以前的人参都是党参,就是山西上党产的人参。

茯苓：千年松下有茯苓。茯苓，中华九大仙草之一，它最大的作用就是祛湿，其实还有美白、润肌肤、安神的功效。它的性子很平和，祛湿又不伤脾胃，所以慈禧太后天天吃它，还让人发明了一种美味又养生的食品叫茯苓饼。著名的养生糕、八珍糕就有茯苓。

白术：也是健脾祛湿的高手，它的味道很香，它既能够像桂枝一样叫醒我们的脾胃，也能够像茯苓一样祛湿，只不过它的药性是往上走的。白术气化的是中焦脾胃可以利用的水湿，把它变成身体需要的津液。

甘草：是药方中用得最多的一味药了，医圣张仲景几乎每一个方子都有甘草的身影，它其貌不扬，似乎也很廉价，但是它是中华本草中最与众不同的存在，可以解百毒，尤其是经常吃药的人，无论西药还是中药，文小叔建议每天喝点甘草茶。甘草用在这里一边补中益气，一边调和诸药。

四君子汤有升有降，有阴有阳，有补有泻。党参补中益气，提振脾胃的阳气，加强脾胃的运化功能，属于升的力量；茯苓利湿，把中焦无法利用的废水从下焦排出去，属于降的力量；白术把中焦可以利用的水气化成人体需要的津液，甘草稳稳当当、扎扎实实守住稳固我们的中焦脾胃。

四君子汤蕴含了两个补血大法：四君子汤是补气第一方，所以可以通过补气的方法来补血。四君子汤又是健脾第一方，所以可以通过健脾的方法来补血。

我们再来品一品千古第一补血方四物汤，由当归、川芎、白芍、熟地组成。

四物汤有一个妙处，就是这个方子蕴含了一年四季，把一年四季养生的精髓都包括在里面了。

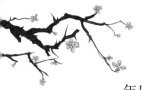

一年四季养生的精髓是什么？

简单地说，就是春生、夏长、秋收、冬藏。四物汤里，当归代表的是春天，川芎代表的是夏天，芍药代表的是秋天，熟地代表的是冬天。

先从春天的当归说起吧。

当归，一个听起来让人心动、又富有诗情画意的名字。春天，一个思春的季节，什么人会思春？绝大多数的女人和少数痴情多情的男子。话说古代一位妇人在春天的时候思念千里之外的夫君，每每在村头望穿秋水仍不见夫君归来的身影，渐渐地就落下了妇科病。一位大夫就用当归治好了这位妇人的病。

下面来说当归的药理。

首先，当归是血家圣药，就是说凡是与血有关的病当归都可以用。

当归是温药，它最大的作用就是生血，当然也有活血化瘀的作用。当归主要入肝经的，生的是肝血，女子又以肝为先天，肝藏血，肝代表的是生生之气，是生机勃勃的春天，生血也代表春天，所以当归蕴含了春天养生之道。

春天来了，小草破土而出，这就是生，只有生出来了夏天才会长。

当归，除了生，还有归，让血归来。就是说当归可以让血乖乖地待在它该待的地方，不淘气，不乱跑。血如果乱跑，不待在血脉里，跑到鼻子里就是鼻出血，跑到牙龈就是牙龈出血，跑到尿道就是尿血，跑到肛门就是便血，跑到皮下就是紫癜。还有，大姨妈来了不走，淋漓不尽的，走了不来，或者量多量少都是血不归经的结果。

可见，当归是不折不扣的妇科妙药，尤其是坐月子的女性朋友更少不了它。产后女人的身体通常处于一个气血亏虚，身体偏凉，又有恶露未尽的格局，这时候一味当归就全搞定了。比如坐月子经常喝的一道药膳就是当归生姜羊肉汤。

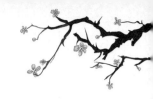

说了春天的当归，再来说夏天的川芎。

川芎这味药很有意思，活脱脱一个女汉子、辣妹子，这位药走而不守，你想要她安静地待在一个地方她不干，她善于走窜。往上可以走到头顶，可以打通头部的经络，化掉头部的瘀血，可以散掉头部的寒气，所以血虚寒凝头痛少不了它。还可以走到脸部，把脸上的瘀血全部清理掉，所以还能治疗各种斑。

这还不够，川芎还可以下行血海，走到胞宫，可以治疗痛经、闭经、子宫肌瘤等。

为什么说川芎属于夏天呢？

因为夏天养长，夏天万物都是欣欣向荣的景象，川芎可以长血。川芎通过行气活血的作用把身体的瘀血化掉、死血去掉，这样新血才能迅速长起来。总之一句话，川芎是血管的清道夫，能够打通血脉，让血管畅通无阻，这点很像三七。当然三七力度更猛。

说了夏天的川芎，再来说秋天的白芍。

为什么说白芍对应的是秋天？

因为秋天对应的养生之道就是收，白芍就是一味酸敛药，它能够让气血不那么散掉，能够收住。所以白芍以收血的形式来补血。张仲景在桂枝汤里用白芍，就是为了防止桂枝发散过度，用白芍收一下。

白芍还可以引血下行，对腿抽筋、腹痛有好处，经典的代表方就是当归芍药散。

白芍还可以柔肝，本来肝是将军之官，它不温柔，性格豪爽刚猛，白芍就是让将军的火暴性子稍稍收敛一下，不然容易暴虐成性，害人害己。

说了秋天的白芍，再来说冬天的地黄。

春天生了血，夏天长了血，秋天收了血，冬天就要藏血，不藏好，来

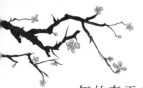

年的春天拿什么生呢？这就是中医的养生之道，循环反复，周而复始。

藏血靠什么呢？

靠的就是地黄。没错，就是六味地黄丸中的地黄。地黄，又叫地髓，大地之髓，大地的骨髓、精髓。地黄的根很大，根的药性是往下走的，根对应五脏中的肾，尤其是那种深深扎进土里的根对滋养肾精很有好处。

地黄深深扎进土里，吸收大地精华，又很厚重，所以封藏能力很强，能够藏精，藏精就是藏血。

四物汤中地黄用的是熟地黄，熟地黄补血的作用大一些，还有生地黄，生地黄凉血的作用大一些。

这就是专宠女人的四物汤，四物汤蕴含了三个补血大法：直接补肝肾来补血，熟地补肾精，当归养肝血；通过加强血的收摄能力，滋阴养血的方法来补血，白芍可以把气血收回来；通过活血化瘀的方法来补血，川芎可以去除死血，促进新血生成。

最后再来一个益母草，这是一种对女人特别有好处的本草，武则天的养颜秘方，专门活血化瘀，搞定身体里面的死血、瘀血。

这个方子叫作八珍益母丸，如果没有益母草就是八珍汤。八珍益母丸特别适合气血两虚又有瘀血的人服用，尤其适合月经量少，有血块，还痛经的女人服用。

八珍益母丸一般药店都有卖的，不想煎药的直接买来吃即可。

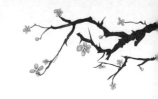

疲劳综合征与薯蓣丸

薯蓣丸,补药之王,亚健康第一方,越虚的人越有效,最受老百姓欢迎。这个方子,妙极。

小叔每年都要服用这个方子 21 天。不是治病,而是为了给身体加油,强壮正气,正气内存,邪不可干。

这个方子可以说是补药之王,很多人寻求各种各样的补药,但是吃了后却没有效果,因为没有补进去。这个补药不像人参、鹿茸那样补得让你流鼻血,这个补药力道绵长,像稳重的中年人,像春天的微风,像醇厚的葡萄酒,润物细无声,慢慢地,不知不觉补进你的身体。

即便你是虚不受补,一吃补药就上火的人也可以放心服用,因为这个方子用的药物太过于平常,以至于很多人不认为它是补药,但是经过巧妙地配伍,却能发挥出惊人的效果。

很多人服用这个补药之后最典型的变化就是精力充沛了,不像以前那样总觉得好累好累,然后胃口也好起来了,不像以前那样面对山珍海味都觉得味同嚼蜡,吃啥都不香。很多人服用这个补药,大便开

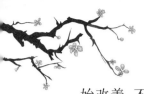

始改善,不像以前那样总是不成形。脸色开始从萎黄变得红润,睡眠开始改善,梦开始减少,抵御外邪的能力开始增强,以前每年都要感冒三四次,今年可能就感冒一次甚至不感冒了。

这个补药已经流传了近两千年。

是谁精心打造了这个补药之王? 是文小叔最崇拜的医圣张仲景。张仲景治病的方子很多,补身体的方子寥寥无几。张仲景用药很简单,一个方子差不多都是五六味药,这次却破天荒地用了 21 味药来打造这个平民百姓都吃得起的补药。

为什么? 因为要统筹兼顾,全面调理。要把身体的各种虚都补回来,但又不能急于求成,张仲景的良苦用心让小叔顶礼膜拜。

薯蓣,你可能没有听说过,但是小叔一提到山药你们就会熟悉得不能再熟悉了,对,薯蓣就是小叔爱极了动不动就推荐的,把它当作救命良药的山药。必须是河南焦作产的怀山药,菜市场的普通山药没有治病效果。

薯蓣丸就是以怀山药为主要原料制作出来的平民补药,方子如下:

怀山药 30 克,当归、桂枝、神曲、生地黄、大豆黄卷各 10 克,炙甘草 28 克,党参 7 克,川芎、白芍、白术、麦冬、杏仁各 6 克,柴胡、桔梗、茯苓各 5 克,阿胶 7 克,干姜 3 克,白蔹 3 克,防风 6 克,大枣 100 枚。

这个方子怎么服用呢? 不是用来煎汤喝,而是用破壁机把这些药物打成超细粉,然后用蜂蜜把这些药物搓成药丸,每丸 6 克左右。一般人一天服用 1 丸,特别虚的人一天可以服用 2 丸。持续服用 100 天。

为什么要做成丸药呢? 汤药不是更快吗?

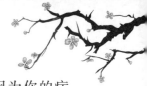

丸,缓也,就是说慢慢地把病治好,因为欲速则不达。因为你的病不是急症,是慢性病,是虚劳病,所以得慢慢来。

张仲景说这个方子治疗什么病呢?

这个方子可以治疗五劳七伤导致的所有病。

什么是五劳七伤?

五劳就是久视伤血,久行伤筋,久立伤骨,久坐伤肉,久躺伤气。这五劳伤的就是五脏六腑,伤血伤的就是肝与心,伤筋伤的就是肝,伤骨伤的就是肾,伤肉伤的就是脾,伤气伤的就是肺。

当然这五劳不是特指,而是泛指所有虚劳病,自然也包括劳作与房劳。

七伤说的是什么呢?

七伤就是情志病。喜怒忧思悲恐惊。喜伤心,怒伤肝,忧伤肺,思伤脾,恐伤肾。说到底,伤的还是五脏。

五劳七伤,就是说只要是过度劳累导致的虚损病都可以调理。毫不夸张地说,这个方子可以调理百病,既可以预防又可以治病。

现代医学有一种病叫作疲劳综合征,总觉得浑身不舒服,全身都是病,一天到晚很累,睡不好,吃不好,心情也不好,各种各样的症状,但是去医院一查什么器质性病变都没有。这种疲劳综合征好发于亚健康人群,好发于大城市里用命打拼的白领一族。

没错,这个薯蓣丸就是专门调理这个让西医束手无策,只能让你在家养着的疲劳综合征。

人在虚弱的时候,风寒暑湿燥火就特别容易来侵犯,所谓邪之所凑,其气必虚。所以,张仲景这个方子还顺带治疗外邪,强壮正气的同时把这些骚扰你的邪气赶跑。

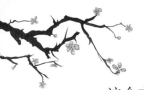

这个方子到底是怎样搞定虚劳病的呢?

用药如用兵,这个方子张仲景排兵布阵,派出了三路大军,有攻有守,各个击破。

第一路大军以守为主,巩固边防,强化军队,只有自身强大了,敌人才不会来侵犯。这一路大军主要是补气养血为主。中医认为,大道至简,天下就两种病,一个是不荣,一个是不通。不荣就是气血不足,气血不到的地方就是病,虚劳病尤其如此。先是不荣,再是不通。所以要补气养血。

先补血,张仲景用了生地、白芍、当归、川芎、阿胶。前面四味药就是后来大名鼎鼎的补血第一方四物汤。阿胶是滋阴养血,补血圣品。

补完血再来补气,气血同根,相互依存,气为血之帅,血为气之母。补血的同时必须要补气,这样补进去的血才能活起来。

补气用什么药呢?

张仲景用了党参、白术、茯苓、甘草。

这是什么方子呢?

这就是补气鼻祖方子:四君子汤。

为了让这个气血更好地补进去,张仲景这里用了温经通络的药桂枝。为了让气不拥堵,张仲景用了调气机的一对搭档,桔梗与杏仁,桔梗升,杏仁降,一升一降,气机就运转开来了。

但是我们一定要明白,气血最根本的来源还在脾胃,我们可以直接补气血,但是不能忘记调理脾胃,而且正气的根源,免疫力的大本营也在脾胃。所以,一向注重脾胃的张仲景派出了第二路大军,用来补脾。

补脾,最好的药非怀山药莫属。怀山药最得土气,味甘又滋养脾

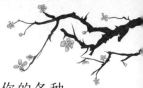

胃,可以说是阴阳同补,即便是怀山药单打独斗,也能搞定你的各种虚。除了怀山药,调理脾胃的药张仲景还用了麦冬滋养脾胃之阴,用了甘草补中益气,用了白术健脾,用了茯苓来祛脾胃的湿气,用了大枣补脾养血,用了干姜温暖脾胃。

接下来就是驱赶外邪,于是张仲景又派出第三路大军:防风、柴胡、桂枝、白蔹、神曲、大豆黄卷。

防风,称为"风药中之润剂",祛风不伤阴,兼清虚热。与桂枝合用,辛温解表,把皮肤腠理的寒邪赶出去,这样动不动就感冒的人就可以高枕无忧了。柴胡解表,疏肝理气,让气更加顺畅,同时也让表邪散除。白蔹帮助防风来祛风。神曲用在这里可消食导滞。因为积食也会导致气机不顺。所谓欲补先通,神曲用在这里就是先通一下,把身体的垃圾清理一下,这样才补得进去。

大豆黄卷,其实就是刚刚发芽的大豆,整个用来晒干入药。这个药也是祛邪的,祛湿热之邪。

这就是张仲景精心为老百姓打造的平民补药,它的妙处还在于这一个大气周全的方子包含了张仲景好几个千古名方:天下第一方、调阴阳、调营卫、既可治疗外感又可调理内伤的桂枝汤;调理脾胃的小建中汤;调理心脏,可以治疗早搏(期前收缩)的炙甘草汤;补血第一方四物汤;补气第一方四君子汤。

能够把这么多的名方巧妙融合在一起,没有炉火纯青的医术,没有大医精诚的境界,是万万不行的。

薯蓣丸,非常适合亚健康人群每年服用1次,五脏六腑之虚都可以调理,越虚的人效果越明显。

现在这个浮躁的社会,很多人在江湖身不由己,十个人有八个都

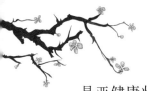

是亚健康状态,还有一个走在亚健康状态的路上。

如果你也觉得一天到晚没劲,总是有各种各样的症状,到医院又查不出来,不妨就试试张仲景的薯蓣丸吧。

当然如果你有疲劳综合征,那就更得尝试一下了。不过,小叔提醒,如果你一点也不虚就不要凑热闹了。

不过这个药丸要自己做的话比较麻烦,而且这个药丸因为没有多少利润很多药店都不生产,很难买到。万幸的是,百年老字号同仁堂生产了这个惠及千万老百姓的药,也是唯一一家生产的。

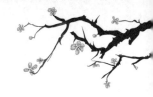

贫血与二白五红汤

对于中药一直以来有一个很深的误解，就是很多人觉得中药太苦，难以下咽，很难坚持，喝的时候必须要捏着鼻子一口闷，还必须用这句话给自己打打气：良药苦口利于病。

正如接下来的这位小姐姐的妈妈：广西一位小姐姐才 20 多岁就爱上了中医，对中医食疗更是如痴如醉，经常煲一些药膳给家人喝。但是小姐姐的妈妈对中医一点不感冒，认为只要是中药就是苦，太苦，喝不下去，曾经喝过一次中药治疗失眠，喝了一碗就打死也不喝第二碗了。

这不小姐姐的妈妈最近被检查出轻度缺铁性贫血，小姐姐费尽口舌说服了妈妈用中医的方法调理，因为这是慢性病，急不来的。问题来了，妈妈喝不下汤药，怎么办呢？

小姐姐用补血第一方四物汤给妈妈调理，妈妈喝了半碗就把汤药倒了，说难喝。小姐姐又用玉灵膏给妈妈调理，妈妈吃了一口觉得还是太苦。小姐姐爱母心切，因为药店买不到张仲景的名方薯蓣丸，又亲自制作薯蓣丸给妈妈服用，结果让小姐姐郁闷加伤心的是妈妈竟然

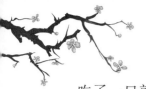

吃了一口就吐了，说简直不是人吃的。

小姐姐真的好委屈，泪水在眼眶里打转，不过看在妈妈适逢更年期又身体不好，所以并没有怪妈妈，只怪自己学医不精，没有找到既美味又补血的中医方子。

小姐姐实在没辙了，就给小叔留言，希望小叔推荐一个好喝又能补血的方子。小叔被小姐姐的孝心感动，就把老百姓口碑最好的补血食疗方五红汤推荐给了小姐姐，同时小叔在这个方子加了两味药黄芪与怀山药，把这个方子称之为二白五红汤。

小姐姐这回学聪明了，没说要给妈妈治病，就说炖了一碗养生汤给妈妈喝。功夫不负有心人，妈妈喝了一口，笑容绽放，说很好喝，美味极了，一口气喝完了，还问还有没有。小姐姐说，明天再炖。就这样，小姐姐给妈妈煲了一个月的二白五红汤。一个月后，妈妈的脸色好看多了，去医院检查一看，基本上不贫血了。

妈妈很惊喜，最近一个月我也没吃什么药，怎么突然就好了呢？

小姐姐这才把事情的经过和盘托出，妈妈感动不已，彻底改变了对中药的看法，原来中药还可以这么好喝，原来中药还可以是美食。

看到这，估计很多小伙伴们已经迫不及待要喝一碗五红汤了，好了，小叔现在就把这碗靓汤公布如下，送给那些血虚又觉得中药太难吃的女人。

二白五红汤：黄芪 9 克，怀山药 30 克，红枣 9 个，红豆 50 克，红花生 50 克，红糖 6 克，枸杞 12 克。

咱们先说五红汤，前面的两味药是小叔加的，放在后面说。

五红汤之所以能够补血第一条理论依据就是，五色入五脏，黄色入脾，白色入肺，黑色入肾，绿色入肝，红色入心。红色入心，补血，因为心主血脉。只有心脏强大了，血才会源源不断被输送到身体各个部位，周

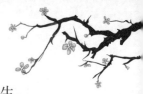

身的血脉才会通畅，血管才不会堵塞，心脑血管疾病才不会发生。

这五种红色的食物可以补充心脏的阴血。

红枣，俗话说，一日三枣红颜不老，红枣红彤彤的，自然入心，里面的肉又是黄色的，黄色入脾，味道又是甜甜的，甜味也入脾，所以红枣补心脾之血，心脾两虚的人最适合吃红枣。

你们可能不知道，医圣张仲景最喜欢用红枣了，他从来没有把红枣当作食物，而是把红枣当作治疗疾病的灵丹妙药。

红豆，红豆声名鹊起不是因为它可以补血，而是因为它可以祛湿，红豆沾了薏米的光，被薏米带起来的。其实红豆的药效完全不亚于薏米，薏米有些寒凉，红豆却不寒不热，性子非常平和，适合任何人服用，即便是孕妇都可以服用。

红豆，有补心血的作用，同时又有泻心火的作用。红豆可以把心经的湿热利出去，湿邪没了，心火就降下来了。所以民间老百姓用三豆饮来退热、除烦、安神。三豆饮里面就有红豆。

红皮花生，花生的作用很大，花生是种子，种子都补肾，所以花生补肾，花生味道甘淡，有一股淡淡的清香，所以可以补脾。红皮花生色红，入心，可以补血。同时花生衣还可以止血，对各种不正常的出血症状有很好的止血收涩作用。比如有的女性朋友动不动就子宫出血，花生衣就可以止血。

红枸杞，枸杞补肾是地球人都知道的作用，但中医认为补血就是补肝肾。因为肝藏血，肝是血库。肾藏精，精血同源，先有精才有血，肾又是肝的妈妈，所以补肝肾就是补血。另外，血为阴，滋补肝肾之阴就是补血。还有，肾主骨生髓，这个骨髓也是造血的材料。枸杞能够补肝血又能够补肾精，能够补骨髓，所以自然能够补血。

红糖就不用说了，女子用来补血用了很多年了。

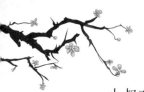

小叔在五红汤里加入黄芪与怀山药主要是基于以下考虑：

加入黄芪是为了补气，因为血虚的人或多或少也会气虚，气血同补效果更佳，用黄芪这股气把五红汤补进去的血迅速带到身体所需要的部位，让补进去的血流动起来，活起来。所谓流水不腐户枢不蠹。如果补进去的血没有气的推动就是死血。

时刻记住一句话，气为血之帅，血为气之母。

为什么要加入怀山药呢？

怀山药是补血非常好的食物，也是非常美味的食物。怀山药补血是通过补脾来实现的。因为脾胃是气血生化之源。如果吃进去的食物没有被脾胃运化，再好的补血妙药也是无济于事的。脾胃好了，气血更容易长出来。记住一定要是河南焦作产的道地药材怀山药，而且不能用硫黄熏过。

这就是小叔为小伙伴们分享的二白五红汤，味道真的超级好喝，喝了还想再喝，让你的血液如潮水般涌出来。

什么样的人一定要喝这碗二白五红汤呢？

就是血虚的女子。被医院诊断为贫血的，不要管什么样的贫血都可以喝。

月经量少或者月经量大的女子，血虚会导致月经量少，月经量大势必会导致血虚。

癌症患者，尤其是癌症化疗后，这个时候血虚超级严重，你看很多化疗的人头发全部脱落，这个二白五红汤可以把化疗的损失夺回来。服用一段时间后，可以长出新的头发。前提是不能再化疗了。

还有正在坐月子的女子以及哺乳期奶水不足的女子，这碗汤下去会让你的奶水如泉水般汩汩而出。

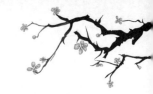

十六味流气饮将你身上的包块一网打尽

经常有小伙伴们问，小叔，我最近查出甲状腺结节怎么治？会不会得甲状腺癌啊？同样的问题还有，小叔，我儿子有淋巴结核怎么消除？我有乳腺结节怎么办？

还有的小伙伴为各种囊肿烦恼，小叔，肝囊肿、肾囊肿怎么治啊？卵巢囊肿又怎么消掉啊？

还有各种增生，如乳腺增生、前列腺增生、骨质增生等。

更有各种息肉，如喉息肉、鼻息肉、胃息肉、胆囊息肉、肠息肉等。

还有女性最容易得的子宫肌瘤……

每当去医院检查，得知自己有了这些症状时，就会陷入恐慌之中，惶惶不可终日，生怕这些肿块会发展成癌症。其实，大可不必杞人忧天，癌症哪有那么容易得的？这些肿块大多数是良性的，只是提醒你要注意调理了，身体有些瘀堵了，一些垃圾需要清理了。

结节、囊肿、增生、肌瘤、息肉等，这些肿块，身体多出来的肉，中医一律称之为积聚，无形之气与有形之瘀血长年累月凝聚成的结果。

今天小叔就分享一个大气磅礴的方子，把这些结节、囊肿、增生、

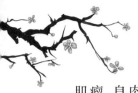

肌瘤、息肉等身上的包块一网打尽。

这个方子有一个非常动听的名字，叫作十六味流气饮，古往今来有很多版本，最经典的版本是这样的：

木香 10 克，桂枝 10 克，桔梗 10 克，青皮 10 克，槟榔 10 克，厚朴 10 克，乌药 10 克，紫苏 10 克，枳壳 10 克，防风 10 克，川芎 10 克，当归 10 克，芍药 10 克，黄芪 20 克，人参 10 克，甘草 10 克。

流气饮，顾名思义，这是一个让我们身体的气流动起来的方子。

所谓流水不腐户枢不蠹，人体的气机也一样，一定要流动起来，就像天空中的流云一样，有自己的节奏。

如果一旦出现气滞，气不流动了，就会形成瘀血，就会形成痰湿，气滞加瘀血加痰湿相互包裹，从无到有，在身体某一个地方安营扎寨，越来越大，越来越硬，最后形成各种包块。

所以这个方子高屋建瓴，去繁就简，仅仅抓住气机这个中心，用了大量的理气药，几乎把最具代表性的理气药全部请来了，真可谓强强联合，组团作战，把长年累月的气滞理顺了，让身体恢复流水一般的畅通。

身体的各种包块，就好比天空上的乌云，风来了，乌云就散了，气顺了，身体的各种包块就会慢慢瓦解，最终消失。

身体的肿块乃至肿瘤都可以看作是局部的瘀堵，要冲击这个瘀堵一定要调气，让气回到这里，让气去冲开这个瘀堵。气到血到，气血都到，全身的经络血脉都会打通，就好比水到渠成。

如何调气呢？

这也是一个大学问。首先我们要把拥堵在一起的气疏散开来，这些拥堵的气不疏散开来就会形成邪气，就好比拥堵在一起的车辆不疏散开来就会发生交通事故一样。身体的肿块、肿瘤就是一团拥堵的邪

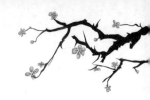

气,所以当务之急要散气。

这个方子散气的药用了很多,木香、桂枝、紫苏、槟榔、乌药、陈皮都是散气的,把凝聚在一起的邪气疏散开来。然后用防风防止外面的邪气进来,同时把身体里面的邪风,主要是肝风驱散掉。

气有余便是火,如果气老往上走,比如动不动就生气的人,怒则气上,上面的气就会多余,就会拥堵,最容易堵在脖子上,所以很多人脖子上长包块,比如甲状腺结节、淋巴结核、皮下囊肿等。

气逆者,降之。多余的气往上走,我们要降气。这里降气的药就有厚朴、枳壳。

但是问题来了,有的人身体瘀堵不是气多了,而是气不足。气为血之帅,气是推动血的动力,如果气不足,血运行缓慢自然也会形成瘀血。所以,不仅要清除多余的邪气,驱散拥堵在一起的邪气,还要补充正气。正气内存,邪不可干。

第二,散气、降气的药多了,气虚的人就吃不消了,为了防止理气药带来的副作用,也要加一点补气的药。所以这个方子用了人参、黄芪来补充正气。

这个方子几乎都是行气的药,重点并不是补血活血,而是直接用气来解决瘀血的问题。所以后面配了三味药,补血的三药,起到锦上添花的作用:当归、白芍、川芎。即便川芎,它也是血中气药,活血化瘀更胜于补血。补血的其实就只是当归与白芍,仅此而已。

是不是太少了一点呢?

不少,刚刚好。因为这个方子的重点就是行气,行气就可以活血,行气就可以化瘀。而且气一旦足了,行起来就可以生血。这个思路非常像化瘀第一人清朝名医王清任的风格,王清任创造的方子补阳还五汤就是这个思路,大量的补气药,少量的活血化瘀药。

最后用一点甘草充当和事佬，调和诸药，同时补中益气，保护脾胃。

这个方子效果如何呢？

有一位朋友，大腿内侧靠近腹股沟位置长了一个大包，开始以为是疝气，后来发现不是，医院确定是囊肿。朋友问，是不是可以用中药消掉，不必手术？

小叔就把十六味流气饮推荐给了他，服用一个月，核桃大的囊肿变成杏仁大，继续服用一个月，逐渐变成黄豆大，最后彻底消失，痊愈，半年过去了，至今未复发。关键是省钱又省力。

还有一个女粉丝，说自己得了乳腺纤维瘤，整天担心自己会不会得乳腺癌，时不时就哀求小叔推荐一个方子，即便治不好也要试试，她不想死，她还要带小孩。

乳腺纤维瘤就是气逆导致的，总是生闷气的人最容易得，怒则气上，乳腺刚好是肝经经过的地方，这个气往上走就走到乳腺这个位置不动了，越聚越多，最后气滞血瘀导致乳腺纤维瘤。

于是小叔把十六味流气饮推荐给了她，她抱着试试看的心态抓了21 天的药，怀着忐忑不安又期待不已的心情服完，没想到乳腺纤维瘤已经从梅子大缩小到黄豆大。她以为就此好了，就没有继续服用。一年后因为离婚的事，肝气郁结再次引发乳腺纤维瘤长大。

小叔再次建议服用十六味流气饮，再三叮嘱，一定要保持舒畅的心情，一定不能郁闷，否则即便消下去也会复发。凡事要放下，置之死地而后生，本来这个瘤子就是聚的结果，所以在日常生活中一定要学会散，不要什么都紧紧抓住不放。你放得越开，你的纤维瘤消得越快。

她发誓说，这次离婚后再也没有什么事可以影响她的心情了，于是继续服用 21 天，纤维瘤再次变小。休息十几天，又服用 2 个月，纤维瘤彻底消失。

所以,小叔非常想提醒一下乳腺癌早期的朋友,这个方子是可以调理的,而且效果是不错的,建议一定要试试。乳腺增生、乳腺结节那就更要试一试了,乳腺增生用这个方子最好消除。

总之,十六味流气饮是破一切积聚的方子,只要身体长包块的,无论是结节、囊肿、增生,还是肌瘤,大可放胆一试,尤其是对肝胆系统长包块的效果更佳,因为肝主一身气机,调气就是调肝。这个方子里面很多的理气药都是入肝的,肝囊肿、脂肪肝、肝内血管瘤、胆囊息肉都可以用。

一天 1 剂,一般先服用 21 天,21 天如果没有一点效果就不用服用了。

服药期间唯一的禁忌就是:不生气!

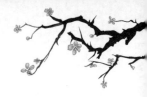

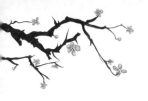

皮肤病的克星——当归苦参丸

三伏天是一年中气温最高且又潮湿、闷热的日子。

要问三伏天最难过的人是谁,非湿热体质莫属。三伏天是天气与地气碰撞最激烈的时候,是一年当中最热的时候,也是一年当中湿气最重的时候。湿热体质的人本来身体里面的湿气都已经泛滥成灾了,又加之这天地的湿气,内湿外湿轮番夹攻,苦不堪言。

三伏天人家出的汗是水,湿热体质的人出的汗是油,黏糊糊的,有人向文小叔反映,他一天到晚要冲凉十多次,每天感觉像是在蒸笼里的小笼包一样,过着水深火热的日子。听说大理清凉如水,发誓以后要在大理买个房子,以后夏天来避暑。

更多的人则为各种皮肤病而烦恼,夏天是各种皮肤病集中暴发的季节,夏天的皮肤病大多是湿热引发的,比如夏天最常见的湿疹,还有来无影去无踪、奇痒无比的荨麻疹,还有把人吓得半死的带状疱疹,以及各种痱子、脚癣、莫名其妙的皮肤瘙痒等。

总之,夏天多发的各种皮肤病最常见的就是湿热体质的人,而且毫不留情。

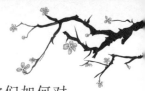

文小叔急你们之所急，兵来将挡水来土掩，今天就教你们如何对付各种皮肤病，尤其是当下无比猖獗的湿疹。

前几日，湖北有一位大学生，暑假回家与高中同学聚餐，中午多吃了一些肉，多喝了一些酒，晚上湿疹就大面积暴发了。文小叔分析，这肉和酒都是湿热之物，夏天湿气又这么大，这湿疹肯定是湿热引发的。于是，让他去药店买一个中成药当归苦参丸，再用绿豆100克煮水喝，煮浓一些。

结果，第二天早上起来湿疹就消去了一大半，到了晚上湿疹基本上都没了。小伙子惊呼，这个药太好使了。

是的，这个当归苦参丸特别好使，对湿热、血虚风燥引发的青春痘、湿疹、荨麻疹、带状疱疹、毛囊炎等各种皮肤病都有很好的治疗效果，尤其是对湿疹、荨麻疹，那可是立竿见影。

当归加一物，加的是什么？加的是苦参。今天文小叔要隆重介绍给小伙伴们的就是皮肤病的克星——当归苦参丸。

这个方子简单得不能再简单了，就两味药：当归、苦参。

文小叔对简单又有奇效的方子充满了无比敬仰之情。

这个方子的君药是苦参，当归是佐药。

什么是佐药？

佐药就是我的性质可能与你相同，也可能与你相反，我的步调可能与你一致，也可能与你不一样，在某一件事上我可能帮助你，也可能不帮助你，但是，无论我做出什么样的决定，我的终极目的是为了你好，这就是佐药。与臣药不同的是，臣药必须与君药步调一致的，君药往西，臣药绝不能往东。

既然苦参是君药，那就先来介绍一下苦参。

苦参虽然名字有参，但与高端、大气、上档次的人参相比，苦参确

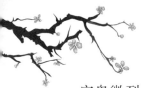

实卑微到尘埃里。苦参不是补药,补益的作用不大,它最大的作用是祛邪。人参是补药,祛邪的作用要被苦参甩出好几条街。物无美恶,药无高低贵贱之分,关键看怎么用。

苦参味道是苦的,所以它首先入心,对心脏有不错的调理作用。苦参能够把心脏的热毒、湿毒赶出来,现在国外的西医相中了苦参,正在研究从苦参里面提取有效物质,专门对抗心肌炎、风湿性心脏病。

苦参是怎么治疗皮肤病的呢?

皮肤病,病在表,但根源在身体里面,外面的病要从里面治,这是釜底抽薪之法。皮肤上长东西,不外乎两大原因,一个是虚证,一个是实证。正气虚了,邪气才来侵犯。

实证是什么?

就是你身体有垃圾了。急性的皮肤病说明你身体暂时性有垃圾,长期的皮肤病说明你身体的垃圾长期没有得到清理。

有诸内,必形诸于外,记住,这是永远的真理。

我们身体的两大垃圾:一个是湿浊;一个是食物渣滓,也就是积食或叫宿便。

这两大垃圾不清理掉,我们的身体就会长湿疹、荨麻疹、带状疱疹、牛皮癣等。而苦参恰恰能够清理掉我们身上这两大垃圾,苦参可以燥湿、利水、通利膀胱,苦参还可以清理大肠、小肠,把肠道湿热、浊物统统赶出去。

所以,《神农本草经》说:"苦参主心腹结气,癥瘕积聚,黄疸,溺有余沥逐水。"说的就是苦参清热利湿的作用,以及清肠通便的作用。很多人服用苦参会有轻度腹泻,不用慌,这是排毒的表现。

无毒一身轻,苦参可谓排毒高手。

更难能可贵的是,苦参还能治疗各种痒,因为苦参入心,诸疮痛痒

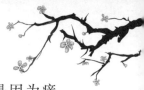

皆属于心。所以治痒要治心。各种皮肤病之所以难受都是因为痒。所以,单单一味苦参煎药用来外洗,就可以治疗各种瘙痒。

男人难以启齿的阴囊瘙痒以及女人羞于说出口的阴道瘙痒都可以用用苦参煮水外洗。

西医说你这是细菌感染,中医不说细菌,说虫子,不管是虫子,还是细菌,它们最喜欢潮湿又闷热的环境。恰恰你身体的湿热为这些细菌、虫子提供了滋养它们的温床。所以改变身体的湿热环境才是治疗各种阴痒、阴道炎、宫颈糜烂的根本之道。苦参,刚好在这一点上可以助你一臂之力,平时靠改变自己的生活和饮食习惯来改变自己身体的湿热体质,女人湿热通常与吃水果和吃甜品分不开,男人湿热通常与喝酒吃肉分不开。

有些人的皮肤病是过敏引起的,苦参可是天然的抗过敏药。

说完了苦参,再来说当归。

当归,是妇科良药,也是血家圣药,凡是与血有关的疾病都少不了当归。

当归,一个多么优美动听又有一点忧伤的名字,它蕴含了一个美妙女子淡淡的思念之情。据说一个少妇每日都会到村头大树下,盼望着外出办事的夫君归来,望穿秋水,望眼欲穿。夫君迟迟不归,少妇得了月事病。一郎中妙手回春,用当归治好了少妇的病。

当归,应当归来而未归,因此而落下的妇科病就用当归。也许,当归不能让你思念的那个人归来,却能够让你的气血归来。

皮肤病为什么要用当归呢?

皮肤病,一个诱因就是风邪,风为百病之长,风邪善于走窜,无孔不入,所以最能撩拨你的皮毛,让你瘙痒难耐。

为什么会有风邪呢?

皮肤病的克星——当归苦参丸

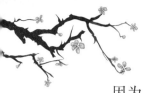

因为血虚,血虚就会风燥。所以中医有治风先治血,血行则风灭。就是说,只要气血足了,风邪自然就没了。这是治本之法。当归就是补血养血的,还能够行气活血,血中气药,可谓气血双补。

为什么很多老年人莫名其妙的皮肤瘙痒?为什么很多人白天好端端的,就是晚上睡觉的时候皮肤瘙痒?为什么有的人偏偏洗完澡后皮肤瘙痒?这都是血虚风燥的结果,用当归就好使。

当归用在这个方子里还有诸多妙处:苦参是苦寒之物,用多了会伤阴,当归刚好可以滋阴;苦参主要是祛邪的,祛邪可能会伤正气,当归刚好可以养血补充正气;苦参是寒凉的,当归是温补的,可以抵御苦参的杀气。

一寒一温,一补一泻,一祛邪一扶正,当归苦参丸在不折损正气的情况下就这样把你的皮肤病治好了,妙哉。

记住,当归苦参丸治疗两种原因导致的皮肤病:血虚风燥导致的皮肤病、湿热导致的皮肤病。

这个药是成药,很多药店都可以买到。

但是,小叔的胃口有些大,并不满足于当归苦参丸只治疗血虚风燥与湿热导致的皮肤病,现在我们在当归苦参丸的基础上来盖楼。

如果你脾胃不好,可以加白术、茯苓。要知道脾胃是湿气的来源,诸湿肿满皆属于脾。湿疹,顾名思义就是湿邪导致的,不管是寒湿还是湿热,重点是湿。所以要把湿气的源头切断。白术与茯苓一用上就能从根本上解决湿气的来源,让脾胃这个轮子转起来。于是这个方子就变成了当归 6 克,苦参 12 克,白术 12 克,茯苓 30 克。

如果你主要是血虚,就是冬天晚上皮肤瘙痒,那可以在这个方子上加上生地,生地可以凉血补血,再减少一些苦参就好了。于是这个方子就变成了当归 6 克,生地 30 克,苦参 6 克。

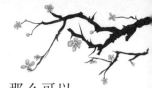

如果你的湿气很重，热邪不怎么重，特别痒，痒得难受，那么可以在这个方子上加上祛湿的土茯苓以及专门治疗瘙痒的蜈蚣。于是这个方子就变成了：当归 6 克，苦参 10 克，土茯苓 30 克，蜈蚣 2 条。

如果你湿气一般，热邪很重，那么可以在这个方子上加上疏风清热的薄荷、金银花、荆芥穗。于是这个方子就变成了：当归 6 克，苦参 12 克，金银花 9 克，荆芥穗 9 克，薄荷 9 克。

如果你既有便秘又有皮肤病，大便干结怎么办？可以在这个方子上加上通便第一药大黄，于是这个方子变成了：当归 6 克，苦参 12 克，大黄 9 克。

如果你是懒人，不想买药煎药，可以直接吃当归苦参丸。

记住，这个是药，不是保健品，不要随便吃，也不宜长期吃。一般用 3 天就见效了，3 天还没有效果说明不对症，就别吃了。一定要学会变通。孕妇不能用。当然，如果有条件在医生指导下用药就更加安全了。

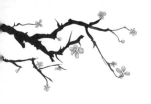

十二味消痘饮还你一张干净的脸

祛痘，一个高度热门的话题。

祛斑，女人永远也不会厌倦的话题。

关于祛痘、祛斑，文小叔曾苦苦思索，现在总算有了一点眉目了，可以向小伙伴们提交答卷了。

为什么要把祛痘、祛斑放在一起？因为它们本质上是相通的，虽然形式上有所差别，但如果你真正懂得了祛斑，你也就会祛痘，同样如果你懂了祛痘，你也会祛斑。斑与痘不同点是，阳气足的人通常长痘，阳气不足的人通常长斑，这也就为什么有青春痘的说法而没有青春斑的说法。

网上有很多关于祛斑祛痘的方法，千篇一律，无非就是让你少吃辛辣的，用各种祛痘化妆品，要么就用激光祛痘、祛斑，这些一般都是治标不治本。要知道有诸内必形诸于外。你脸上有多脏，你五脏六腑就有多脏，祛斑、祛痘仅仅盯着脸不放是远远不够的。攘外必先安内，把你身体内部环境改善了才是王道。

对于祛痘、祛斑我们必须要抓住主要矛盾，抓住突破口。

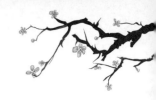

好，现在我们来分析祛痘、祛斑的方法到底有哪些。

祛痘、祛斑第一个要治心。

为什么祛斑、祛痘要治心？

因为心，其华在面。我们的面庞是心开出来的花朵，这朵花是否灿烂与心有直接关系。如果你的心脏功能很强大，你就会面色红润，白里透红，如果你的心脏功能衰弱，你就会面色苍白或形容枯槁、灰头土脸。心脏好的人，不太容易长痘或长斑，即使长了很快就会消失。心脏不好的人很容易长斑、长痘，尤其是长斑。痘痘是那种比较暗沉的暗疮，长了以后很难消失，即使痘痘消失了，痘坑也会纠缠着你不放。

因为心主血脉。痘痘、斑斑本质上是堆积在面部的垃圾得不到清理，是面部气血运行不畅导致的。如果要让面部的气血运行流畅起来，那就必须靠心。因为心主血脉。心脏功能强大了，周身的血脉就会畅通无阻，心脏功能不强，气血运行就会缓慢，慢慢就会形成瘀滞，这个痤疮、斑斑就是气血瘀滞的结果，就是一种瘀血。所谓流水不腐户枢不蠹，要想脸部气血运行流畅，就要强壮我们的心脏。

中医理论认为诸疮痛痒皆属于心。

痘痘是不是疮？痘痘是不是会痒？痘痘是不是会痛？

是疮，会痒，会痛，还有什么理由不治心？

不通则痛，不荣则痛，这不通与不荣都是心的问题，这不荣与不通都是血脉的问题，谁主血脉，心。

为什么痒也跟心有关系呢？痒是热之初，是风邪侵入我们的体表，导致局部气血瘀滞，经络不通。为什么挠一下就不痒了呢？因为挠一下气血就过来了，就通了，还是血脉不通的问题。谁主血脉？心。

祛斑、祛痘要治心，《黄帝内经》给了我们三条理由："心，其华在

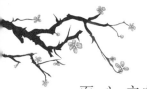

面；心，主血脉；诸疮痛痒，皆属于心。"

祛痘、祛斑第二个要治表。

为什么要治表呢？不是说感冒才治表吗？痘痘斑斑为什么也要治表？

很明显，痘痘斑斑没有长在你的身体里面，是长在你的脸上或前胸后背或臀部，这些部位不就是表吗。

医圣张仲景把疾病分成三个层次，分别是表证、半表半里证、里证。

痘痘斑斑是在体表，所以我们应该从表解，怎么治表？就应该用祛风解表的方法。无论你是风邪、湿热、寒邪，还是热邪，都可以用解表的方法把病邪赶出去。

治表又要治肺，为什么呢？因为肺主皮毛。只有肺的功能强大了，体表的病邪才能被赶跑。肺有宣发的功能，这个功能是专门解表的，就是把病邪宣发出去，宣散出去。

病在表就要解表，这是顺势而为，痘痘斑斑就是表证，理应用宣散的方法解表，而不是用清热解毒的方法去抵抗，用清热解毒的方法是一种对抗治疗，与抗生素没什么区别。试想，既然病邪要从身体里面出来，现在瘀阻在我们体表，为什么我们不助正气一臂之力，让这个病邪出来得更快更彻底呢？为什么还要把病邪赶回去呢？这次赶回去了，下次它还得出来。与其闭门留寇，不如把门打开，让病邪出去，放病邪一条出路，放自己一条生路。

为什么很多人一见痘痘就用寒凉药来清热解毒，治了一次又一次却总是治不好？反而越来越严重？原因就在这里了。一味用清热解毒药治疗痘痘，一方面邪气没有赶跑，又伤了正气，自然病情会越来越重。

清热解毒的药不是不能用，如果身体真有湿热，是可以酌情使用的，但绝不是治疗痘痘斑斑的主要用药，最多是配合使用。

祛痘、祛斑第三个要治肠道，大肠与小肠。

你的肠子有多脏，你的脸上就有多脏，你脸上的斑斑与痘痘是一种垃圾，这说明你肠子也有垃圾。把你的肠道清理干净，你的脸上也就干净了。肠道不干净，肠道的浊气就往上走，走到脸上就是各种斑斑痘痘了。上面的病从下面治，这叫釜底抽薪。

前面说过，痘痘与斑斑是身体多余的垃圾，要解决这个垃圾无非就是两个方法：一是杜绝垃圾的来源，这个就是清理肠道；另一个就是加强运输清理垃圾的能力，这个就要治心。

清理肠道还有两个好处：清理小肠可以减轻心脏的压力，因为心与小肠相表里；清理大肠可以减轻肺的压力，因为肺与大肠相表里。

而祛斑祛痘就要治心、治肺。

祛痘、祛斑第四个要软坚散结、清热解毒。

必须要承认这个事实，痘痘，尤其是疮，已经是一个坚硬的石头了，已经是一个肉疙瘩了，那么要治标的话必须要软坚散结。

祛痘、祛斑要治心，可以用桂枝、丹参、三七。用桂枝来温经通络，打通心的经络与血脉，强壮心的阳气，用丹参来直接补心血，用三七来化心的瘀血。如此心脏的气血足了，经络通了，还怕心脏不好吗？

祛痘、祛斑要治表，可以用桂枝、防风。桂枝解表，把窗户打开，用防风刮一阵清爽的风，把盘踞在体表的风寒湿邪全部赶跑。

祛痘、祛斑要清理肠道，可以用火麻仁来清理小肠，用鸡屎藤清理大肠。

祛痘要软坚散结，祛湿化痰，可以用茯苓来祛湿，用陈皮来化痰，用皂角刺、牡蛎来软坚散结。

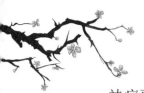

祛痘要清热解毒,那就来一点点金银花与连翘。

就这样这个祛痘祛斑的方子就诞生了:桂枝 12 克,丹参 12 克,三七 3 克,防风 9 克,火麻仁 15 克,鸡屎藤 20 克,茯苓 30 克,陈皮 10 克,皂角刺 5 克,生牡蛎 15 克,金银花 3 克,连翘 3 克。

此方文小叔姑且称之为十二味消痘饮。

此方文小叔建议什么人用呢? 不是长青春痘的人用,青春痘不用治疗,过了青春期自己就会好,只要在饮食上稍加调节就好,不要熬夜、不要吃辛辣、油腻、甜品等。这个方子适合治疗那些已经过了青春期、脸上的痘痘用了很多清热解毒的药怎么也治不好的人,可以服用一周,一周如果身体不舒服或者没有任何效果就不要试了。

如果你只想祛斑,可以把后面的软坚散结、清热解毒的药去掉,把皂角刺、牡蛎、金银花、连翘去掉。

如果不想煎药,有一个中成药叫防风通圣丸的可以用用,这药符合祛斑、祛痘的两大原则,解表通里,特别适合大便干结,又有痘痘斑斑的人。不过这个药少了一个治心,建议与三七粉一起使用。身体虚弱的人要谨慎使用防风通圣丸,因为这个药祛邪的力度比较大,可以搞定很多皮肤病。

这个三七祛斑确实有强大效果,文小叔曾经写过一位 80 岁女中医脸上不长斑,就是靠每天吃一点三七粉来活血化瘀。文小叔建议,脸上有斑的人一定要好好调整自己的情绪,不要抑郁不要生闷气,每天早上起来可以先把脸搓热,再轻轻拍打脸部五六分钟,以脸部微微发热为准,这个方法毫无副作用,但非常有效,可以改善你的面部血液循环。

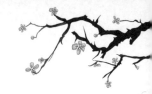

治疗哮喘的 5 个妙方

哮喘是一种公认的疑难杂症,中医也认为哮喘特别难治,难治之处在于辨证特别困难,因为五脏六腑都可能会导致哮喘。所以中医有一句话叫作"外不治癣内不治喘。"

哮喘这种病真的让人很难受,比流感更让人难受,好发于冬天。小叔所在的小区有一位年过花甲的大爷,满头银发,每天拖着一个水桶从小叔家楼下经过,他是去不远处的苍山脚下打天然山泉水。这位大爷就有哮喘,因为小叔每次看见他不断耸肩,呼吸急促,大口喘着粗气,走一小会路就要停下来歇会。从大爷的面目表情可以看出他真的很难受,有时候他会仰面朝天,深深地吸一口气,再长长地呼一口气。

每次看见这位老人孑然一身的背影,文小叔就有点难过,人最怕老的时候得病,小叔会想,是不是应该写点什么缓解一下哮喘患者的痛苦呢?

哮喘这种病以前好发于老年人,现在小孩子也有了,为什么?因为现在的许多小孩子一出生就反复受输液的影响,严重损害了肺气,再加上冰镇饮料的毒害,肺里面的寒邪非常多,肺气不宣所以会出现

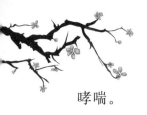

哮喘。

为什么哮喘好发于冬天呢？

因为哮喘与咳嗽一样属于表证,冬天,自然界气候寒冷,我们的正气收藏于内,体表的正气相对不足,无法对抗表邪,所以出现哮喘。夏天,气候炎热,我们的正气都来到体表了,正气足了,表邪自然就不敢作乱了。

中医认为哮喘有很多原因,有虚证,也有实证。

实证有三种,最常见的一种就是肺里面的寒邪太多了,这就是寒实。比如感冒,肺受了寒,这就是寒实,这是急性哮喘。通常感冒好了,哮喘也就好了。还有一种就是屡次受寒,每一次受寒都没有彻底根治,比如每次感冒都是输液、用抗生素、吃西药退烧药,这都会导致肺里面的寒邪没有赶出来,积压在肺里面,日后就形成了慢性寒证哮喘。

肺是娇脏,是半点寒都受不了的,一旦受了寒,马上启动排寒机制,比如打喷嚏、流鼻涕、咳嗽或哮喘。风寒束表,肺主皮毛,皮毛被束缚了,肺气不宣,所以肺企图通过哮喘的形式来挣脱寒邪的束缚,通过急促的呼吸来获得更多的清气,因为没有自然界的清气,我们是活不了的。

这种寒证哮喘特点是什么呢？

就是好发于冬天,遇冷容易发作,遇到风容易发作,吃一些寒凉的食物容易发作,比如吃一块冰西瓜、喝一杯冰牛奶。这种病人舌苔是非常白的,通常伴随着清稀的泡沫痰,怕冷。注意,一定不是黄痰,如果是黄痰的话就不是寒证哮喘了。

这种寒证哮喘非常多,因为现在的人受寒的机会太多了,冰箱与空调的大行其道是罪魁祸首,很多老慢支基本上都是寒邪入肺,长期

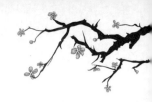

得不到驱赶,落下宿疾。

这种寒证哮喘用什么治疗呢?

最好的方子就是张仲景的小青龙汤,大家可以去药店买一个中成药叫作小青龙冲剂。一般服用 7 天可以见到效果。如果没有效果说明不对症,就不要服了。

这种寒证哮喘一定要多晒晒太阳,多晒晒背,有条件的人可以做做艾灸,艾灸肺俞穴与大椎穴。

实证哮喘第二种属于热邪袭肺,这个不多见,通常好发于风热感冒期间。

张仲景说得很好,汗出而喘,说明肺中有热。为什么汗出而喘说明肺中有热呢?因为表解了,毛孔是打开的,毛孔打开说明没有表寒,如果有表寒毛孔是紧闭的。出汗是肺散热的一种方式,肺的宣散让热邪散出来这样肺就凉爽,如果出汗了,还要喘,说明肺中的热还有很多,没有完全宣散出来,所以只能通过喘的方式来加速散热。

这种哮喘最显著的特点是什么呢?

口渴,想喝水,而且是想喝凉水。舌苔一定是黄色的。如果有痰,痰也是黄色的。如果具备了以上两种特征就可以断定是热证哮喘了。

这种热证哮喘怎么治疗呢?

张仲景早就为我们打造出了一个非常好的方子麻杏石甘汤:麻黄 6 克,杏仁 9 克,生石膏 30 克,甘草 6 克。

这个方子用麻黄来解表,用苦杏仁来降肺气,用甘草来生津止渴,重点是用大剂量生石膏来清内热。这个方子可以调理急性肺炎。急性肺炎的人也会出现哮喘,去医院通常会给你输液,其实老祖宗早就给你解决了。建议宝妈们可以买中成药小儿麻甘颗粒,时刻准备着,万一宝宝得急性肺炎了,可以给宝宝喝一点,这样就有可能避免输液

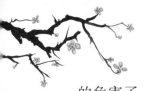

的危害了。在这里,小叔特别提醒,建议在医生指导下用药才会更加安全有效。

自然,这个方子也可以退烧,退烧中成药,也是抗流感的中成药连花清瘟胶囊就是以麻杏石甘汤为基础打造出来的。

实证哮喘还有一种情况,不是急性的,也不是感冒引发的,平常就有,好发于老年人,好发于痰湿体质,好发于肥胖的人。

这种哮喘最大的特点是什么呢?

就是痰特别多,怎么吐也吐不完。

为什么痰多会出现哮喘呢?

因为痰堵在了气道,堵在了气管,堵在了肺泡。肺为娇脏,不耐寒热自然也受不了黏黏糊糊的痰,于是本能地亢奋起来,想把痰排出去,所以出现了咳嗽或哮喘。

这种人的舌苔非常白厚腻,四肢沉重,大便特别黏腻,胸中总觉得憋闷,一天到晚没什么胃口,总想吃点麻辣的开开胃。

这种痰多导致的实证咳喘用什么治疗呢?

可以用二陈汤加三子养亲汤来调理:陈皮 9 克,半夏 9 克,茯苓 15 克,杏仁 9 克,莱菔子 12 克,紫苏子 9 克,白芥子 9 克。

这个方子前面三味药是二陈汤的成分,二陈汤是千古化痰第一方。化痰的方子无论是寒痰还是热痰都会用到它。后面三味药是三子养亲汤的成分,这也是一个专门化痰的名方,专门孝敬老人的,因为老人阳气衰微,脾胃不好,容易生痰。

二陈汤加上三子养亲汤就可以化痰,可以降逆,可以益气,可以定喘。当然我们更要明白肺为贮痰之器,脾为生痰之源。用这个方子化了痰不能就一劳永逸了,平时我们还要健脾养胃,杜绝痰的来源,除了不吃那些阴寒滋腻的食物,比如牛奶,痰多的人一定要戒掉牛奶,平时

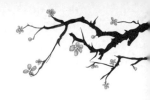

可以吃点八珍粉来保护脾胃。

说完了实证哮喘，我们再来说虚证哮喘。

这种虚证哮喘是长年累月耗散过度导致的，迁延不愈，非常顽固，也不好根治，只能慢慢调理，慢慢养着，因为冰冻三尺非一日之寒，病去如抽丝。

当然也有先天的，比如早产儿哮喘。

这种虚证哮喘，往往肺里面没有热，没有寒，也没有痰，就是感觉吸气不够，吸气很短，一般人吸气吸到胸里，这种患者吸气可能只吸到咽喉间。因为吸气太短，气不够用，所以就本能地加快呼吸，通过多次呼吸来获得清气。这与高血压有点类似。因为血不够用，上不到脑，只能通过加压的方式来获取气血。都是身体的自救。

那些长寿的老人或修道者都是呼吸绵长，有的吸气可以吸到脚后跟，吸气深厚的人从容不迫，遇事冷静，把持得住，泰山压顶面不改色。我们现在的人呼吸都很表浅，容易心浮气躁。所以训练深呼吸是适合每个人的长寿之道和养生法门。

这种吸气不够是什么原因造成的呢？

标在肺，根在肾。肺主一身之气，与呼吸有着直接的联系，但肾又是气的根本，因为肾主纳气。你接纳的气多不多取决于肾。肾的封藏能力越强接受的气越多。

很多老年人虚证哮喘都有一个共同特点，就是年轻的时候不懂养生，熬夜纵欲太多，过度消耗肾气。这种虚证哮喘去医院用西药往往效果不明显，因为西医根本就没有肾虚这个概念。

这种虚证哮喘还有一个特点就是动则作喘。就是说，稍微运动一下或劳作一下，比如走路走久了、干家务活干多了、说话说多了就会发作，因为劳倦就会耗气，肺肾之气不足的人就会哮喘。

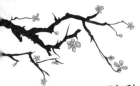

这种肺肾两虚的虚证哮喘用什么方子来调理呢？

可以用补肺汤加金匮肾气丸来调理。补肺汤方子如下：黄芪15克，党参12克，熟地黄15克，紫菀12克，诃子肉9克，五味子9克。

这个方子怎么用呢？

把补肺汤煎好，用这个药汁送服金匮肾气丸，这样就肺肾同补了。

肺肾两虚导致的哮喘食疗还可以用山药核桃来调理，把山药核桃按三比一打成粉，每天用开水冲成糊状，每天喝上一小碗就可。必须是河南焦作产的怀山药才有药性。山药是非常好的东西，脾肺肾都补。核桃补肾阳。

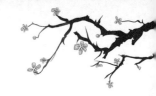

风湿病与独活寄生汤

你可能有这样的经历：

你行走在大街上，突然有人递给你一份街头小报，你打开一看，全是广告，除了补肾壮阳的，就是治疗风湿的。广告都是用讲故事的形式展开，说某某用了什么风湿膏药，几十年的关节炎、老寒腿好了。

你去公共厕所方便一下，厕所墙壁上到处都是小广告，都是治疗风湿的，都打着"祖传秘方"的招牌。

你回到老家，打开地方电视台，电视剧没看多久就是广告，都是卖风湿膏药的，还找了一个托，都是老人，亲自简述用了某某风湿膏药治好了自己的风湿病。这样的广告天天在你耳边叫嚣，时间久了，很多老人就信了，于是就想去尝试一下，结果还是被坑了。

为什么中国的风湿药广告这么多呢？因为老人的钱最好坑，因为风湿病基本上都在老人身上，因为老人最相信媒体，他们认为，报纸、电视上都说了，这还有假吗？很多老人都认为电视、报纸上的都是真的，殊不知最不可信的就是电视台上不规范的药品广告。至于那些街头小报更不用说了，坑一个算一个。

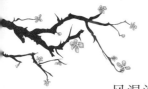

风湿江湖的水太深。

文小叔真心想告诉你们，这些吹牛的风湿膏药多数都是骗钱的，千万不要信，治疗风湿真不如药王孙思邈这个又便宜又好使的千古名方——独活寄生汤。

独活寄生汤这个方子记载在孙思邈的《备急千金方》里，药物如下：

独活 9 克，寄生、杜仲、牛膝、细辛、秦艽、茯苓、肉桂心、防风、川芎、人参、甘草、当归、芍药、干地黄各 6 克。

我们来看看这个独活寄生汤到底是怎么治疗风湿的。

平时常说的风湿只是民间比较通俗的称呼，比如风湿性头痛、风湿性肩痛、风湿性腰痛、风湿性关节炎等，中医认为都是因为三种邪气入侵导致的，这三种邪气是：风邪、寒邪、湿邪。久病必瘀，这三种邪气入侵久了必然会导致经络血脉不通，所以再加一个瘀血。

寒气是怎么进入身体的呢？

寒气进入身体里的常见原因，天冷了怀着侥幸的心理没有添加衣物，外面刮风下雨没有及时避开，晚上睡觉忘记关空调，大冬天的洗冷水澡，在冷库里工作等，这些都可能让寒邪悄悄进入身体里面。

这个方子里祛寒的药有哪些呢？

首推细辛，细而辛烈，还有一股浓烈的芳香，能够快速打开你的皮毛，把身体里面的寒气逼出去，其力度不亚于解表的麻黄。祛寒的还有肉桂心，肉桂可以强壮一身的阳气，尤其善于补充命门之火，命门之火一足就会鼓动全身的阳气去祛寒。那些手脚很暖和的老年人通常都会长寿，因为他们的命门之火很充足，也不会得风湿病。

祛寒的还有独活。重点来聊聊这个独活。独活是这个方子的灵魂，方子都是用它命名的，可见其重要性。独活性温，是祛风湿圣药，

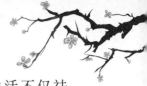

这么说吧,凡是治疗风湿病的方子几乎都有它的影子。独活不仅祛寒,还肩负祛风祛湿的重任,真可谓能者多劳啊。

一想到独活,文小叔就想到一种独立的精神,独立的品格,就像寒梅独立在大雪中,人靠什么独立,靠双腿,双腿怎样才能独立?必须要矫健有力,远离风湿。可见独活是一味专门让你双腿远离风寒湿的妙药,特别善于走下肢,把下肢的风寒湿搜刮出去,还你矫健有力的双腿。如果你的风湿在下肢,包括风湿性腰痛、风湿性关节炎等用独活准没错。

祛了寒,我们再来看湿。湿邪又是怎么进入我们身体的呢?比如我们经常生活在潮湿的环境,比如地下室、经常在水下工作、在水田里劳作等,还有洗完头发不吹干直接就睡了,这是外湿。还有内湿,内湿就是经常吃一些肥甘厚腻损害了脾阳,导致湿邪泛滥,这里就不详细论述了。

这个方子怎么祛湿的呢?用的是秦艽加茯苓。

最后祛风。风邪又是怎么进入身体的呢?风邪是百病之长,善于走窜,无孔不入,通常与寒湿热都可以结合,防不胜防。比如有的睡觉的时候门没有关,那个风就直接对着脑袋吹,还有我们坐车的时候从车窗吹进来的风、大自然呼啸的北风,以及人为的空调风、电扇风都可能进入你的身体。

这个方子祛风又有哪些药呢?主要就是防风加独活。其中防风是祛风大将,看名字就知道了,防风有一种特殊的本领,它不是墙头草,四面八方吹来的风都奈它不何,吹不倒也吹不歪,一身傲骨正气凛然。所以,不论你是风寒还是风热都可以用防风来祛风,风湿自然也不例外。

风寒湿都驱赶走了,是不是就结束了呢?不是,前面说过,久病必

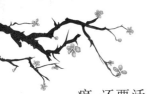

瘀,还要活血化瘀一下。活血化瘀的同时再补血更好。所以这个方子用了当归、芍药、地黄来补血,用川芎来活血化瘀。这四味药就是大名鼎鼎的四物汤。可见这个方子驱除风寒湿的同时一点不伤血,有四物汤保驾护航。

最厉害的是,方子还有扶正的药,健脾养胃的药,要知道祛风湿的药多数都是猛烈的,脾胃虚弱的人长期服用有些吃不消。于是,孙思邈考虑周全,加了人参(现在的党参)、甘草来补中益气,保护脾胃。

最后,孙思邈用寄生、杜仲、牛膝引药下行,因为风湿病通常集中在下肢,同时大补肝肾,因为腰腿的病都要从肝肾治疗,因为肝主筋,肾主骨。肝肾强壮了就不容易得风湿病。杜仲治腰特别厉害,牛膝治膝盖特别厉害,两者强强联合,腰腿的病就这样搞定了。

这个方子都是一些寻常的药,去药店抓药一天也就二十来块钱,当然如果你嫌弃煎药太麻烦,汤药太苦,你也可以吃中成药,它的名字叫独活寄生丸,按说明书服用。

这个方子可以调理由风寒湿邪导致的风湿性头痛、风湿性肩周炎、风湿性关节炎、风湿性腰痛、风湿性坐骨神经痛、风湿性老寒腿,小儿麻痹症也可以试试。

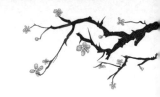

二妙丸可以搞定令人羞羞的妇科炎症

重庆的一位白领女性，因为一次免费的妇科检查，被告知得了宫颈糜烂，而且还是Ⅲ度的。很多打着免费体检的医疗机构多数是一场甜蜜的陷阱，这家私立医院也不例外，连哄带骗加威吓说宫颈糜烂Ⅲ度不做手术会得宫颈癌，直接把这位白领女性吓傻了，于是做了手术。

结果如何呢？大家不用思索，想想就知道了，很快又复发了，医院又说是宫颈糜烂Ⅲ度，还要做手术。吃一堑长一智，这一次她犹豫了，最后选择了拒绝。后来她在朋友圈里看到了小叔的文章，立刻关注并在后台发来留言。

小叔说，宫颈糜烂不是病，仅仅是一个症状，与宫颈癌八竿子打不着。如果实在想治，可以用一个中成药二妙丸试试。中医认为多数宫颈糜烂是湿热下注导致的。

大概一个月后，她发来消息，小叔，二妙丸真的很妙，我服用了20多天，今天去检查说宫颈糜烂Ⅲ度已经变成Ⅰ度了，照这样下去的话，好起来应该没有问题了。太感谢你了。

有一位在大型外企做销售的美女，得了更让人难以启齿的妇科炎症——霉菌性阴道炎,每天瘙痒难耐,这个病太折磨人了,因为涉及隐私,打死也不愿意去正规医院治疗。于是只好在网上查找资料,求医问药。缘分的指引,有一天就问到小叔这里了。

这位美女素来应酬较多,觥筹交错,饮酒较多,酒量也不在男人之下,根据病史,小叔判断她这是湿热下注引起的霉菌性阴道炎,于是让她服用二妙丸,同时用止痒圣药土茯苓煮水喝。

她说,她还没来得及去买土茯苓呢,就只用了二妙丸,用了3天,效果就出来了,不怎么痒了,她太高兴了,乘胜追击又买了三盒,服用完让她惊讶的是不但困扰她多年的阴道炎好了,连白带异常也好了,以前的白带发黄,发臭,豆腐渣样,现在恢复正常了。

文小叔暗自惊叹,这二妙丸真的是太妙了,真乃妙手回春也。

看到这,很多小伙伴们,尤其有妇科炎症的女性朋友们肯定着急了,小叔,这二妙丸到底是什么方子啊,都有些什么药材呢?

小叔说出来你们肯定更加吃惊,如此奥妙的方子竟然只有区区两味药:苍术、黄柏。

二妙丸到底妙在哪里?

第一大妙处就是在调理湿热这件事上既可以治标又可以治本。

很多药调理湿热仅仅治标,比如龙胆泻肝丸、加味香连丸、三仁汤、红豆薏米汤等。

我们知道湿气有一个特点,那就是湿性下沉,湿气容易往下走,走到腰部,走到膝盖,走到脚底板。所以我们要用擅长走下焦,药性往下走的药来清热利湿。二妙丸里的黄柏走而不守,药性一路往下,把湿热赶跑。黄柏又苦又寒,苦能燥湿,寒能清热。

下焦的湿热是没有了,但仅仅是暂时性没有,这是治标,治本治什么?治本就要彻底斩断湿气的来源是不是?不然这边在祛湿,那边在源源不断产生湿气，白白浪费精力。湿气的源头在哪？在我们的中焦，中焦是什么，中焦就是我们的脾胃了。

小伙伴们记住最后一句话，脾胃是湿气的来源，脾胃不好，湿气就会源源不断产生湿气。这就好比如果不植树造林的话，水土总是会不断流失的。

所以我们要健脾。脾一旦健运起来，湿气就会被运化掉，用什么药呢？当然是苍术了。

苍术，健脾祛湿的高手，我们知道白术是健脾祛湿一等一的高手了，这个苍术比白术还要厉害，这么说吧，苍术就是白术的大哥，在祛湿这件事上白术只能跟在苍术这个大哥哥屁股后面跑。

苍术与白术的区别在哪？

苍术健脾的同时更擅长祛湿，白术在祛湿的同时更擅长于健脾。通常来说，如果我们的湿气不是过于凶猛，一般选择白术。

苍术有一股雄厚的香味，我们知道，脾最喜欢香味了，香味可以醒脾，可以叫醒被湿气困住的脾胃，脾胃一旦被叫醒就不再懒洋洋，就会精神抖擞，就会干自己该干的事情。

湿热，湿热，到底是祛湿为主还是清热为主？有人说一起来，不对。湿气久了就会化热，所以要彻底解决湿热，必须要彻底解决湿气。所以苍术是治本，彻底解决脾胃，彻底解决湿气，黄柏治标，解决热。

第二大妙处就是寒热并调。

很多女人非常烦恼，说自己一方面下焦湿热，有各种妇科炎症，但是中焦脾胃又虚寒，用清理湿热的药又怕伤了脾胃，用温中健脾的药又怕加重下焦的湿热，这可怎么办呢？真是左右为难。

莫急莫愁，二妙丸为你解忧。二妙丸既可以温中健脾又可清热利湿。苍术温中健脾，是温热药，不会伤了阳气，伤了脾胃，黄柏是苦寒药,因为有了黄柏,苍术不会加重下焦的湿热,两者合用,互相制约,互相成就。

遇见就是一场修行,黄柏与苍术相遇就是来帮助对方修行的。

第三大妙处就是这个方子有升有降。

中医认为:升降息则气立孤危,出入废则神机幻灭。

意思是说,我们人体的气机必须要有升有降的,如果只有升没有降,或者只有降没有升都是不行的,气机就会陷入危险的境地。

具体来说我们的肝气、肾气、脾气要升,胆气、胃气、肺气、小肠大肠之气都要降。苍术,可以气化中焦,可以让脾气升起来,脾气升起来就会激发清阳气,黄柏苦寒,苦寒的药都是破气、降气的,可以让胃肠之气往下降,胃肠之气往下降,身体的湿浊之气就会往下走。

第四大妙处就是有补有泻。

攻邪的药用得太多会耗伤正气,苦寒的黄柏就是如此,如果单独用来救急治标可以,长期用黄柏调理身体绝对不行。不过有了苍术就没有后顾之忧了,黄柏泄气、耗气,苍术可以提气补气。当然,如果气虚厉害的话可以加入黄芪。

这就是妙手回春的二妙丸。治标治本,有升有降,有寒有热,有补有泻,专门调理湿热导致的各种症状,尤其是妇科炎症,比如湿热导致的盆腔炎、附件炎、阴道炎、宫颈炎、膀胱炎、尿道炎、宫颈炎、白带发黄等,当然男科疾病也可以调理,比如急性前列腺炎、阴囊湿疹等。

回家照照镜子,如果你的舌苔厚厚的,又发黄,小便不利,小便特别黄,还有刺痛,又有上述症状的话就可以放心大胆用二妙丸了。根据小叔观察,凡是急性妇科炎症,八九不离十都是湿热惹的祸,可以大胆用之,因为这个药配伍精妙,不会伤正气,伤脾胃。

用上 7 天一点效果都没有就可以不用了。

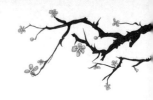

顺便说一下二妙丸的两位弟弟。

二妙丸的二弟叫三妙丸，就是在二妙丸的基础上加了一味药：怀牛膝。

三妙丸的方子是这样的：苍术、黄柏、怀牛膝。

这味药加得也非常巧妙，不是画龙点睛，不是雪中送炭，而是锦上添花，所以叫作三妙丸。怀牛膝可以强壮腰肾，强壮筋骨，补肝血又补肾阳，还可以引药下行。

有一句话叫作无牛膝不过膝，也就是说如果要调理膝盖以下的病，必须要加入牛膝。所以，三妙丸更侧重调理风湿腰痛、风湿腿痛、风湿性关节炎、痛风等。

二妙丸的三弟叫作四妙丸。就是在三妙丸的基础上加了网红祛湿药物薏米，四妙丸的方子就是这样了：苍术、黄柏、牛膝、薏仁。

薏米祛湿的力度很大的，加上薏米，这个方子祛湿力度更大的，侧重于湿气大于热的疾病，变成专门用来调理下肢水肿沉重不堪，以及各种以红肿热痛为特征，喜欢冰敷的关节炎。

不要再问小叔的剂量了，因为药店都有卖的中成药。

有了二妙丸，女人的难言之隐再也不用愁了。

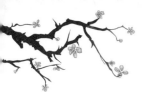

脚气与鸡鸣散

广州有一位中年大姐一直被脚气困扰。用了很多方法也没治好，花出去的钱加起来差不多有四五万了，脚气就像顽固的石头一样，雷打不动，丝毫没有离开的意思。抗生素，消炎药，各种杀菌的喷雾剂，电线杆子上的"祖传秘方"、偏方，中医西医都看了就是治不好。

每当晚上泡完脚上床睡觉就痒得不行，实在忍不住就用双脚对搓，响动很大，弄得丈夫也无法安睡，丈夫为了她的面子从不说她，可越是这样她心里越难受。

小叔问，你都用了什么方法治疗？都吃了什么药？

中年大姐听小叔这么一问，话匣子一下子打开了，西医西药就不用说了，去看过很多中医，都说我是湿热下注，吃了很多清热利湿的药，比如二妙丸、三仁汤、甘露消毒丹等，用了很多泡脚的方子，基本上都是一些黄柏、黄连、白鲜皮、地肤子、苦参等清热利湿的药。对了，我自己还喝了很长一段时间的红豆薏米汤，听说红豆薏米可以祛湿，所以就喝了，结果没有一点效果，都把胃口喝没了，不敢喝了。

又问中年大姐的症状以及舌苔。大姐说，手脚特别怕冷，大夏天三十五六度的都要穿袜子,特别怕冷水,在冷水里泡一下会肿起来。手脚经常麻木,必须烤火或使劲跺脚。双腿沉重,走路很吃力。当然最不能忍受的就是整个脚全部烂了,很吓人,特别痒,像千万只蚂蚁在心头挠我一样。

中年大姐的舌苔也是一片雪白,而且厚腻,舌苔很胖大,有很多齿痕。

小叔心里明白了大概,说,这些中医大夫看对了一半,还有一半看错了,所以你的脚气不但没治好,反而越来越严重。

中年大姐一惊,这是怎么回事?

小叔说,脚气,西医叫作足癣,认为是真菌感染,是传染病。中医认为是湿气导致的,但是湿气有两种,寒湿和湿热。多数情况下的脚气都是湿热下注导致的,但也有一部分人的脚气是寒湿导致的。比如你脚气就是寒湿导致的。但你用的治疗方法都是清热利湿,所以治反了,南辕北辙,自然越治越严重。这些清热利湿的药都比较寒凉,又会伤害你的脾胃,脾胃坏了,运化失常,湿气会进一步加重,脚气自然也会进一步加重。

中年大姐似懂非懂,怎么判断我的脚气是寒湿造成的呢?

小叔说,已经很明显了。你看你的舌苔那么白,白代表寒,舌苔那么厚,厚代表湿,加起来就是寒湿。还有你怕冷,手脚冰冷,遇到冷水还会肿起来,这不是寒是什么?还有手脚麻木,遇冷严重,这也是寒,因为寒则凝滞,血遇到寒就运行不畅,气血过不来自然就麻木了。

中年大姐恍然大悟,原来这么多年我一直把自己的脚气当作湿热治疗,难怪一直治不好呢?可是为什么那么多中医大夫都说脚气是湿热下注呢?很少说有寒湿的。

小叔说,湿气有一个特点,湿气特别黏腻,容易下沉,你看一条湿毛巾晾在绳子上,上面已经干了,下面还是湿湿的。湿气特别容易袭击阴位,什么是阴位?就是阳气照顾不到的地方。上面是阳,下面是阴,所以湿气特别容易下沉到腰部、膝盖、小腿,以及足部,尤其是足部,是湿气最容易聚集的地方,因为这里已经是死角,是尽头,湿气只好在这里拉帮结伙,安营扎寨,发展壮大。这就是为什么容易有脚气,很少有手气的原因。寒从脚底生,如果你本身属于寒湿体质,那么脚气的原因就是寒湿,如果你本身属于湿热体质,比如那些整天喝酒、吃肉、喜欢运动的男人,如果有脚气,多属于湿热。

大姐似乎明白了什么,这样看来,脚气容易在夏天暴发,喜欢找南方人尤其是广东人,原因就是南方湿气重。唉,我只知其一不知其二,只知道湿气是脚气的原因,却不知脚气还要分寒湿与湿热。都怪我没有学好,用错误的方法治疗了二十多年。

中年大姐自责一番又迫不及待地问,那么小叔,寒湿脚气有没有特别的方子呢?不要什么偏方了,我被偏方弄怕了。我是说,比较正规的方子,最好是千古名方,这样我用起来也有信心。

文小叔打了一个笑脸过去,你还别说,还真有一个,叫作鸡鸣散,这个方子是专门针对寒湿下沉足部导致的一系列症状的,包括脚气,效果还特别好。《汤头歌诀》对这个方子很是赞赏,说它是奇方,治疗脚气堪称一绝。这个方子可以内服,也可以用来泡脚,你可以先用来泡脚试试。

中年大姐兴奋地说,恳请你快快把方子告诉我吧,我先泡脚一个月试试。

于是,小叔就把鸡鸣散的方子告诉了她。效果如何呢?泡了一周,她感觉她的双脚从未有过的舒服,泡脚期间,脚不麻木了,也不沉重了,烂了的脚丫以及脚底板有愈合的趋势。泡了二十来天,大姐开

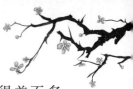

心地发来消息,这个方子真的是奇方,我的脚气感觉已经好得差不多了,真是太谢谢你了,小叔。

看到这,很多小伙伴们等不及了,纷纷呼吁,小叔,赶紧把方子公布吧。

莫急,小叔一定会满足你们的愿望滴,鸡鸣散方子如下:

紫苏叶 9 克,吴茱萸 9 克,桔梗 15 克,生姜 15 克,木瓜 30 克,橘皮 30 克,槟榔 7 枚。

别拿了方子就跑哦,知其然还要知其所以然,接下来我们要学习一下这个方子到底如何搞定寒湿脚气的。

这个方子先从肺的角度来解决湿气的问题。肺为水之上源,肺的宣发能力会直接影响身体的湿气。这个方子先用桔梗宣肺,把毛孔打开,把肺气补足,然后再用紫苏叶通过解表发汗的方式把寒湿从皮毛逼出去。

紫苏叶小伙伴们应该都知道,农村很多地方都有,农村做鱼吃都会放点它,可以解鱼、虾之毒,还可以中和鱼、虾、蟹的寒性。这种叶子很神奇,一面是紫红色,所以入血分,一面是绿色,所以入气分。也就说紫苏叶这一味药就相当于麻黄加桂枝,麻黄走气分,桂枝走血分。麻黄加桂枝才能解表发汗。

紫苏叶一味药就可以扛起这面大旗,只不过药效比较温和,特别适合身体有寒湿的人。紫苏全身都是宝,苏梗可以开胸顺气,能够疏导,能上能下,紫苏子可以降气化痰,对老年人痰多导致的老慢支哮喘很有效果。

然后这里的橘皮可以帮助紫苏叶宣肺,同时它自身还可以燥湿、醒脾,提高脾胃的运化能力,脾胃运化加强了,湿气的来源就少。

接下来就要温阳驱寒,用了两味药,一个是驱寒猛将吴茱萸,之前小叔专门报道过，吴茱萸最神奇的特点就是用它敷脚心可以解决很多口腔溃疡，可以把火引下来温暖足部。其实吴茱萸这味药最大的作用就是暖肝、暖肾，可以把肝经的寒气一股脑全部赶出去，一切由寒凝气滞导致的疼痛它也可以解决。我们的脚刚好是足厥阴肝经经过的地方。所以用吴茱萸来散足部的寒气。

另外，吴茱萸本身特别辛烈而芳香，这种特性就可以杀虫，西医不是说有真菌感染吗？西医的真菌、细菌、病毒在中医看来就是一种虫。吴茱萸可以杀虫，相当于花椒。在没有花椒的年代，用吴茱萸来代替花椒。

然后再用生姜来帮助吴茱萸散寒。

为什么要用木瓜呢？

因为木瓜可以引药下行，可以舒筋活络，把足部的经络疏通。木瓜性温，还可以温暖你的双脚，对腿抽筋效果很好。注意，一定是药店买的木瓜，不是水果那种甜木瓜。

最后用槟榔来利水，脚气不是湿浊下注到脚底吗？我用槟榔来把浊水利出去。小叔温馨提醒，槟榔是一味利水消肿很厉害的药，不是什么保健食品，不要天天咀嚼，因为它有强大的杀虫能力，而且性子很热，可以灼伤腐蚀你的口腔，所以只能把它当作药，不能当作食物。

槟榔能够把你身上郁结的气散开，能够把你身上乱跑乱窜的气理顺。既然能够行气，当然就可以消除你的胀满，比如胃胀、腹胀。槟榔还能够化痰、利水，槟榔外面的那层皮就叫大腹皮，大腹皮是藿香正气散的成分，可以行气利水。

我们身体里面有各种污浊，包括气浊、痰浊、湿浊、水浊，这个槟榔都可以化掉，所以不要小看槟榔，以为槟榔不过是一种美食，它是除垢高手，它的药性十足，就好比厨房里的威猛先生，卫生间里的洁厕灵。

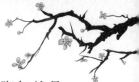

这样威猛的药用来治疗脚气再适合不过了,可以除秽,脚气就是一种浊气。

但是,千万不要天天吃。

这就是治疗寒湿脚气的鸡鸣散。这个方子都是温热药,简直是寒湿的克星,不仅是脚气,只要是寒湿导致的腿部、足部各种症状都可以调理。小叔建议先用来泡脚,如果泡脚效果不佳,再服用。一天 1 剂,7 天 1 个疗程,3 个疗程 21 天。

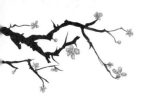

过敏症与过敏煎

对于过敏，文小叔一直在思考。

有人说，花是我的敌人，因为我对花粉过敏。

有人说，空气是我的敌人，因为我对灰尘过敏。

有人说，芒果是我的敌人，因为我对芒果过敏。

甚至有人说，太阳是我的敌人，因为我对紫外线过敏。

甚至还有人说，远离男人远离毒品，因为我对精子过敏。

甚至更有人说，大米、面粉都是我的敌人，因为我对大米、面粉过敏……

很多人其实并不是过敏，而是被过敏。

现代医学技术对一些过敏性疾病还无法从根本上解决，又得给患者一个说法，只好给你一个过敏的病名。从春天到夏天，从头到脚，都会过敏。所以，我们仅仅把目光聚焦在过敏源上，退避三舍，一辈子不接触任何让自己过敏的东西。但是我们的病并没有治好，这不过是逃避，不是治病。你会无奈地发现，你根本就逃不掉过敏源的手掌心，因为它无处不在。

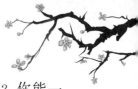

你能一辈子不见阳光吗？你能一辈子不吃米饭、馒头吗？你能一辈子不结婚生子吗？至于螨虫灰尘更是无处不在，你怎么逃也逃不掉。

我们一定要思考，到底是自己的身体出了问题才导致的过敏？还是过敏源导致你身体出了问题？造物主造人的时候难道就分三六九等，让你对紫外线过敏，让你对花粉过敏，而让另外一些人对紫外线花粉不过敏？

不会。我们生而平等。一开始我们并没有过敏，只是不知道什么时候我们就突然过敏了，因为我们在不知不觉中做了伤害自己身体的事情，量变到质变，最后过敏了。当我们过敏的时候是不是应该先从自己身上找问题，而不是一味把责任推给过敏源？

《黄帝内经》云：正气存内，邪不可干。邪之所凑，其气必虚。

我们唯恐避之不及的东西，我们害怕的东西，那些让我们过敏的东西，从中医角度来说都是外邪，如果我们正气充足，这些外邪是无法击垮我们的。我们学哲学也学过这样的道理，外因必须通过内因才能起到作用。通俗地说，没有内鬼引不来外贼。

今天小叔分享的方子，从自身的角度出发，从加强正气的角度出来，解决你的过敏困扰。这是一个专门针对过敏的方子，而且效果显著，很多人因此受益。这个方子名字就叫作过敏煎。这个方子的发明者是享受国务院特殊津贴的著名老中医祝谌予。名师出高徒，祝谌予是民国时期四大名医施今墨的高徒。当年民国政府要废除中医，施今墨先生奋不顾身，站出来与广大中医同仁挽救了中医。

这个过敏煎方子只有四味药：防风 10 克，银柴胡 10 克，五味子 10 克，乌梅 10 克。

非常简单的方子，简单得让人无法相信，非常普通的药材，普通到

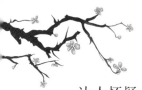

让人怀疑,这么普通的方子真的可以治疗过敏吗?

是的,凡是被西医诊断为过敏体质的都可以用。不用怀疑,国医大师祝老用一辈子的心血与实践证明了这个方子很有效。

文小叔试图用自己的理解来为小伙伴们解读一下这个方子,祝老是大师,也许小叔的解读远远不能到位,请原谅。

前面说过,很多人过敏是因为有外邪入侵,这些外邪最容易通过风邪进入我们的身体,比如花粉、灰尘,很多人过敏出现在春天。因为春天风邪最为肆虐,春天没有风是不行的,春风化雨,春风吹又生,春风有生发之力。风为百病之长,无孔不入,来去匆匆,而且风邪从不孤军作战,它会夹寒、夹热、夹湿一起侵入你的身体。

如果此时你的正气不足的话,身体就会过敏,会出现种种过敏症状,比如打喷嚏、流鼻涕、咳嗽、哮喘,还有各种皮肤病。皮肤病也是风邪的表现,内风与外风一起来。

所以这个方子第一味重要的药就是防风。防风辛温,辛能散,温能驱寒。防风最重要的一个特性就是祛风,能够抵御外界的风,这种本草八风吹不动,别的草都是墙头草随风倒,它是如泰山、如磐石,任你狂风大作它就是屹立不倒。因为这种特性,中医用防风来祛风。

这种特性与另外一味本草独活有异曲同工之妙。狂风暴雨之下,所有的花草都凋零枯萎,只有独活纹丝不动。所以独活也能驱风,是治疗风湿病的要药。

不同的是独活给人一种独立的感觉,独立需要一双强劲有力的腿,所以独活药性走下肢。而防风药性走全身,走表,它就像一个美丽而优雅的屏风,把风邪给你挡住了,又像女人的头巾,还像女人的披风,总之就是为你遮风挡雨的一味良药。

没有了风邪,很多过敏源都不会来找你。

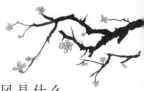

另外，防风还可以把你身体内部的风赶出去。内部的风是什么风？是肝风。肝主风。正常情况下肝风是不伤人的，是春风，是滋养身体的，但是一旦肝风大乱，就会伤人，会出现各种皮肤病。

过敏煎的第二味药是银柴胡。

柴胡是疏肝解郁要药，还能疏风散热，升阳举陷。银柴胡与柴胡一字之差但药性大相径庭。银柴胡有些凉，它是一种根，可以滋阴养血，因为性凉，所以可以凉血，可以治疗热邪进入血分导致的各种症状，如血热导致的过敏性荨麻疹、过敏性紫癜等。

银柴胡与地骨皮有点类似，只不过药效没有地骨皮那么厉害，银柴胡清理血热的同时不伤阳气，是阴虚火旺要药，退虚热一般会用它，实热就不适合了。

银柴胡用在过敏煎里有什么意义呢？

过敏，在西医看来就是身体的一种过度亢奋、过度反应。为什么会过度反应呢？因为你的血躁动不安，阴虚内热，内热就会导致血躁动不安，就好比锅里的水一直沸腾，弄得锅盖一直响一样。

很多过敏性皮肤病就是血热导致的。银柴胡恰好可以凉血，让你的血安静下来，让你不再过敏。

接下来就用五味子，如果说银柴胡主要作用是凉血，那么五味子用在这里就是直接滋阴补血了。要想血安静下来，不那么躁动，治标是凉血，治本一定要把血补足了。血属于阴，血足了，阴就只能制阳，血就不热了。

五味子是一种非常特殊的药，同时具备五种味道，五味入五脏，所以五味子可以滋养五脏六腑之精，补五脏六腑之血。但是五味子又以酸味为主，所以直接补肝血，加强肝的收敛之性，让肝风不再乱动。如果肝风乱动，身体又有虚热，火借风势，风风火火，身体更加受不了，更

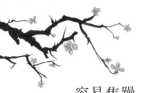

容易焦躁、亢奋、过敏，所以治风先治血，血行则风停。

把阴血补足了，身体里的风与热就慢慢消退了，五味子恰好有这样的妙处。

最后再用乌梅来收一下，如果说过敏是一种外散，是一种不安，是一种躁动，那么乌梅刚好可以发挥它的特殊才能，强大的酸收作用，让你安静下来。乌梅，特别酸，酸就能够收敛，能够生津，我们最爱喝的酸梅汤就是用乌梅做的。乌梅用在这里，对过敏性咳嗽、哮喘、腹泻都有很好的疗效。

这就是祝老的过敏煎，于平凡中见真情，这个方子有收有散有补，有寒有温。防风散，乌梅收，五味子补。有寒有温，防风、五味子温，银柴胡凉。这四味药通力合作，共同奏响防过敏的交响曲。

不过小叔有一点建议，如果脾胃不好的人，可以在这个方子加入白术 10 克，黄芪 10 克，效果更佳。因为西医说过敏就是免疫力低下，中医认为身体的免疫力大本营在脾胃，所以强壮脾胃是防止过敏最好的方法之一，尤其是防止呼吸系统的过敏。

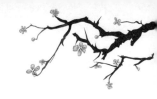

肺结节与清肺散结汤

肺结节,因为是长在肺里面的一个结块,很容易让人想到肺癌。很多人偶然一次体检被查出肺结节就吓得面如土色,那种感觉似乎肺癌明天就要找上门来一样。事实上肺结节只是有可能成为肺癌,但概率不是很大,很多肺结节是良性的,可以自行消失。只有那些顽固性的肺结节,比较硬实的,每天都在长大的癌变的概率大一些。

所以西医主张肺结节长大超过 8 毫米就要切掉。问题是,切掉后并不是一了百了,以后还会长出来,甚至会长得更快。而且,开膛破肚,全身麻醉,做这么一个大手术,副作用也很大。

文小叔认为,肺结节这样的慢性病还是用中医调理好。文小叔就亲自见过吃中成药就把肺结节吃好的。

文小叔所在的小区有一位邻居,不算怎么熟,有一天巧遇,他有点紧张地问小叔肺结节从中医角度怎么看,他说他前不久体检发现一个肺结节,医生先让他观察,3 个月后再来检查,如果肺结节长大很多就建议手术。他很担心会不会发展成肺癌。

小叔问,有什么症状?他说没什么症状。小叔安慰他说,那可能

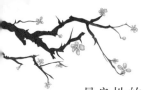

是良性的,先不用担心。他松了一口气,说等下次检查后再咨询小叔。但至今他也没有联系小叔。

话说回来,即便是良性的肺结节,肺里长了东西绝对不是什么好事情,不是说不会发展成肺癌就不用管了,疾病这个事情真的很难说,医学也不是百分百说得准的,万一真越长越大,成了肺癌了呢?

肺结节,是肺癌发作前给我们的警告,给我们发出的求救信号,肺在呼唤,希望我们从此刻起好好对她,好好保养她。如果我们置之不理,继续糟蹋肺,肺真有可能破罐子破摔,让我们痛不欲生。

如何把肺癌扼杀在萌芽状态之中呢?如何用中医的方法把肺结节消掉呢?文小叔一直在思考,以下是小叔的心得,希望能够对大家有所启发。

肺结节在中医看来就是痰湿引发的,但这已经不是一般的痰湿了,一般的痰湿属于散兵游勇,肺结节这种痰湿属于顽固性的痰湿,等于敌人找了一个根据地,安营扎寨了,而且敌人越聚越多,形成一股强大的力量了。中医把这种顽固性痰湿叫作痰核或痰注。

既然已经是一个结节了,治疗的思路首先就要把这个坚硬的结节消掉,所以我们必须用一些软坚散结的药来攻克这个结节,把痰湿的根据地、大本营拿下,连根拔起。

什么样的药物可以软坚散结呢?

咸味的药物可以担此重任。比如我们经常吃的海带、海苔、紫菜都属于咸味,都有软坚散结的作用。

针对肺结节,小叔喜欢用牡蛎来软坚散结,因为牡蛎是所有软坚散结药物中的一等一高手,只要是软坚散结类的方子必有牡蛎的身影,很多老中医都喜欢用牡蛎来治疗肺结节。很多人脖子上长各种包

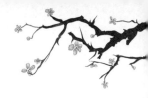

块,都可以用牡蛎消掉。

有时候工作太多必须要请一个助手,面对肺结节这种顽固性痰湿,牡蛎也有一个特别好的助手,那就是玄参。玄参也是咸味药,也可以软坚散结,玄参还有一个好处就是它可以引药到肺里面。

牡蛎与玄参几乎可以搞定这个结节了,但是有时候难免会疏忽大意,于是我们再请一个打下手的,谁来打下手呢?谁来帮助牡蛎、玄参由于疏忽落下来没有完成的工作呢?海藻是也。海藻同样也可以软坚散结。

这三味药合用,痰湿的堡垒就可以被攻克了。

这是治疗肺结节的第一步,软坚散结,直接把这个坚硬的包块消掉,散掉。

第二步我们要考虑活血化瘀了。为什么要活血化瘀呢?因为肺结节把肺这个部位堵塞了,经络不通,气血进不来,气血进不来这个结节就会越长越大。气血就是正气,只有正气占据了这个位置,这个位置才不会长结节。活血化瘀用什么呢?很多。小叔这里用一对经典的老搭档:桃仁与红花。

第三步,我们要思考,肺结节本质上是什么?本质上就是痰湿,就是痰湿越聚越多,最后抱成团,形成顽固的结节。所以,第三步我们要祛湿化痰。如果不祛湿化痰,即便这个肺结节被暂时消掉了,这个痰湿以后还会卷土重来。

肺是傲娇的小公主,怕冷、怕热、怕燥,也最怕这些黏黏糊糊脏兮兮的痰涎了,所以我们必须把肺里面的痰湿乃至全身看不见的无形的痰湿都清理一遍。

化痰最好的药是什么?

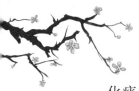

化痰的药很多。小叔这里选用半夏,因为半夏化痰的同时还有消痞散结的作用,也就是说半夏完成了自己化痰的重任之后还可以帮助牡蛎来消这个痞块、这个结节。不过可惜的是,现在的药店都不卖生半夏,因为生半夏有毒,但生半夏效果最好,而且经过煎煮可以去掉毒性。买不到生半夏,就退而求其次买法半夏吧。

半夏也有一个搭档,叫陈皮,陈皮是时间的玫瑰,经过岁月的沉淀,风雨的洗礼才成就的一味良药。半夏与陈皮都是越陈越好,所以它们组合在一起就是千古化痰第一方——二陈汤。

化了痰,我们再来祛湿,因为湿气才是痰的根源,一般人先有湿气再有痰,痰是湿气进一步的凝聚。祛湿最好的药非茯苓莫属,茯苓,九大仙草之一,长在千年松树根下,熬出来的水非常纯净,无色无味。正是这种淡的味道才有祛湿的功效,中医称之为甘淡渗湿。而且茯苓是一味非常平和的药,久服轻身延年,难怪老佛爷慈禧太后对茯苓赞不绝口,天天要吃茯苓饼呢。

调理肺结节的第四步,我们进一步思考? 我们为什么会有痰湿? 为什么吃同样的食物你会产生痰湿而人家一点事都没有? 因为,是我们的脾胃不好,脾胃的运化出了问题,所以才会源源不断产生痰湿。

中医认为,肺是贮痰之器,脾是生痰之源。肺不过是替脾受罪,肺本身不产生痰,肺反而会用自己的宣发能力把痰散掉,肺是容不下痰的,肺里有痰一定会通过咳嗽的方式把痰咳出来的。那这个痰湿是谁生产的呢? 是脾,脾才是生痰之源。吃了肥甘厚味的东西,脾的运化能力有限,只能把痰输送到肺里面了。

所以健脾养胃,加强脾胃的运化能力,提高脾胃的升清降浊能力才是彻底解决痰湿的方法。

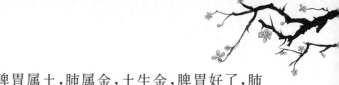

而且脾胃又是肺的妈妈，脾胃属土，肺属金，土生金，脾胃好了，肺也跟着受益，肺好了，肺结节自然更容易治好。

用什么药来健脾呢？

白术是健脾必须要用的药物，再配上党参，再加点甘草，妥了。

如果前面的三步是祛邪的话，那么这一步就是扶正，前面三步是治标，这一步是治本，如果不好好健脾养胃，以后还会产生痰湿，痰湿还会凝聚在肺里面形成肺结节。

最后一步，我们要稍稍加强肺的宣发能力。肺有宣发与肃降功能，因为肺的宣发，我们的毛孔才可以开合自如。如果肺的宣发能力不行，肺里面的痰湿、瘀血、寒热等邪气就很难排出去，很多人大夏天也不出汗，就是肺的宣发能力出问题了，这样的人皮肤会很粗糙，因为肺主皮毛。

肺的宣发能力加强后，肺里面的结节才更容易散掉。用什么药来加强肺的宣发能力呢？必须要用辛温解表的药，首推麻黄，麻黄是一种孔状的药，像针孔一样，所以能够把皮肤毛孔的经络打开，然后肺里面的邪气就会从毛孔散出来。

麻黄也有一个助手，这个助手叫杏仁，杏仁可以制约麻黄的燥烈，杏仁可以化痰，可以降肺气，可以止咳，麻黄开肺气，杏仁降肺气，很搭。

根据以上的思路，小叔这个调理肺结节的方子就诞生了，小叔称之为清肺散结汤：牡蛎 30 克，玄参 12 克，海藻 12 克，桃仁 9 克，红花 9 克，法半夏 12 克，陈皮 12 克，茯苓 30 克，白术 12 克，党参 12 克，麻黄 6 克，苦杏仁 6 克，甘草 6 克。

这是 1 剂药，一天的量，煎好分 2 次，饭后半小时后服用，药渣别

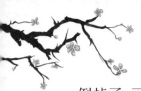

倒掉了,可以用来泡脚。不要用铁锅煎药,要用陶瓷锅,最好用土陶药罐。7天1个疗程,一般服用3个疗程。

脾胃不好的人可以一边服用这个方子,一边服用参苓白术散。

最后文小叔要特别叮嘱女人一句,那些产生痰湿的食物一定要少吃了,牛奶、巧克力、奶油蛋糕、奶茶、雪糕这些最好戒掉,女人最爱吃这些,这些都是阴寒的、滋腻的、最容易产生痰湿的,所以女人比男人更容易得肺结节。

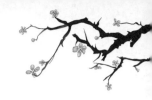

肺炎与麻杏石甘汤

很多宝妈看过小叔写的关于输液、雾化的文章后都深有感触,可是宝妈们又很矛盾,小孩子感冒最怕引起急性肺炎,遇到急性肺炎宝妈们就六神无主,只好把孩子匆匆忙忙送去医院,输液、雾化任由医生摆布。

于是很多宝妈们在后台留言,难道我们中医就没有方子可以治疗急性肺炎吗?

当然有,今天小叔就把这个神方告诉大家。

这个方子有多神呢?

文小叔说一件事你们就明白了,大家还记得当年的非典吧,经历过的人现在回想起来仍不免心有余悸。非典刚开始时没有中医介入,后来不行了,后遗症太大,国家就让中医上。中医不负众望,力挽狂澜,靠的是什么呢?靠的就是文小叔今天要隆重推荐给小伙伴们的方子,它就是张仲景的麻杏石甘汤。

张仲景的方子向来都是效果神速,只要是高热引起的肺炎,尤其是小儿肺炎用麻杏石甘汤一天就见效!现把方子公布如下:麻黄10

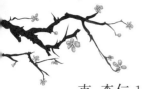

克,杏仁 10 克,石膏 30 克,甘草 10 克。

关于剂量问题,不同的大夫开出的有些细微的差别,这里给出的是大医李可常用的剂量。这个方子,麻黄要先煮 20 分钟,把水面泛起的白沫去掉,然后其他药再一起放进去煮半小时。具体用的时候,请在当地大夫指导下用药。

现在小伙伴们就跟文小叔一起来学习学习这个方子,看看麻杏石甘汤到底有何神通广大之处。

一篇文章有一篇文章的中心思想,一个方子也有一个方子的中心思想,那么麻杏石甘汤的中心思想是什么呢?

麻杏石甘汤的中心思想是:退烧退烧再退烧! 清热清热再清热!

敌人已经攻打到大本营了,肺这个娇气的小公主已经火烧火燎了,再继续烧下去,肺就煳了,所以,当务之急要集中优势兵力攻打敌人,防守已经没有任何意义。所以这个方子力度很猛,绝不是温吞水,以祛邪为主,路见不平一声吼,该出手时就出手!

我们先看麻黄。

麻黄这味药,文小叔之前提得不多,它是什么样子的? 它是一种草,非常细,因为细所以能够打开我们的毛孔。它是管状的,就是说它的茎是中空的,因为空就有通的作用,能够宣肺,开肺窍。麻黄属于轻薄之品,善于走上焦,走心肺,走气分。

小伙伴们不要想那么复杂,只要记住四个字就可以了:辛温解表。

之前文小叔说过桂枝汤,桂枝也是辛温解表,那么麻黄与桂枝有什么区别呢? 区别就是麻黄解表的力度比桂枝更大,桂枝能够走到肌肉,麻黄能够走到毛孔。麻黄主要走气分,桂枝走血分,通常麻黄与桂枝合用,强强联手,发汗的力度就很猛。

但在这个方子里用的不是麻黄的发汗作用,用的是宣肺,打开毛

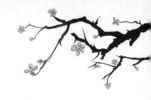

孔的作用,因为这个方子是不发汗的。

麻黄绝对是纯爷们,与大黄一样都是一位刚烈的将军,大黄把敌人从大肠从下面赶走,麻黄把敌人从上面从全身的毛孔赶走。

打个比方,肺里有很多热邪,就好比家里的空气很闷热,此时就把闷热的空气放出去该怎么办呢? 打开窗户! 打开窗户闷热的空气就散出去了。麻黄的作用就好比开窗,窗户是什么? 窗户就是我们的毛孔。毛孔一打开,盘踞在肺里面的热邪就会散去。

我们再来看杏仁。

注意,这里的杏仁可不是我们经常当作零食吃的那种甜杏仁,是苦杏仁。

杏仁有一股清香,这股清香使得杏仁能够往上走,跟麻黄一样起到宣肺的作用,与麻黄一起用可以增强麻黄的宣肺解表的作用。杏仁又是苦的,苦又能够往下走,苦杏仁又是种子,种子类药物都有一种油润之性,能润肠通便,所以苦杏仁能够把肺里面的热邪赶到大肠里,以大便的形式排出去。

杏仁这一味药就有上行下走的作用,能够宣肺降肺气,所以能够治疗咳嗽。很多咳嗽的方子里几乎都有它。急性肺炎一个症状就是咳喘。

杏仁在这个方子里不是主要的,主要是协助麻黄。

接下来,石膏霸气登场。

前面说过,麻黄把窗户打开了,盘踞在肺里面的热邪有了出口,一些热邪会自动散去,但还有更多的热邪非常顽固,就是不肯走怎么办呢?

不怕! 石膏提着霸王枪,全副武装,迅猛登场,敲山震虎,大吼一声:你们这些小鬼再不走吃我一枪!

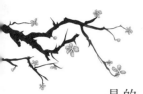

是的,麻杏石甘汤的中心思想就是清热祛邪,清热祛邪靠的就是石膏这味君药!

石膏,是一种矿物质,寒,能够迅速去掉你肺里面和胃里面的火,所以能够退烧。石膏有一股下行的力量,下行的力量很猛,所以此药行的是霸道。

石膏不仅能够下行,更能够透表,什么叫透表?就是把身体里的热邪通过体表透发出去。石膏虽然能够清热,但张锡纯认为石膏不是很寒,也不怎么伤正气,他经常单用一味石膏来解决小孩子的发烧问题。

如果把这里的石膏换作桂枝就是张仲景另外一个大名鼎鼎的方子了——麻黄汤。麻黄汤发汗的作用非常强,风寒感冒没有汗麻黄汤是首选。麻黄与桂枝一起就变成辛温解表,在这个方子里,麻黄与石膏一起就是辛凉解表了。可见石膏在麻杏石甘汤这个方子里举足轻重的地位。

善于思考的小伙伴们会问了,小叔,我们平常吃的豆腐含有石膏,那我胃里有火,有些便秘,是不是多吃点石膏豆腐就可以缓解啊?

是的,太对了。胃火旺盛的人可以用豆腐白菜汤食疗。

石膏一上场,盘踞在我们肺里的热邪一溜烟似的跑得无影无踪了。

最后提一下甘草。

甘草,小伙伴们应该很熟悉了,已经亮相多次了。甘草在这里的作用是什么呢?缓急止痛,调和诸药,补中益气。

麻黄、杏仁、石膏都是祛邪的药,只有甘草扶正,有补的作用。石膏力度又太猛,用甘草来牵制一下,甘草还可以缓和肺炎的症状,生津止渴。

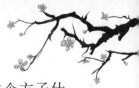

好，通晓了麻杏石甘汤的方义，小伙伴们就要问了，那这个方子什么时候用呢？

张仲景说这个方子主症是"汗出而喘"。

汗出了说明表解了，没有风寒束表了，毛孔打开了，热已经出来了才对，可是还喘，为什么呢？因为肺里面还有多余的热没有出来，所以通过咳喘的形式来散热。

咳喘是身体的一种本能，一种自救，一种自发的宣肺。所以，那些见到小儿咳喘，动不动就去雾化的宝妈们，你们可记住了，现在雾化以后要付出惨重的代价。可能是短期的咳喘，却被雾化弄成一辈子的哮喘，一辈子依赖激素。现在很多医院把咳喘当作哮喘来治疗，宝妈们一定要慎之又慎。

除了汗出而喘，当出现以下症状时就应该考虑用麻杏石甘汤：

风热感冒导致的发热以及风寒感冒后期阶段，风寒感冒后期阶段就是表寒不多，主要以高热为主。风寒感冒前期是不会发热的。

口渴，想喝水。只要是口渴，想喝水一定是热证，因为热邪伤阴，阴不足了就会口渴想喝水。有的人口渴，但不想喝水，就不是热证。

小便短赤，说明热很严重了，大便干结，甚至便秘。

有很多痰，注意，一定是黄痰。如果痰特别多，可以在这个方子里加入桔梗 10 克，桔梗化痰、排脓的作用超强。

舌头是红的，舌苔是黄的。

当然，如果你不想整那么复杂，只要记住一句话就可：只要是感冒引发的急性肺炎，无论是风寒感冒引发的，还是风热感冒引发的，就可以用！

但是，这个方子不是治疗感冒的！如果你仅仅是感冒，没有发热、没有肺炎就不要用，就按感冒来辨证施治！提醒小伙伴们，最好在医

肺炎与麻杏石甘汤

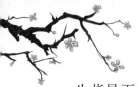

生指导下服用才会更加安全。

如果不想煎药的话,这个药已经有中成药了,叫作小儿麻甘颗粒。这个小儿麻甘颗粒可以搞定很多急性炎症,比如咽喉炎、肺炎、支气管炎、哮喘等,注意一定是急性的。急性炎症通常是热邪引发的,很适合这个方子。

有一种慢性肺炎,是长期受寒引发的,没有感冒发热的症状,就是咳喘,痰特别多,是那种白痰或者清稀泡沫痰,这种医院也会给你诊断为肺炎,但是这种慢性肺炎就不适合用麻杏石甘汤了,有另外一个方子可以调理,叫作小青龙汤,中成药叫作小青龙颗粒。

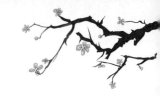

风热感冒第一方——桑菊饮

不是花中偏爱菊,此花开尽更无花。对,这朵花就是文人雅士最偏爱的菊花。

这片叶子呢? 则是炎黄子孙每每思念故土时想起的一片叶子,这片叶子名曰桑叶。

如果说菊花是圣洁典雅的高冷女神,那么桑叶就是端庄贤淑的良家妇人,有一天,菊花和桑叶相遇了,便再也难舍难分,于是成就了一个经典名方——桑菊饮。

阳春三月,天气一天比一天暖和,春天又是肝气相对旺盛的季节,如果再多吃一点温燥的食物,风热感冒很容易找上你。不过,不用担心,桑菊饮——这个能够把风热感冒扼杀在萌芽状态当中的经典名方马上送到你的手中。

桑菊饮来头还是不小,出自清朝名医吴鞠通的《温病条辨》。这个《温病条辨》影响了很多人,现在依然有很多人把这本医学典籍奉为至宝。

什么时候用这个桑菊饮呢?

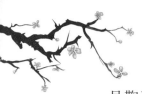

吴鞠通是这样说的:"太阴风温,但咳,身不甚热,微咳者,辛凉轻剂,桑菊饮主之。"这句话比较直白了,就是"太阴风温"四个字比较专业一点,意思是:太阴是六经之一,就是肺经,风温就是现在所说的风热。

这句话翻译过来就是:风热偷袭了我们的肺,这个时候我们身体有些发热,但不是很热,这个时候我们有点咳嗽,但不是咳得很厉害,这就是风热感冒最初的症状,最初最轻的症状当然要用最轻的方子了,这个方子就是桑菊饮。

总而言之,桑菊饮主要用在风热感冒初期。

如何分辨自己的感冒到底是风寒还是风热呢?

一个症状是不够的,通常感冒至少有两三个以上的症状,如果嗓子疼,还口干,想喝水,身体怕热,鼻子呼出来的气都是热的,大便还干燥,舌苔是黄的,那就是风热了。如果嗓子疼,又怕冷,头重头痛,流清鼻涕,打喷嚏,全身酸痛,想喝热水,舌苔白,那就是风寒了。不过值得注意的是,风寒感冒如果不马上采取措施,后期就会化热,会出现既有表寒又有内热的格局。

好,知道了桑菊饮什么时候用,接下来就让我们一起来感受桑菊饮无尽的妙处。

桑菊饮方子如下:桑叶9克,菊花12克,杏仁9克,连翘9克,薄荷6克,桔梗9克,芦根30克,甘草9克。

这是1剂的量,一天1剂,5碗水煎成2碗水。这里薄荷、菊花、桑叶不要煎太久,五六分钟就可。如果不想那么麻烦可以直接购买中成药桑菊颗粒。

这个方子的中心思想很简单,就四个字:疏风散热! 既然风热悄悄偷袭了我们身体,那我们就把风疏掉,把热散走。

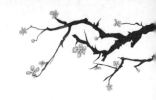

疏风散热最主要靠方子中哪几味药呢？

当之无愧是桑叶和菊花，这个方子的名字就是桑菊饮，桑叶和菊花是绝对的君药，是重中之重，毫不夸张地说，其他药可以不放，这两味药也能够扛起疏风散热的大任。

桑叶和菊花都有疏风散热的作用，但侧重点不同。桑叶以疏风为主，风分内风、外风。外风应木，树木吹来的风。内风应肝，肝在身体里面刮起来的风。如果肝气特别旺盛，外风很容易引发肝风内动，就容易惊风。小孩子感冒就容易引起惊风，因为他们的肝气特别旺盛。现在好了，有了桑叶再也不用怕了，桑叶寒凉，苦中带有一丝甘甜，无论是内风还是外风它都能搞定。

菊花，经常用它与枸杞泡茶喝，清肝明目。菊花，性凉，色白入肺，所以能够清肺热。

菊花为什么能够清肝热呢？

因为菊花在秋天盛开，秉承了天地之秋气，秋天对应的五行是金，也就是说菊花得了满满的金气。金克木，肝属木。所以，菊花能够平肝清肝。肝火旺盛的时候喝点菊花茶就可以。不过不能天天喝。

桑叶和菊花组合在一起就能搞定风热感冒引发的头晕脑涨，眼睛发红、口苦、发热。

无论是风寒还是风热，我们都需要解表，因为只有表解了，病邪才能顺利出去。治病与打仗有相同之处，也有不同之处。打仗可以关门打狗，但治病不能闭门留寇，我们必须要把大门打开，让敌人出去。解表就是把大门打开，放病邪一条出路，也放自己一条生路。如果搞成鱼死网破，两败俱伤，就得不偿失了。

本方中靠哪味药解表呢？

靠的是薄荷。风寒束表，要辛温解表，可以用桂枝、麻黄、生姜、紫苏叶、葱白等。这里是风热袭肺,所以只能用辛凉解表,辛凉解表最佳代表就是薄荷了。薄荷糖大家都吃过,一颗含在嘴里,那股凉气迅速走窜,从头走到脚。可见薄荷这股宣透解表的力量有多么强大。

疏了风,散了热,解了表,还有咳嗽怎么办呢?不慌,桔梗与杏仁来帮你。

这里的咳嗽是肺热引起的,很多治疗咳嗽的方子都有桔梗与杏仁的身影。桔梗,有一股升提宣散的力量,把肺里面的热邪往上赶,通过口鼻毛孔把肺热赶出去。杏仁,收敛肺气,有一股下行的力量,把肺里面的热邪通过肠道往下赶,从肛门以大便的形式赶出去。这一上一下,一升一降,整个肺气就顺畅了,自然就不咳嗽了。

接下来是连翘。连翘与金银花是一对姐妹花,放在这里主要是清热解毒的。连翘能够清心火和胃火。其实这里有没有连翘关系也不大,连翘在这里属于助攻,表解了,下面也通了,热邪自动会散去,加上连翘就好比给闷热的屋子打开空调,让这个热散得更快一些。

为什么这个方子还要加上芦根呢?

很简单,热伤阴,热久了身体的津液就不足了,就会口干、口渴,这个芦根就是芦苇的根,长在水里,有很好的生津养阴作用。芦根也有清热退烧的作用。

最后一个甘草调和诸药,让这些药团结一致,把各自最拿手的本事发挥出来,起到一加一大于二的作用。当然,甘草也有清热的作用,还可以保护一下脾胃。

这就是桑菊饮,简约不简单的桑菊饮,就像一位素面朝天的女子,里面有着深刻的内涵。神奇的桑菊饮,能够把风热感冒扼杀在萌芽状态之中的桑菊饮,请好好收藏。

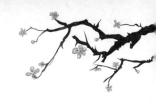

抑郁症与四逆汤

扶阳第一人给你补阳第一方,抑郁症有救了,阳虚者有福了。

这个方子可谓扶阳第一方,据说扶阳第一人用这个方子治好了上百例抑郁症患者,让那些生无可恋的抑郁症患者彻底摆脱死神的魔爪,重燃对生活的希望与信心。

那么这扶阳第一人又是谁?扶阳第一方又是什么?少安毋躁,我们先来看看以下几种行为你占了几条,如果占了 5 条以上,你就要小心了,可能抑郁症真的会找上你。

通常来说,抑郁症会有以下 11 种行为:

1.常常会想一些莫名其妙的问题,这些问题永远没有标准答案。比如人为什么活着?活着的意义是什么?抑郁症患者会陷入这个问题出不来,最后得出来的结论是人反正要死的,活着真没意思、真没劲。

如果要文小叔来回答这个问题的话,活在当下是活着的最好的理由,也是活着的最大的意义。

2.无论是山珍海味还是粗茶淡饭,越来越没有兴趣。文小叔有一

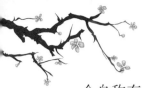

个自称有轻度抑郁的朋友常说,要是人不用吃饭就好了。心血来潮突然想吃一道美食,做好了端到他面前又突然没食欲了,或者只吃了一口就再也吃不下去了。

文小叔把每一顿饭食当作无与伦比的享受,在吃饭前会默念感恩,感恩大自然馈赠的一切,感恩饭食滋养着我们的身体。但对抑郁症来说,每一次吃饭都是一次艰巨的任务。

他们会说,唉,总算又吃完一顿了。

3.喜欢独自一人喝闷酒,喝着喝着心情敞亮一些,喝着喝着又陷入更加抑郁的境地。有家人朋友在的时候,借着酒劲把积压在心中的话都说出来,成了话痨。酒劲过后又陷入沉默的深渊。

4.通常情况下不喜欢说话,在人群中总是一副沉默寡言的样子。他们不知道说什么,他们害怕说出来伤害别人。或走入另外一种极端,突然间变得滔滔不绝起来,从一个话题说到另外一个话题,不知疲倦。听的人都已经很累了,他还在那说得起劲。而且,说的时候你只有听的份,不允许任何人打断他的话。

5.对逛街已经没有任何欲望,被好友强行拽着出了门,来到一家服装店问他,这件衣服好看吗?好看。又问,这件如何?还是干巴巴的两个字:好看。脸上没有任何表情。抑郁症对穿着打扮已经不在乎,衣服可以一个月不洗。

6.任何一个朋友发来的聚会邀请第一个念头就是拒绝,实在推辞不了就说看情况,最后还是拒绝。他们害怕与人交往,觉得人是很复杂的动物,与人打交道很累,不如与小猫、小狗、花花草草打交道。

不是内心已经很丰富,不需要外在的欢愉与热闹,而是内心荒芜得像无边无际的沙漠,没有东西与人分享。

7.情绪受天气的影响很大。天气好的时候心情会好一点,阴天或

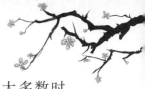

下雨天的时候情绪一落千丈,内心总有一股苍凉悲伤。绝大多数时候,抑郁症的心里一片阴霾,像江南四月的梅雨,下个不停。

8. 要么对什么事都没有兴趣,要么对某一件事特别容易上瘾,如喝酒、抽烟、打游戏、性爱。

9. 有时候怨天尤人,叹自己命不好,更多的时候妄自菲薄,说人家这也好那也好,自己却一无是处,活在这个世上就是在浪费粮食。抑郁症的负面情绪非常严重,总看到悲观的一面。

10. 喜欢熬夜,迟迟不肯上床睡觉,睡觉前必须把窗帘拉得紧紧的,一丝光都不允许照进来。抑郁症通常会失眠,所以他们害怕上床。第二天又不愿意起床,起床这件事对他们来说非常困难。

对正常人来说每一天都是新的,每一天都有希望,对抑郁症来说每一天都是晦暗的,每一天都是痛苦,每一天都是绝望。他们不想面对新的一天。

11. 开始研究死亡,抑郁症什么都害怕,唯一不怕的就是死亡。更严重的开始尝试死亡,吞食大量的安眠药,或者像张国荣一样,奋不顾身地一跃。

如果上述 11 种行为经常在你身上出现,抱歉,你可能真的有抑郁症了,真的需要好好调理了。

好了,现在要揭秘扶阳第一人了是谁了。资深中医爱好者一看扶阳两个字就会想到李可老先生,没错,文小叔所说的扶阳第一人就是李可老先生。

李可老先生真的了不起,大医精诚,不仅妙手回春,还有一颗仁慈的心。他瘦小的身躯装着一颗博爱的心,他胆大又心细,用药如用兵,果断精准迅速,绝不优柔寡断,他的方子让好多同仁震惊佩服,他的方子要有关部门签字,他的方子让好多人起死回生,他的方子治好了好

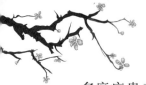

多癌症患者。

李可老先生对中医最大的贡献就是强调了扶阳这一理念。天地万物都依赖阳气而生，养生就是养阳气，要想不得病要想长寿必须好好保护你的阳气。但是李可老先生的扶阳不是单纯的扶阳，并没有把阴阳割裂开来，他深知阴阳互生，阴阳必须是一个统一的整体，如果阴阳离决，人就会死亡。所以，李可老先生扶阳讲究从阴中补阳。

李可老先生认为，现在的人，尤其是南方人，阳虚者十有八九，阴虚者只有一二，大多数人都是阴阳两虚。由于观念与生活方式的巨变，纵欲、熬夜、吃夜宵、吹空调、喝冷饮、穿过于暴露的服装、吃大量寒凉的水果牛奶、三餐没有规律、不吃主食、疲于奔命、思虑过多、以妄为常等，这些都极大损耗现代人的阳气。

所以，现代人急需扶阳。

看到这，细心的小伙伴问了，李可老先生治疗抑郁症的方法莫不是扶阳？

是的。这是李可老先生治疗抑郁症的独门大法，有效并且简单。

李可老先生认为抑郁症患者有两大急需要解决的问题：一个就是阳气不足；一个就是阳闭，所谓阳闭就是阳气还可以，但阳气被闭阻了，就像河流被淤泥、砂石挡住了一样，阳气得不到生发，得不到舒展，就无法去到应该去的地方。

为什么抑郁症患者阳气不足呢？

因为抑郁症患者喜欢把自己关在屋子里，从不与人交往、交流，甚至最亲的人也拒之千里。独自一人待在屋子里是缺少人气的，人气就是阳气。人类为什么会选择群居生活，因为人气旺盛，有人气的地方就会有生机。

所以，如果你修行不够，不要一个人居住在大房子里，更不要一个

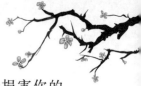

人居住在深山老林,因为大房子、深山老林阴气太重,阴气会损害你的阳气。

我们看很多抑郁症患者早上起不来床,这就是阳气不生发的表现。没有食欲,这是胃阳不足的表现。对于交朋友、出去旅行、散步运动都没有兴趣,这是肝阳不足的表现。有的抑郁症患者连谈恋爱也没有兴趣,这是肾阳和心阳不足的表现。

抑郁症患者最怕阴雨连绵的天气,因为阳气不足,阴雨天阴气太重,本来就抑郁的心情更加抑郁了,会一落千丈。

抑郁症患者手脚冰凉,全身怕冷,这都是阳气不足的表现。

很多抑郁症患者没有食欲,每天只吃一点水果,喝一点牛奶,这些水果、牛奶又是阴寒的,这些阴寒的食物吃进去等于雪上加霜。抑郁症患者一定要拒绝寒凉,一定要吃一些辛温发散的食物,把身体的阴寒发散出去。如果吃肉,要少吃猪肉、海鲜,要适当吃羊肉、鸡肉这些温阳的食物。

现在的抑郁症患者多数会吃抗抑郁药来治疗,虽然抗抑郁药能够短时间控制病情,但是它并不治本,反而会进一步阻碍阳气的运行。

大部分抑郁症患者阳气不足,也有一部分抑郁症患者阳气还可以,就是生发不起来,这就是阳闭。比如有的人手脚凉,但并不怕冷,穿的也不多,而且手脚也仅仅是手指头凉,手臂不凉,稍微活动一下就暖和了,也不是总是凉,而是没有规律,一会儿凉了,一会儿热了,受情绪影响很大,一紧张或激动手脚就凉。这并不是阳虚,而是阳闭。阳闭是肝气郁结造成的。脾主四肢,肝主筋,这个手指就是四肢末梢。肝气郁结的人,阳气就被封闭了,生发不起来,自然就无法去到手指,所以发凉。

中医认为,要解决阳闭,必须要调肝,肝主生发。生长化收藏,这是大自然的规律,也是人体生命活动的规律。生是第一位的,没有生就没有长,没有长就没有化,没有化就没有收,没有收就没有藏。

为什么文小叔一而再再而三苦口婆心地劝大家一定要在晚上十一点前入睡?

因为晚上十一点到子夜一点正是胆经生发的时候,这个时候是一阳生,阳气刚刚冒出来,非常微弱,所以一定要好好养着。

基于以上理论,李可老先生经过不断地摸索,终于发现了补阳第一方可以治疗抑郁症,这个方子就是大名鼎鼎的医圣张仲景发明的方子——四逆汤:炙甘草 6 克,干姜 5 克,附子 10 克。

这个方子很简单,这就是张仲景的高明之处,大医至简,他从来不堆砌药材,不玩弄玄虚,简单的方子就可扭转乾坤,力挽狂澜,回阳救逆,补足一身的阳气。

张仲景说这个方子是治疗厥逆的,厥逆就是四肢冰凉,是四肢,不是手指、脚趾。

附子当之无愧是这个方子的灵魂所在,是绝对的君药。说到附子,小伙伴们第一时间可能会想到有毒,没错,附子确实有毒,但正是这种毒才可以治大病。不仅附子有毒,凡是用来治病的中药或多或少都有毒,但这种毒与西医所说的毒是两码事,中药的毒指的是偏性。人得天地之全气,药得天地之偏气。所以,中医用药的偏性来纠正人体的偏性。

而且,现在你买到的附子都是炮制过的附子,完全不用担心有毒,只不过药效要大打折扣了。因为张仲景说这里的附子必须要用生的。

附子,强壮一身的阳气,尤其强壮你的肾阳,它可以鼓动你的肾阳从身体慢慢升起,就像一股暖流缓缓流遍全身,你的四肢就像春暖花开、冰雪消融一样慢慢有了温度,有了活力,有了生机。附子这种善于走窜善于温阳的作用是其他药物无法比拟的,紧要关头用上附子可以起死回生,比如心肌梗死阳气欲脱之时。

肾阳是一身阳气之根本,当你肾阳足了其他五脏六腑的阳气都会慢慢好起来。

干姜是这个方子的臣药,臣药就是帮助君药一起干活的,君药要做什么臣药必须要跟着做什么,绝对不能唱反调。附子温阳,干姜也温阳,附子得到干姜的鼎力相助,温阳的效果更加强大而迅猛。而干姜又能够快速温补脾胃之阳,快速启动脾胃功能,让你的脾胃像万紫千红的春天一样生机勃勃,是脾胃虚寒之圣药。

甘草守中,又能补充津液,还能缓和附子的毒性,附子走而不守,甘草守而不走。但附子走得太快时,甘草妹妹会在后面温柔地唤一声,附子哥哥,等等甘草妹妹吧,我太累了,需要歇一会了。

面对柔情似水的甘草妹妹,纵使附子激情澎湃,豪气干云,也要怜香惜玉一下,顾及甘草妹妹的感受。如此,附子的脚步更稳健了。

这三味药,以水 600 毫升,附子要先煎半个小时,煮取 200 毫升,去滓,分 2 次温服,一天 1 次。

一碗下去,你就会感到身体里的阳气在慢慢蒸腾,很快你就会精神抖擞,胃口也开了,会觉得这个世界是多么美好。如此美好的时光,我却在独自神伤抑郁,真是不该,浪费光阴。不行,我现在就要走出这阴暗的屋子,去拥抱自然,拥抱阳光,去寻觅花花草草,去寻觅美味佳肴。

文小叔叮嘱,如果你是男人,如果你有抑郁症且伴有肝气郁结服用四逆汤的同时还要服用柴胡疏肝散。如果你是女人,如果你有抑郁症且伴有肝气郁结服用四逆汤的同时还要服用逍遥丸。

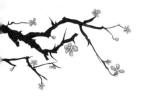

治疗白带异常的 5 个妙方

妇科第一人开出的 5 张方子,中国女性的私密问题终于有救了。

妇科第一人是谁?明末清初的头号神医傅青主是也!

像傅青主这样的奇男子,世间少有,他是一个传说,一座难以逾越的大山。他到底有多厉害呢?后世有一句评价是这样说的:剑不如字,字不如诗,诗不如画,画不如医,医不如人。

正话反说,古人赞美一个人的习惯。这句话意思是说,傅青主这个人,才高八斗,样样精通。他精通剑术,动荡乱世,他仗剑天涯,侠骨柔肠。但是,他的剑术不如他的书法,他笔走龙蛇,龙飞凤舞。但是,他的书法不如他的绘画,妙手丹青,令人叹为观止。但是,他的绘画不如他的医术,妙手回春,药到病除。但是,他的医术不如他的人品,他医者仁心,大医精诚。

好的中医是一所全科医院,傅青主自然不例外,但是傅青主特别善于调理妇科疾病,在妇科领域精耕细作,独树一帜,至今无法被后人超越。要知道古代的医者有这样的一个通病,宁治十男子不治一妇人。意思是说,女人是一个麻烦的动物,比男人麻烦多了,不仅生理上麻烦,情志上更是麻烦,所以女人的病很难治,宁愿治疗十个男人,也不愿意治疗一个女人。可是,女人的麻烦不是女人的错,是老天的安排,女人的麻烦反而是女人的不容易。傅青主看到了这一点,于是挺身而出,大家都不愿意治疗女人,那都交给我吧。

于是,史上最懂女人、最精通妇科的名医诞生了,他就是傅青主。傅青主,当之无愧被称为妇女之友。

傅青主开出的 5 张方子专门为女人量身打造,专门治疗女人的难言之隐——白带异常。

正常的白带,是无色无味的,对女人的私处是一种保护与润滑。当白带出现增多,颜色发生改变时,就属于病理性的白带了。

第一种白带异常:白带颜色很白,像流出来的白鼻涕一样,有时候又像唾液一样,严重者会像乳汁一样,臭味难闻。

傅青主认为这种白带是脾虚导致的,脾虚不运化,就会湿邪泛滥,脾气不足,白带就固摄不住,就源源不断流下来。对这种白带,傅青主认为祛湿是其次,最主要的是健脾补脾,他给出的方子叫完带汤:炒白术 30 克,炒山药 30 克,党参 6 克,白芍(酒炒)15 克,车前子(酒炒)9克,苍术(制)9 克,陈皮 1.5 克,黑芥穗 1.5 克,甘草 3 克,柴胡 1.8 克。

这个方子重用白术、山药,一个健脾,加强脾胃的气化功能,一个直接补脾,如此脾的阴阳就解决了。党参补气,把中气往上提,这样白带就不会老往下走了。白芍可以柔肝,柴胡疏肝,肝好了,就不会出现肝木克脾土了。再来一点车前子直接走下焦,清热利湿,把多余的废水通过小便的形式排出去。

傅青主对这个方子自信满满,说服用 6 剂就可以治愈,事实证明好多女人服用这个完带汤治好了自己的白带病。只不过后世有些医家随意更改傅青主的方子,认为白术、山药用得太多了,就自以为是减

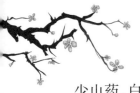

少山药、白术的用量,结果屡屡失败。可见,大师的方子我们这些普通人最好不要更改。

第二种白带异常:很多女人都有或曾经有过,这种白带颜色是黄绿色的,像豆腐渣一样,有一股腥味。

这种黄颜色的白带是湿热下注造成的。黄,意味着热,白带多,意味着湿气重。夏天的河流水很黄,因为夏天炎热。冬天的河流水很清澈,因为冬天寒冷。再比如小便发黄,也是有热了,提示你要喝点水了。

对于这种白带要清热利湿,傅青主给出的方子叫易黄汤:炒山药30克,炒芡实30克,黄柏(盐水炒)6克,车前子(酒炒)3克,白果10枚。

同样重用山药来补脾,因为脾是湿气的来源。芡实补肾,加强肾的固摄能力,用在这里直接止住过多的白带。那清热利湿用什么呢?用黄柏和车前子。这两味药可是清理下焦湿热的高手,黄柏与苍术合在一起就是二妙丸,专门用来治疗湿热下注导致的各种疾病。

易黄汤,这个名字取得很好,很容易记住,也很容易理解,顾名思义,就是改变白带的颜色,让发黄的白带回到正常的无色无味。只要白带发黄、量大就可以用易黄汤。

第三种白带异常:不多见,白带的颜色是青色的,严重者像碧绿碧绿的湖水一样,很臭,很黏稠,像糊糊一样。

这种青颜色的白带又是什么原因造成的呢?

白带多这是有湿气,这个理念我们已经深入人心,但青色的白带是哪里有湿呢?青色入肝,所以肝经湿热是造成青色白带的原因。肝气不舒或经常喝酒的女人容易出现肝经湿热。

对青色白带的治疗,傅青主给出的方子叫加减逍遥散:茯苓15

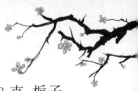

克,白术(酒炒)15克,甘草15克,柴胡3克,茵陈9克,陈皮3克,栀子(炒)9克。

逍遥散是妇科调经、养肝第一药,可以疏肝气,补肝血,清肝热。肝气一舒展,肝就会干活,就会刮起一阵柔柔的春风,春风一吹,湿气自然就没了。

逍遥丸是一个让人快活似神仙的灵丹妙药,很多人吃了之后反映说自己脾气好多了,做事不那么着急了。

傅青主在这里把逍遥丸补肝血的成分去掉,保留了清肝疏肝的成分,又加入白术与茯苓健脾祛湿,一升一降,从源头上杜绝湿邪,再加入专门清理肝胆湿热的茵陈,再加入少量疏理肝气的陈皮,可谓巧夺天工。

第四种白带异常:少见,比较吓人,一般人见了会吓得六神无主,以为身体出大问题了。这种白带颜色是红的,但又不是血。

这种红颜色的白带又是什么原因造成的呢?

红意味着火,红红火火,说明身体里面有火,肝里面有火。所以当务之急要把肝里面的火泻掉。

傅青主毫不犹豫给出的方子叫清肝止淋汤:白芍(醋炒)30克,当归(酒洗)30克,生地(酒炒)15克,阿胶(白面炒)9克,粉丹皮9克,黄柏6克,牛膝各6克,香附(酒炒)3克,大枣10枚,黑豆30克。

这个方子有点猛,放眼望去,全是入肝的药。

肝为什么会火大呢?

因为肝血不足,肝阴亏虚了,阴不足阳有余就是火。所以要赶紧补肝血、滋肝阴,重用当归、白芍。当归直接补肝血,白芍可以柔肝,安抚肝这个性子暴躁的将军,让他不要着急。

肝肾同源,肝阴亏虚根本原因是肾阴亏虚,于是用生地、阿胶来滋

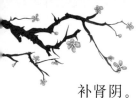

补肾阴。

扶正完毕后要祛邪,肝火怎么扑掉呢?

用丹皮和黄柏即可。再来点引药,用牛膝、香附把药性往下引。

因为红色白带病情稍微有些严重,傅青主特别交代,这个方子要服用 10 剂。服用 2 剂有所改善,服用 4 剂赤带消失,10 剂痊愈。

第五种白带异常:更少见,而且更吓人。这种白带颜色是黑色的,颜色黑得像黑豆浆一样,发出浓浓的腥臭。

这种极其罕见的黑色白带是什么原因造成的呢? 黑,到底意味着什么?

善于观察生活的小伙伴应该注意到了,柴火烧焦了会变黑,饭烧煳了会变黑,菜烧煳了也会变黑。所以,热到极致就会变黑。所以当你舌苔发黑时意味着你身体里面已经是火烧火燎了。

黑,热之极也。

有这种黑色白带的人还伴随着小便短赤、刺痛,胃火特别大,特别口渴,必须要喝凉水。

这种黑带必须要用猛药,傅青主开出的方子叫利火汤:大黄 9 克,炒白术 15 克,茯苓 6 克,车前子(酒炒)9 克,王不留行 6 克,黄连 9 克,炒栀子 6 克,知母 6 克,石膏(煅)15 克,刘寄奴 9 克。

第一眼就看见了大黄,清热泻下药中当之无愧的猛将,走而不守,健步如飞,把身体里面的热邪一股脑儿通过大便的形式排出去,绝不停留。单单一味大黄还不够,又叫来黄连、栀子、知母、石膏来帮忙,清一色清热去火的药。这些苦寒之药齐心协力,把身上的熊熊大火扑灭掉。

傅青主嘱咐,这个方子服用 6 剂差不多就好了。

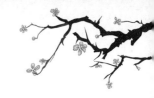

治疗高血压的 5 个妙方

5 个妙方让你摆脱降压药的绑架！

我们的血压时刻都在变化，就像潮水一样起起落落，就像天空的云一样变幻无穷，早上、中午、晚上、睡觉我们的血压都不同，幼儿、少年、青年、老年的血压也不同，静坐、运动、饥饿、饱食我们的血压也千差万别。

中医治病讲究从全局着想，从整体入手，比如你咳嗽会让你咳得更厉害，你长痘痘让你长得更猛，顺应人体的思路，让病邪彻底从你身体里面发出去，而不是闭门留寇，养虎为患。

中医调理高血压不是简单粗暴打压高血压，而是从根本上调理你的体质，把你的体质调理到阴阳平衡的状态，高血压自然而然就会消失。

中医把目前的高血压分五种，每一种都有针对的方子来治疗。

第一种类型，肝肾阴虚型高血压。

这是一种虚证，哪里不足？下面不足了，肝肾不足，因为肝肾不足，下盘就不稳，老有一种头重脚轻的感觉，走一会路就感觉飘飘然，头晕乎乎的。因为肝肾不足，也就是肝肾阴虚，阴不足，阴阳就不平衡，阴不制阳，虚阳就会上冲，冲到头脑就会晕，就会着急上火。

这类高血压的人通常比较瘦，喜欢发脾气，中老年人居多，年纪大了，不足是正常的。这类高血压经常伴随着耳鸣，眼花，入睡困难，遗精，五心烦热，腰膝酸软。

肝肾不足型高血压现在年轻人也越来越多，因为损耗得太多：熬夜、纵欲、炒股、拼命工作、整天胡思乱想等，这些都是在耗肝肾。

为什么不足会引发高血压？因为你不足，但身体又需要，不得已只好通过加压的方式把气血供应到身体各个部位，尤其是大脑，需要很多气血的滋养。

举个例子，农村出身的小伙伴都知道，家家户户有水井，当水井里的水不足时，需要用水作引子，并且需要用平时数倍的力气压水，水才可以上来。而当井水很足的时候只需要轻轻用力一压水就出来了。

如果你明白压水机的原理，就会明白高血压并不是你想的那么可怕，它其实是在保护你，也是在提醒你，你不足了，你不要再消耗了，你该歇歇了。而不是简单粗暴的降压，与身体对抗。

这种肝肾阴虚型高血压用什么调理呢？

用天麻钩藤颗粒加杞菊地黄丸来调理。杞菊地黄丸直接把亏损的肝肾补足了，天麻钩藤饮滋阴潜阳，把你的虚火拽下来，很多高血压的人服用后最明显的感觉是头不晕了，睡眠好了。

第二种类型的高血压，也是肝的问题，肝阳上亢，肝火太旺了。

这种类型高血压的特点为身体强壮，脾气暴躁，容易怒发冲冠，胸胁胀痛，偏头痛，痛如刀劈。

这种类型的高血压比较急，最容易引发中风，需要一个猛一点的方子来镇压，民国神医张锡纯给出了一个妙方，叫作镇肝熄风汤。怀

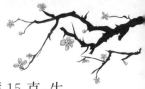

牛膝 30 克,生赭石 30 克,川楝子 6 克,生龙骨 15 克,生牡蛎 15 克,生龟甲 15 克,生杭芍、玄参、天冬各 15 克,生麦芽、茵陈各 6 克,甘草 5 克。

这个方子比较猛,用得不多。这种类型的高血压也不多。

第三种类型的高血压,痰湿型高血压,这种高血压比较常见。

这种是实证,就是身体垃圾太多了,没有排出去,把全身都堵了,血管堵得最厉害。

这样的人通常肥胖者居多,平时养尊处优,吃得很好,各种营养品,大鱼大肉,就是不运动,慢慢地身体就处于一种拥堵的格局。

让你身体拥堵的是一种叫痰湿的东西,痰湿体质的人去医院验血,抽出来的血都油腻腻的,很多脂肪,西医称为高血脂。这是因为痰湿慢慢渗透到了你的血管,痰湿是一种阴邪的力量,是一种阻碍的力量,它会让你血管里的血流动越来越缓慢。

血液流动不顺畅,可是我们身体的每一个部位尤其是头面部都需要气血滋养,这时,心脏只有加速跳跃,这样血液才会升上去,于是就形成高血压。

这时候我们的血液已经像黄河里的水浑浊不堪了,淤泥越来越多,如果不好好清理,就会形成瘀堵,一瘀堵,身体的垃圾越发排不出去,就会越来越多。这些多余的垃圾就会阻碍我们气血的运行,身体是智慧的,哪里有瘀堵,就会调理气血去攻击这个瘀堵,于是就形成了高血压。

这就好比一条沟渠被淤泥堵塞了需要更多的水流来冲刷一样,如果没有更多的水流量这个瘀堵冲不开,水就到不了田地里。

这种痰湿瘀堵型高血压可以用半夏白术天麻汤来调理:半夏 4.5 克,白术、天麻、陈皮、茯苓各 3 克,甘草(炙)1.5 克,生姜 2 片,大枣 3

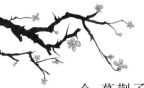

个,蔓荆子 3 克。

这种类型的高血压治本一定要健脾健脾再健脾,运动运动再运动。平时清淡饮食,用温胆汤泡泡脚,保和丸吃吃也可以的。

第四种类型的高血压,比较特殊,好发于更年期,这种高血压千万别吃降压药,不然会一辈子被降压药绑架。

这种类型的高血压是暂时的,是身体的自我调整,自我换挡,平稳度过更年期,高血压自然会降下来。

这种类型的高血压可以用二仙汤来调理:仙茅 9 克,仙灵脾 9 克,当归 9 克,巴戟天 9 克,黄柏 4.5 克,知母 4.5 克。

第五种类型的高血压,瘀血导致的高血压,这种类型的高血压风险很大,会引发心肌梗死、脑梗死,凡是被诊断为心脑血管疾病的,动脉粥样化,都属于瘀血型高血压。

这种类型的高血压会经常性头痛、胸痛,如针刺一样的痛,痛处不移,舌苔有很多瘀斑,瘀血型高血压与痰湿型高血压原理一样,都是身体为了冲破这个瘀阻,把气血输送到全身,本能地升高血压。

瘀血型高血压可以用三七粉、丹参粉、西洋参粉三合一调理,等量混在一起,加起来每天 5～6 克。这样吃可以取长补短,规避三七的副作用。三七温燥,西洋参的凉润可以中和,三七太苦,西洋参的甘甜可以中和,三七耗气,西洋参又可以补气,妙哉。三七耗血,丹参又可以补血,一味丹参饮,功同四物汤。

这样配伍以后,活血化瘀又不伤气血,也不上火,更重要的是,这样搭配后高血压、高血脂、高血糖都可以调理了。

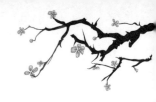

宫寒与艾附暖宫丸

文小叔开通免费电话咨询的时候,有一位三十多岁的河南妹子,恳求文小叔给一个能够让她快速怀孕的方子。她说备孕2年了,始终怀不上,婆家意见老大了,都怂恿儿子跟她离婚。去医院检查男女双方都没有问题,真是奇怪。

所谓病急乱投医,怀孕是天时地利人和的事,没有什么灵丹妙药能够让谁快速怀孕,文小叔可不是什么送子观音。不过,文小叔听她诉说自己的症状,大部分都是宫寒的症状,于是小叔让她先不管不孕的事,先把宫寒调理好了再说。小叔让她服用一个专门针对宫寒的占方,然后就把这事忘记了。

大约三四个月后,突然收到一条短信,这位妹子说吃宫寒的药1个多月,子宫肌瘤没有了,宫寒症状明显改善,3个月后去医院检查,竟然怀上了,太令人惊喜了。

看到这,很多人好奇这个神药到底是什么?竟然可以治疗不孕不育。其实这个药并不直接治疗不孕,但是它可以力挽狂澜,改善女人子宫以及卵巢的内部环境,扫除子宫的阴霾寒凉,让子宫恢复春天般

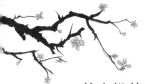

的生机勃勃,自然怀孕的机会大大增加。

宫寒,中国女人的痛。宫寒,十个女人八个女人都有。

其实,中医并没有宫寒的说法,这只是老百姓约定俗成的说法。宫寒并不是说子宫或卵巢的温度很低,而说的是子宫的状态像冬天一样万物凋零,毫无生机,这样的状态下女人怎么可以孕育一个新的生命呢?

如果你有以下症状,宫寒找上你了。

宫寒的女人嘴唇颜色很暗,甚至发青发紫。

宫寒的女人手脚冰凉,全身怕冷,尤其是小肚子怕冷,摸上去总是冰凉冰凉的,总喜欢用热水袋敷一下,感觉很舒服。

宫寒的女人会经常腹泻,稍微吃点生冷寒凉,受点风,就要拉肚子。

宫寒的女人会经常痛经,这种痛经可不是一般的痛,痛得在床上打滚。

宫寒的女人月经不调,通常会推后,甚至闭经,月经量少,有大量的血块。

宫寒的女人白带增多,且清稀如水。

宫寒的女人经常腰膝酸软,稍微弯一下腰就受不了,而且腰膝总觉得凉飕飕的,尿频,小便清长。

宫寒最大的危害就是不孕。这对于一个还没有生育的女人来说则是一辈子的痛。宫寒还会导致子宫肌瘤、子宫内膜增厚、卵巢囊肿、输卵管堵塞、习惯性流产、胎停、宫颈炎、盆腔炎等妇科疾病。

宫寒会让一个女人红颜过早衰老,花样年华如白驹过隙,接下来是女人最怕的又无比漫长的人老珠黄。

为什么这个时代的女性宫寒很多?

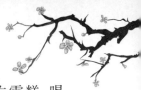

因为，她们过食寒凉的水果，把牛奶当水喝，她们经常吃雪糕，喝冷饮。

因为，她们穿过于暴露的服装，露肚脐，让寒邪如过无人之境长驱直入子宫；露腰，腰为肾之府，直接伤害命门之火，命门之火是藏在肾里面的真阳，是一身阳气的根本，肾又主生殖，肾阳伤了，自然会宫寒。

空调、冰箱的普及又让女人的子宫增加了更多受寒的机会。

那么，如何破解女人的宫寒？如何让女人的子宫从万物凋零的冬天变成欣欣向荣的春天？

现在文小叔就要揭秘宫寒第一方了，那就是艾附暖宫丸，守护女人的卫士。方子是这样的：艾叶、香附、吴茱萸、肉桂、当归、川芎、白芍、地黄、黄芪、续断。

首先我们要明白，为什么同为女人同样的年纪，有的人容易宫寒，有的人却不容易宫寒？

是因为这个人的正气不足。正气存内，邪不可干。邪之所凑，其气必虚。哪里的正气虚了？当然是子宫里面的正气虚了，子宫是血海，需要大量的气血滋养。所以这个方子首先考虑的是要养血，以四物汤打底，这四物汤就是：当归、川芎、白芍、地黄。

对于不孕不育，男人一定要养精，女人一定要养血，何况女人的子宫是血海，只有气血充盈，子宫才会焕发生机。可以想象，如果子宫没有大量的气血，即便怀孕了，又怎么能够养好胎儿？

四物汤把血补足了，还得补气，气血是相互依存的，气为血之帅，血为气之母。要想血活起来，必须要靠气的推动。补气，自然少不了黄芪。黄芪加上四物汤就是气血双补了。

子宫又归肾所管，肾主生殖，肾气虚了也容易宫寒，所以在养血的同时还要加强肾气，强壮肾阳。什么药可担此重任呢？肉桂与续断挺

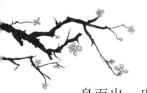

身而出。肉桂,是肾阳虚第一要药,可以强壮命门之火,还可以引火归元。著名的中成药桂附地黄丸,如果没有了肉桂,这个方子身价就会一落千丈。

还有续断,续断也是补肾阳的,可以强壮腰肾,对肾虚导致的腰痛有很好的效果。续断还有一种特殊的本领,就是把断了的月经续上,所以叫续断。由此可见,这个续断对闭经是很有疗效的。

扶了正以后,我们就要攻邪了?攻什么邪?宫寒,宫寒,自然是寒邪。于是驱寒第一草,艾叶,不负众望,隆重登场。艾叶,小伙伴们已经很熟悉了,它是纯阳之物,像宫寒这种纯阴之病,自然需要艾叶这种纯阳之物来攻克。

艾叶可以温经通络,通行人体十二条经络,把经络打通之后,艾叶的火性就会流遍全身,直达子宫,瞬间千里冰封万里雪飘的子宫,阳光普照,冰雪消融,春暖花开,一派生机盎然。这是每个女人最期待的子宫状态。

有了艾叶,血得温则行,通过四物汤补进去的血就会顺畅得运行起来。

当然,因为宫寒的程度太严重了,艾叶难免有点孤掌难鸣,于是叫来吴茱萸帮忙。吴茱萸,是一位驱寒的大将,可以暖肝肾,同样也可以引火归元,比如用吴茱萸粉敷脚心可以治疗口腔溃疡。吴茱萸暖五脏,最暖肝,肝经寒凝导致的疝气,它最拿手,张仲景有一个著名的方子叫吴茱萸汤,可以治疗肝经寒凝导致的疝气。

最后,香附,香附是做什么的?可以行气止痛。宫寒的女人都会痛经,这个香附刚好可以解决这个问题。再加上艾叶温经通络,痛经就会望风而逃。痛则不通,通则不痛,血遇寒则凝,凝则不通,香附行气,气行则血行,血行则通,通则不痛。

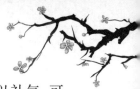

这就是艾附暖宫丸，女人子宫的守护神。可以养血，可以补气，可以补肝，可以补肾，可以暖宫，可以调经。

不过，对于这个药，最好的服用方法是用黄酒送服，用黄酒送服可以使得艾附暖宫丸事半功倍。所有暖宫调经、活血化瘀的药用黄酒送服最佳，因为黄酒是开路先锋，是药引子，可以迅速把药效带到身体需要的地方。

黄酒，就是食疗版的艾附暖宫丸。

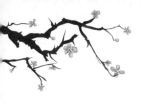

黑眼圈与美目九味汤

关于黑眼圈,古人有着非常美妙而富有诗意的描绘:有如淡墨沈于旧棉纸。望之若米家山水,烟雨空蒙。这句话是说女人的黑眼圈像江南的烟雨蒙蒙,一个撑着油纸伞的曼妙女子在雨巷里漫步,像一幅意境幽远的水墨山水画。

可惜,有黑眼圈的女人心里一点美不起来,她们是一门心思想着如何消除黑眼圈。

中医认为,黑眼圈有三大原因。

第一大原因是肾虚。伤了肾精,比如经常熬夜的女士通常都有黑眼圈,熬夜就是伤肾伤精。还有经常操心、过度用脑、经常加班,以及特别喜欢吃冰镇食物的,这些也会伤精导致黑眼圈。当然,纵欲也会导致黑眼圈。

为什么是黑眼圈而不是绿眼圈、红眼圈呢?因为肾主水,黑为肾之色,从这一点也可以看出黑眼圈与肾精亏虚有关。

肾虚导致的黑眼圈就是那种水墨山水画那样,像蒙了一层淡淡的黑烟。

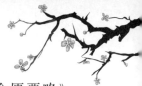

第二大原因是瘀血作怪。张仲景早在两千多年前的《金匮要略》里说得很清楚："内有干血，肌肤甲错，两目黯黑"。这里的干血就是流动不畅的血，就是瘀血。这里的黯黑就是黑眼圈。

现在有瘀血的人很多，女人过了三十又不运动的话身上或多或少都有瘀血，女人容易肝气不舒，肝气不舒也会导致瘀血，女人特别喜欢吃冰淇淋、牛奶、水果这些寒凉的食物，受寒了也会导致瘀血，还有女人一生失血过多，血虚也会造成瘀血。所以瘀血导致的黑眼圈很多，并不比肾虚少。

瘀血导致的黑眼圈表现为眼周有密密麻麻的黑点点。

第三大原因就是水肿导致的，这个是少数，就是眼周浮肿黑黑的。慢性肾炎的人可能会有这样的黑眼圈。

基于以上原因，小叔精心为爱美的女同胞打造了一碗靓汤，专门消除黑眼圈，名曰美目九味汤：熟地 30 克，肉桂 6 克，桂枝 12 克，甘草 6 克，丹参 9 克，当归 12 克，黄芪 30 克，茯苓 20 克，泽泻 9 克。

黑眼圈最大的原因是肾虚，是肾精不足了，所以用熟地大补肾精。直接补肾精的药很少，除了熟地还有黄精，以及食物中的黑芝麻，熟地是补肾精最好的药。熟地是大地的骨髓，它的根深深扎进大地深处，把大地的精华养分全部吸收了进米。我们知道，凡是根类药都走肾的，尤其是这种根往深处钻的药草补肾力度更佳。熟地就是典型代表，据说熟地收割了之后，土壤要好多年的恢复，才能二次种植熟地。

熟地补了肾精后，再用肉桂补肾阳，强壮命门之火，这样阴阳并补。熟地就好比汽油，肉桂就好比火柴，没有火柴，汽油永远是汽油。善补阴者必从阳中求，阴得阳助则生化无穷。女人体质偏阴寒，天生带三分肾阳虚，所以用点肉桂强壮命门之火再合适不过了。

解决了肾虚的问题，第二步就要解决瘀血的问题。

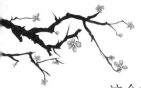

这个方子从 5 个方面解决瘀血的问题,不可谓不全面,不可谓不强大。

阳气不足会导致瘀血,寒凝血瘀,血得温则行,遇寒则凝,就像大自然里的河流湖泊一样,冬天的时候结冰,夏天的时候奔流不息。所以这里用桂枝与甘草来组合,桂枝是辛温的,可以温通经络,甘草是甘的,辛甘发散为阳,为身体注入源源不断的阳气,解决阳气不足导致的瘀血。

同样桂枝还可以疏肝理气,搞定女人的肝气不舒。甘草用在这里又可以保护脾胃。

心主血脉。有瘀血一定不能忘记强壮心脏,只有心脏强大了,身体的血脉才会通畅,心脏一旦衰弱,周身的血脉都会堵塞,通而不畅。强大心脏用桂枝,桂枝就可以担此重任。丹参也可以直接化心脏里面的瘀血。

有瘀血,就要用活血化瘀的药,治标的药,直接把瘀血清理的药,这个就是丹参了。

血虚也会导致瘀血,不通的背后是不荣,假如我们的气血永远是充盈的就不会有瘀血,就好比一条河流永远咆哮,是不会有泥沙淤堵的。血虚导致的瘀血应用当归来解决。当归是补血圣药,妇科圣药,女人的方子 10 个有 9 个可能用到当归,是女人容颜的保护神,是女人的一辈子的养料。当归这一味药就集补血、活血、化瘀三大功能于一体。

气虚也会导致瘀血,血需要气的推动,气为血之帅,如果气虚,血运行无力,慢慢地就会形成瘀滞。气虚导致的瘀血可以用黄芪来搞定,而且黄芪与当归绝配,一个补气,一个补血。黄芪用在这里还有一大妙处,那就是防止气虚的人因为通的力量太过而出现胸闷、乏力等

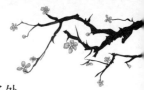

症状,桂枝是通的,丹参也是通的,来一点黄芪补一下恰到好处。

身体浊水太多,湿气太重也会造成瘀血。瘀血会造成水湿,水湿会阻碍气血的运行,形成瘀血。那些既有水湿又有瘀血的人不仅有黑眼圈,还有硕大的眼袋。所以这里用了茯苓与泽泻来泻水湿。

黑眼圈第三大原因就是水湿严重,茯苓把全身的水湿从三焦利走,泽泻把下焦的水湿从小便利走。

这个方子怎么用呢?上方给出的剂量是一天的量,一天1次,饭后半小时服用。7天1个疗程,服用21天,3个疗程。一般不严重的黑眼圈21天就见效了,严重的可能要多服用一段日子。

另外,再介绍一个外用的调理黑眼圈的方子:买来三七粉,用白醋调匀,敷在黑眼圈的位置,注意别伤着眼睛。这个外敷的方法效果也不错,三七粉可以活血化瘀,白醋可以美白,淡化黑眼圈。

建议:内服外敷一起来,外敷治标,内服治本。

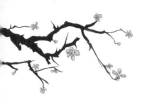

治疗乙型肝炎的 2 个妙方

很多病都喜欢找中老年人,但这种病似乎特别青睐于青年,它就是乙型肝炎。

文小叔记得很清楚,大学有一位好兄弟因为得了乙型肝炎,化验是"大三阳",入学时被学校劝退,在家里治疗了 2 年后变成乙型肝炎"小三阳",学校才准许入学。现在不知道什么规定了,那时候的规定乙型肝炎若是"大三阳"不能读大学,乙型肝炎"小三阳"可以读大学,为什么? 因为西医认为乙型肝炎是病毒引发的,传染性极强,尤其是"大三阳"。

文小叔这次回湖南老家,亲朋好友聚会,文小叔的堂弟竟然说自己得了乙型肝炎,文小叔特别惊讶,他才 26 岁,前几年还好端端的怎么突然就得了乙型肝炎? 堂弟大大咧咧的,满不在乎,说没什么,就是一点点"小三阳"而已,指标超出了一点点,医生也没让我吃药,让我在饮食上稍微调节一下就好。

文小叔堂弟的乙型肝炎应该是吃出来的。2 年前他还在读大学,作息规律,饮食正常,没有应酬,身体各项指标都正常。毕业后在社会上混了 2 年,应酬很多,酒肉朋友很多,隔三差五就是饭局,就是胡吃海塞,还经常熬夜吃夜宵,酒肉不离口。于是,体重急剧增加,一度从大学时代的玉树临风很快演变成中年油腻男,大腹便便。于是,去检查就得了乙型肝炎。

好在年轻,堂弟意识到了错误,于是痛改前非,加强锻炼,体重很快降了下来,他的乙型肝炎指标也好转了很多。他有信心通过饮食与生活习惯的改变,他的乙型肝炎会自动痊愈。

文小叔也有信心。因为文小叔见过很多乙型肝炎自愈的例子。其中有一位宝妈,怀孕前她有乙型肝炎,怀孕后乙型肝炎竟然自动痊愈了。这个幸福来得太突然,百思不得其解,于是问文小叔。文小叔也惊叹人体的自愈力真的很神奇,其实很多时候治好我们病的不是任何一种灵丹妙药,而是我们身体自己。药物只是协助人体治病而已,如果人体自己都治不好,任何药也是没用的。

而我们现在的医学太强调药物了,不认为人体自己能够治病,所以必须天天服用药物,绝对不能停药。比如乙型肝炎,西医认为这个病是不可逆,只能用药物控制,有可能要一辈子服药。再比如脂肪肝、肾炎,也认为不可逆,也没有什么特效药能够治好。殊不知最大的特效药就在身体里面!很多脂肪肝可以自动痊愈,慢性肾炎也是。

很多人害怕乙型肝炎,因为有的医生把乙型肝炎宣传得很可怕:病毒引发的传染病。老百姓一听到病毒就吓着了,又说是传染病非把人吓得半死不可,还说乙型肝炎会发展成肝癌更让人恐惧不安。因为传染病有诸多不便,还会被歧视,所以,乙型肝炎患者的心理负担有时候会比身体更严重。

其实完全不用担心,文小叔给你们打打气,上面的例子也说明了,乙型肝炎是有机会治愈的,只要你有信心,这个奇迹很容易发生在你

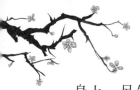

身上。另外,乙型肝炎变为肝癌的概率很低,比脂肪肝、丙肝还低。

那么从中医角度来说乙型肝炎又是怎么一回事呢?又该如何调理呢?

中医没有乙型肝炎这个概念,也没有细菌、病毒这个说法,中医认为细菌、病毒都是大自然的一分子,人类可以在这个大自然上生存,细菌、病毒也可以,人类与细菌、病毒完全可以做到和睦相处。细菌、病毒之所以侵犯你,是因为你身体内部环境失衡了,不要老想着杀死细菌、病毒,只要把身体内部的环境调理好就可以了。

人类用疫苗来预防乙型肝炎,但事实证明疫苗不可能让你一劳永逸,文小叔的同学和堂弟都打过乙型肝炎疫苗,结果呢还是得了乙型肝炎。所以,千万别以为只要吃了某种药某种病就一辈子不找你了。天下没有这么便宜的事。

中医治疗乙型肝炎不会盯着你的指标,也不会被乙型肝炎这个病名牵着鼻子走,中医会根据每个人的具体症状,从肝这个系统来调理,把你的肝调整到一个阴阳平衡的水平,然后让身体自己去治病。

有一种乙型肝炎是湿热入侵引发的,比如文小叔的堂弟就是如此,短时间大量喝酒、吃肉导致身体湿热急剧增长。酒是大热之物,可以生热,肉又是肥甘厚腻之物,容易生湿,酒肉一结合就容易生湿热。男人得乙型肝炎多数是湿热。

这种湿热型乙型肝炎的特点就是舌苔厚腻,头发出油多,很多会有脂溢性脱发,文小叔堂弟就有轻度脂溢性脱发,脸上出油也多。大便不成形,容易腹泻,尤其是吃了油腻之物容易腹泻。还容易得湿疹、带状疱疹,阴囊会潮湿。

湿热型乙型肝炎其实身体里面已经有很多油腻了,但是似乎对油腻的食物并不讨厌,也不会见了油腻就会恶心呕吐,似乎对酒肉还有一定的欲望。其实是没有达到临界点，过了这个临界点，量变就会引发质变，就会厌油了。

治疗这种湿热型乙型肝炎，张仲景有一个非常好的方子，只有三味药，叫茵陈蒿汤：茵陈 6 克，栀子 4 克，大黄 2 克。

这个方子张仲景用来治疗湿热引发的黄疸。乙型肝炎其中的一个症状就是黄疸。如果你有乙型肝炎又伴随着黄疸用这个方子很不错。

这个方子中茵陈可以清热利湿，栀子可以通利三焦，大黄可以清热。

有人问大黄不是通便的吗？怎么用在这里？湿热型乙型肝炎患者本来就有腹泻，用了大黄腹泻岂不是更厉害？

其实大黄既可以治疗便秘，也可以治疗腹泻。大黄主要治疗湿热引发的腹泻。你的肠道不是有湿热吗？大黄把你肠道里的湿热解决了，自然就不会腹泻了。事实上很多湿热腹泻的人用了大黄后大便反而成形了。

不过这个方子属于大苦大寒之品，脾胃虚弱的人还需要用参苓白术散来健脾养胃，把脾胃保护好。

这个方子适合经常喝酒吃肉导致的乙型肝炎，具体用法请在大夫指导下服用。

湿热型肝炎占了乙型肝炎的大部分，因为中医认为，最容易滋生细菌病毒的环境就是湿热，如果你的身体很清爽，细菌、病毒不会来找你。同理，西医所说的幽门螺杆菌大部分也属于湿热引发的，就是脾胃湿热。

湿热型乙型肝炎一定要调整自己的饮食习惯，不要喝酒吃肉了，最好素食一段时间，最重要的一点是晚上不要熬夜、吃夜宵。晚上熬夜、吃夜宵就算你不得乙型肝炎,你的肝也好不到哪里去,因为晚上是养肝最佳时机,卧则血归于肝,睡觉就是最好的养肝。所以肝有病一定要好好睡觉。

还有一种乙型肝炎女人得的比较多,那就是肝郁脾虚型乙型肝炎。这种乙型肝炎特点就是容易生闷气或长期情绪低落,乳房胀痛,两胁胀痛,容易烦躁,老想叹一口气,叹一口气就觉得舒服多了。这类患者脾也不好,因为肝不好,脾势必不好,这叫肝木克脾土。

张仲景很有先见之明,他说,知肝传脾。这句话的意思呢就是知道肝病了,一定会影响脾胃,所以这个时候不仅仅要治肝,更要好好保护脾胃。

脾不好就会食欲不振,就会恶心呕吐,也会厌油,总觉得疲惫,大便不成形,便溏。

文小叔认为现在的女性大多数都有肝郁脾虚这个特点,因为女人以肝为先天,偏偏女人肝又最容易受伤,虽然女人不熬夜、不喝酒,但女人最容易生气。而且很多女人不敢明着生气,喜欢暗地里生气,生闷气就会导致肝郁。

这种肝郁脾虚型乙型肝炎,用柴胡疏肝散加四君子汤来治疗:陈皮 6 克,柴胡 6 克,川芎 5 克,香附 5 克,枳壳 5 克,芍药 5 克,党参 9 克,白术 9 克,茯苓 9 克,甘草 9 克。

这个方子前面是柴胡疏肝散的成分,后面四味药是四君子汤的成分。柴胡疏肝散解决肝郁的问题,四君子汤解决肝郁导致的脾虚问题。

如果你的乙型肝炎不怎么严重,也不想煎药这么麻烦,也属于肝郁脾虚型可以用中成药逍遥丸来代替。

不过这种肝郁脾虚型乙型肝炎仅仅吃药调理远远不够,俗话说心

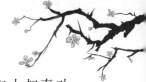

病还须心药医,这种情志引发的身体疾病关键是要调心。文小叔奉劝女性朋友,凡事要想开一点,学会像玫瑰花一样绽放自己,而不是委屈自己,压抑自己。

最后解决一下乙型肝炎病毒传播途径的困惑。有的人以为亲戚朋友得了乙型肝炎就不敢与他们一起吃饭,害怕被传染,其实这是杞人忧天。乙型肝炎病毒没有那么可怕,也没那么猖獗,它的传播途径主要是三条:血液传播、性传播、母婴传播。至于吃饭、接吻、咳嗽、打喷嚏、拥抱、握手都不会传播。

如果你要问用了乙型肝炎患者的剃须刀会不会被感染,文小叔也不知道,因为这取决于:他用的时候有没有刮破皮肤以及你用的时候有没有刮破皮肤。如果你们俩都刮破了皮肤,有一定概率感染,但也没有绝对的。世上的事哪有什么绝对呢?

不过文小叔建议,如果你有乙型肝炎不要用别人的剃须刀,也不要把剃须刀借给别人。如果你没有乙型肝炎,不要随便用别人的剃须刀。剃须刀属于私人用品,还是自己的好。

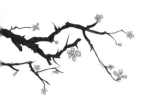

参苓白术散主打健脾祛湿

你不在祛湿，就在祛湿的路上。

不知大家是否有这样的感受，当你去看中医的时候伸出舌头，大夫十有八九会对你说，你的湿气很重。十多年前我们还不知道湿气为何物，那时候减肥才刚刚兴起，如今减肥大军依然庞大，而祛湿的队伍却如雨后春笋般涌现，其气势规模已然把减肥甩出了好几条街。

为什么红豆薏米不祛湿呢？

红豆薏米祛湿有很大问题的。问题出在薏米上！薏米可是大寒之物，历代医家是用来治病的。薏米的利下作用非常强，破血、破气的作用也很强，孕妇、女子来月事时绝对不能用的！红豆虽然性平，但也是利下之物，红豆薏米都是利下之物，寒湿的人吃了会寒上加寒，雪上加霜。气虚的人会更加气虚，严重的会有一种虚脱的感觉。长期食用红豆薏米，先伤你的阳气，最后利水过度，连你的阴也伤了。

一个好的方子，要讲究阴阳平衡，寒热同调，有升有降，而不是一味的大寒利水之物，所以红豆薏米是一个并不怎么好的方子，只能用于急症。

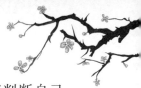

说完了红豆薏米，我们还得明白到底什么是湿气？如何判断自己有没有湿气？

湿邪的顽固程度，中医有一句话叫作"千寒易去，一湿难除"。这个湿邪就是中医常常说的六邪中的一种，六邪是什么？就是风寒暑湿燥火。

这个湿邪是最厉害的一种，它厉害就厉害在它不张扬，它是悄悄地、慢慢地入侵你的身体，你浑然不知，等你发现了就已经晚了。它已经攻克了你的脾胃，占据了你的五脏六腑，弥漫在你身体的每一条经络，每一个穴位。而且湿邪从来不孤军战斗，它会请来爪牙助纣为虐，它与风邪结合就是风湿，与寒邪结合就是寒湿，与火邪结合就是湿热。

文小叔从头到脚帮小伙伴们捋一捋，湿气重会有哪些表现。

从头到脚，先说头。湿气重的人头发经常是油腻腻的，像打了摩丝一样，几天不洗可以捋成一团。慢慢地头发就会掉，就像一块地，肥料多了庄稼被熏死了，这就是所谓的脂溢性脱发。除了头发油，头还很重，如一块湿布包裹住了头一样，蒙蒙的，早上起不来，时刻都想睡觉，严重者走路都会睡着。

湿气重的人，别人出的是汗，你出的是油，一天到晚脸上油光可鉴，用纸一擦可以炒好几盘小菜。很多小伙伴为此烦恼不已，都不敢出门。脸上会长很多痘痘，这种痘痘的颜色比较暗沉，特别不容易消除。如果上火长痘痘一天就会自动消失。

再看舌头，伸出来水滑水滑的，舌苔厚厚的，舌头又胖又大，这是被湿气泡的，边缘还有齿痕。湿气重的人早上起来刷牙会恶心，一天到晚总觉得嗓子有什么东西堵着，咽不下去吐不出来，这是痰。

湿气重的人胃口不好，吃什么都不香，人家在狼吞虎咽，他在一粒一粒地夹着米饭，慢吞吞地放进嘴里。吃一点生冷寒凉的水果就堵在

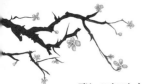

那,下不去。为什么?因为湿气困脾,湿气把脾胃困住了。

湿气重的人会有口臭,确切地说是胃臭,是胃肠里的食物一直消化不了,堆在那里发酵,这个腐败的浊气往上走自然就臭了。所以调理口臭重点在调理脾胃。

湿气重的人不仅口臭,全身的体味都非常重。

湿气重的人二便不爽。夏天的时候腹泻,一天要跑好几次厕所,即使不腹泻,拉出来的大便特别黏腻,臭气熏天的,马桶怎么冲也冲不干净,必须借助马桶刷和洁厕灵。小便浑浊,尿色发黄,要么小便频繁,尤其是起夜,一晚要好几次。还有的人会阴囊潮湿或阴囊坠胀。

湿气重的人膝盖会痛,双腿乏力,他们的原则是,能够躺着绝不坐着,能够坐着绝不站着。湿气重的人会有脚气,脚汗特别多,袜子一脱一屋子人都受不了那个味。有的还会痛风,就是脚趾头里面像电钻一样钻着痛。这些都是湿热下注所致。

湿气重的人老有吐不完的痰,早上起来刷牙恶心、呕吐,但又吐不出什么。湿气重的人还会有眼袋,身体容易浮肿,用手按一下,根本起不来。

以上就是文小叔总结的各种各样的湿气的表现,小伙伴们可以对照自己的身体,如果有好几条符合那你的身体必然有湿邪了。

看到这,有小伙伴急了,哎呀,小叔,赶紧公布方子吧,刚对照了一下,我的湿气太重了,超过了五条,我得赶紧买回来吃。

唉,文小叔真的想说一句,太多的人只追求方子,只需要你告诉他吃什么,从来不愿意多花一点时间去了解为什么要吃这个。这是养生大忌。今天告诉你了,下回遇到了你还是不知道,还是要问。

文小叔常常感叹,在这个快节奏的时代,人们往往只追求术,而不追求道。甚至有的粉丝竟然留言说,你只要告诉我们什么病吃什么药

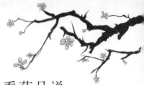

得了,其他都是废话。文小叔深感无奈与悲哀,说,你可以去看药品说明书,文小叔的文章不用看了。

好了,原谅小叔牢骚了一番,文小叔所说的唯一主打祛湿的中成药就是参苓白术散。

我们且看参苓白术散的组成:人参、白术、茯苓、甘草、山药、莲子、薏仁、砂仁、桔梗、白扁豆。

这个方子有何妙处?我们先来思考,祛湿的本质到底是什么?祛湿的灵魂的到底是什么?湿为阴邪,阴邪需要阳气来化,所以祛湿的本质是扶阳。

为什么你身上的湿气会越聚越多?因为运化出了问题。谁主运化?脾主运化。脾一旦运化起来,它的升清降浊功能就会得到充分发挥,浊气往下降,清阳往上升,头脑清爽,身体轻盈,湿气荡然无存。所以祛湿的灵魂在于健脾。脾胃属土,兵来将挡水来土掩,土能克水。

祛湿的本质是扶阳,祛湿的灵魂是健脾,这个方子谁来扶阳,谁来健脾?

靠四位君子,靠四位君子齐心协力,通力合作,各司其职,共同完成健脾扶阳的重任。这四味君子是:人参、白术、茯苓、甘草。名曰:四君子汤。

四君子汤是健脾第一方,没有之一;四君子汤是补气第一方,没有之一,补气就是扶阳,气为阳,血为阴。

人参,这里应该是党参,补一身之气,与黄芪有异曲同工之妙,党参味甘,尤其善于补脾胃之气。白术与茯苓是健脾祛湿的黄金搭档,白术可以加强脾胃的气化功能,主升,茯苓把身上的水湿通过小便的形式往下利出去,主降浊。这一升一降,脾胃这个轮子就运转起来了。甘草,调和诸药。

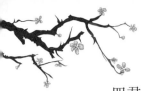

四君子汤解决了祛湿的根本与灵魂,接下来就好办了,解决了主要矛盾,我们再来解决次要矛盾。

党参补气太单一了,于是找来桔梗帮忙,桔梗的药性往上走,可以把气机往上提,对气虚的人尤其有好处。湿气重的人还有痰,桔梗还可以化痰。桔梗还可以宣肺,补益肺气,肺气足了,毛孔的开合功能才会强大,这样水湿更容易被宣化出去。

白术健脾有些孤单,于是叫来小伙伴白扁豆与山药来协助。白扁豆也是健脾的,同时还有止泻的作用,很多脾虚湿气重的人不是有慢性腹泻、便溏吗?白扁豆就可以搞定。为什么还要叫来山药兄弟呢?因为健脾需要消耗气血的,而山药直接补脾,补足气血。

又是党参、又是桔梗、又是白术、又是山药的,补太过了怎么办?不怕。有砂仁来帮忙。砂仁可以理气,把补进去的气理得顺顺当当的,从而避免气滞。砂仁有一股特殊的芳香,我们知道脾有一个特点,特别喜欢芳香,芳香可以醒脾,把慵懒的脾胃叫醒,让脾胃精神抖擞。砂仁这味药一用上,很多人的胃口就开了,吃什么都香。

这边在补,那边在漏也不行啊,于是又加了一点莲子,莲子可以健脾、固肾,有止泻、止遗、止带的作用,说白了与芡实一样,有一种很强的固涩能力、封藏能力,让身体的精华物质不白白流失。

最后茯苓渗湿,身体水湿太多,茯苓单打独斗难免寡不敌众,于是叫来力道更猛的薏仁,薏仁一来,那架势,水湿吓得望风而逃。我们知道薏米是寒凉的,但是用在这个方子里完全不用担心,因为有了配伍,薏米的寒凉完全中和掉了,只剩下利水的作用了,而且这里的薏米也不是主角,只是小小的配角。

这就是一个主打健脾祛湿的中成药参苓白术散。它出自宋朝著名的医典《太平惠民和剂局方》。这本医典出了太多的名方了,如逍遥

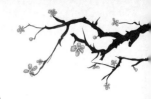

丸、四物汤、四君子汤、香砂六君丸、八珍汤、十全大补丸等。

所以，我们有理由相信，这个参苓白术散亦非同凡响。

而且这个方子最大的好处就是，里面的药物除了白术，其他都是药食同源的药材，非常安全，小孩子也可以用，对小孩子的慢性腹泻、慢性湿疹非常好使。

冰冻三尺非一日之寒，对于比花岗岩还顽固的湿气来说，我们要有足够的耐心，要做好打持久战的准备，一方面要杜绝那些产生湿气的行为，一方面要适当运动，然后再用这个平和的参苓白术散，慢慢把身体的湿气去掉。

何况参苓白术散有谦谦君子风度，绝不是张飞、关羽那样的猛将，它的祛湿力道是绵长而缓慢的，所以千万急不得。很多粉丝反映，用一个月左右，最大的感受就是胃口好了，食欲增加了，大便成形了，腹泻的症状大大缓解。

无论你是男是女，无论你是寒湿还是湿热，除了孕妇，都可以用。

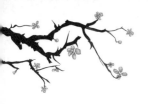

梅核气与半夏厚朴汤

　　最近文小叔收到了很多女同胞的烦恼。她们得了一种奇怪的病，总觉得嗓子里长了什么东西，吞咽的时候很不爽，似乎有什么东西卡在了咽喉，于是使劲咳，企图咳出来，却怎么也咳不出来。咳不出来那就咽下去吧，使劲咽，甚至往嘴里灌一大杯水，企图咽下去，但是无济于事，根本咽不下去。

　　于是慌了，很多女同胞忧心忡忡，以为得了什么喉癌或食管癌，匆匆忙忙跑到医院检查，喉咙没事，食管没事，什么也没长。

　　这到底是什么奇怪的病？此时西医会告诉你是慢性咽炎，如果去看中医，中医会告诉你是梅核气。

　　是的，这就是梅核气。梅核气，顾名思义，就觉得咽喉间有一个梅子的核卡在了那里。张仲景打了一个非常贴切的比喻：妇人咽中如有炙脔。意思就是好像有一块超薄超薄的烤肉片贴在了女人的咽喉中间，贴得太紧了，似乎与咽喉融为一体了，所以咽不下去吐不出来。最典型的症状就是总觉着咽喉有异物感，吞不下去吐不出来，但不影响进食，一天24小时除了吃饭与睡觉，其他时间都觉得喉咙超级不爽。

对于梅核气这种疑难杂症，早在两千多年前医圣张仲景就给出了妙方，可以说是唯一一个专门针对梅核气且效果奇佳的方子，名字叫作半夏厚朴汤。

叔叔朋友的女儿脾胃不好，肝气不舒，于是小叔就给她了张仲景的半夏厚朴汤加减：法半夏 12 克，厚朴 12 克，茯苓 20 克，生姜 15 克，苏叶 9 克，白术 12 克，柴胡 9 克，白芍 12 克，桔梗 9 克，枳实 6 克，甘草 6 克。

这个方子前面的五味药是张仲景的原方，后面的六味药是小叔增加的，主要用来解决肝气不舒与脾虚湿盛这两大问题，因为现在的很多女性朋友都有这两大问题，如果不解决这两大问题，梅核气就不能根治。因为张仲景这个方子是治标的。有的人用了这个方子好了一阵子就复发了，原因就是没有治本。

叔叔朋友的女儿用了一周，症状大为减轻，从来没有觉得喉咙如此爽利过。然后小叔又让她服用逍遥丸与参苓白术散一个月来善后、巩固，同时叮嘱以后遇到事情一定要想开点，不要把气憋在心里，要找适当的时机、适当的方法宣泄出来。不然以后梅核气还会复发，搞不好还会得乳腺增生、子宫肌瘤、卵巢囊肿等一系列的妇科疾病。

那么这个半夏厚朴汤加减到底是怎么搞定梅核气的呢？

首先我们得明白为什么会得梅核气这个怪病。

梅核气，一看这个名字就知道这种病是气机不顺导致的病，所以一定要理气顺气，不能补气，如果补气就会越补越觉得咽喉堵得慌。气机不顺又是什么原因引起的呢？我们知道肝主一身气机，肝一旦出了问题，身体的整个气机就乱了，该散的不散堵在不该堵的地方，该升的不升，该降的不降。

所以如果要治本，第一步我们就要疏肝理气，解决肝气不舒的问

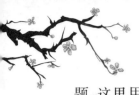

题,这里用了柴胡与白芍,柴胡疏肝解郁,让肝气舒展,顺着肝不喜欢束缚的性子,让它快快乐乐地做自己。白芍柔肝敛肝血,让肝的性子不要太急躁、太刚烈。

然后再用苏叶这味轻薄善于宣散的药来辛温解表,把身体里面郁结的气全部散出去,一般来说花叶类的药都走上焦、走心肺、走表、走皮肤,能够宣散所有郁结的气机。

既然是身体气机不顺,所以小叔在这里专门加入调理气机的两味药,桔梗与枳实。桔梗在这里妙用无穷。一方面它也可以宣肺,与苏叶一样可以宣散气机,把堵在咽喉处的气宣散掉。另外,它还可以化痰,清咽利喉,让你的咽喉干干净净,没有痰浊,直接针对咽喉,可以把整个药性带到咽喉,是咽喉要药,任何咽喉方面的疾病都可以适当加入它。

桔梗与枳实一起用,还可以一上一下,一升一降,桔梗升提气机,枳实降气破气,可以打开身体各个要道的气机,很多气满导致的病都需要枳实来破。枳实除胸闷,厚朴除腹胀,这样一来,整个气满的问题就得到解决了。总之桔梗与枳实一升一降,就好比家里的南北窗户都打开了,气机对流,各种郁结的气就会消散,身体的气机就会得到正常运转。

解决了气机的问题,接下来就要解决痰的问题。因为梅核气的发病原因就是痰气相搏,凝结于咽喉。就是痰与气拥抱在了一起,在咽喉这个狭窄的要道找了一个安乐窝,过起了幸福的日子。

有小伙伴纳闷了,小叔,既然是痰,那为什么吐不出来呢?

问得好,因为这里的痰不是有形之痰,而是无形之痰,弥漫在身体各个角落。无形之痰当然吐不出来了。

又有人问了,小叔,为什么这个痰与气要在咽喉这里过小日子呢?

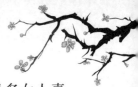

因为咽喉这个地方太狭窄，容易堵，另外，怒则气上。很多女人喜欢生气，不管是生闷气还是发火，这个气都会往上走，走到喉咙这个狭窄的地方刚好遇到了痰，于是就不走了。

所以，一定要化痰，如果没有痰，即便你怒则气上，也不会有梅核气，比如男人发火的概率并不比女人少，为什么男人就很少得梅核气呢？因为男人的阳气相对女人要足，不容易生痰。男人只有老的时候才会有痰或经常抽烟的人火炼成痰。

怎么化痰呢？张仲景用了化痰高手半夏，半夏同时可以降逆，把咽喉间那堵痰气往下降，然后通过消化道一路下行，最后排出去。痰为阴邪，所以要用温阳的方法来化掉，这里张仲景用了生姜来温化痰饮，生姜也有散邪气的作用。

但是痰的来源是什么呢？首先是湿气，湿气进一步发展就会形成痰，先是无形之痰，再是有形之痰。所以要祛湿，这里用了茯苓来祛湿，茯苓无色无味，中医认为这个干干净净甘淡的药可以把身体的湿浊渗透出去。

但是这还不能治本，祛湿化痰如果要治本，一定要健脾，加强脾胃的运化。中医认为诸湿肿满皆属于脾，中医还认为，肺为贮痰之器，脾为生痰之源。也就说，痰湿的真正来源是脾胃，是脾胃不能运化了，所以把痰湿送到了肺里，肺只不过是痰湿的垃圾桶，但倒垃圾的却是人，所以要解决痰湿的来源就要健脾。

正因为如此，小叔才加入了白术这味健脾最好的药。白术，性稍微有点温，有一股特别好闻的香味，香就能醒脾，温则能够健脾，脾得温则运，可以让脾气上升，提高脾的升清作用，清阳一升，浊气就会下降，再配合茯苓降浊水，整个脾胃就运转起来了。

注意这里要用生白术，生白术健脾祛湿，炒白术则补脾，这里不要

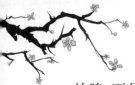

补脾,而是健脾,让脾自己发挥主观能动性,自己解决问题。

这个方子怎么用呢？如果你不相信小叔,就只信张仲景,就直接用张仲景的原方,小叔后面加的几味药可以去掉。如果你觉得你脾胃不好,又肝气不舒,觉得小叔说得有道理,可以一起用。

一天1剂,7天1个疗程。服用3个疗程。这个方子有些温燥,可能会耗散津液,服用这个方子如果觉得口干舌燥可以喝点酸梅汤。另外,宣散气机的药会耗气,虽然有桔梗防止气虚,但力度不够,如果气虚的人服用这个方子感觉气不够用,可以同时服用补中益气丸。

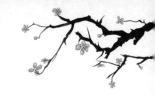

香砂六君子汤赶走多年的老寒痰

化痰最彻底的方子来了，从根上把你的痰化掉，痰没了很多怪病就会消失！

内蒙古呼和浩特有一位中年大姐，说偶然的一个机会看到了小叔的公众号，相见恨晚马上关注并置顶了，然后接下来好几天都在翻看小叔以前的文章，越看越有味，像看小说一样。

这位大姐很喜欢学以致用，于是按照小叔文章中的方子开始为自己调理起来。大姐有一个毛病，也不算大病，就是特别烦，每天都要吐很多的痰，尤其是早上起来痰都堵在嘴巴了，太难受了。一直吐，隔一小时就要吐一次，吐到下午才好一些。因为痰黏黏糊糊的，脏兮兮的，味道不好闻，以至于都不敢大声正面对别人说话，生怕口里的味道传给别人。

小叔写了两个化痰的方子，一个是化痰的基础方——二陈丸，一个是化痰的泡脚方——温胆汤。大姐刚开始服用的是二陈丸，跑遍了呼和浩特的药店都没买到，后来在网上买到的。服用一个月二陈丸，她的痰果真少多了，甚至一天都没有痰了，只有早上起来有那么一

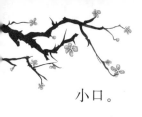

小口。

大姐心中窃喜，难道困扰自己十多年的痰就这样跟自己拜拜了？于是她就停止了服用二陈丸。然而让大姐郁闷的是半个月后，她的痰又开始蠢蠢欲动了，很快又复发了，跟平常一样多。

大姐不甘心，又开始按照小叔另外一篇文章的方法来调理，就是买温胆汤泡脚。还别说，这温胆汤泡脚效果不比二陈丸差，才泡一天就感觉痰少了，泡了一周痰大大减少，坚持了一个月，痰竟然没了！

大姐欢喜不已，心想这回痰该化掉了吧？于是大姐没再用温胆汤泡脚，好不容易过了一个月没有痰的日子，谁知一个月后痰又卷土重来。

这回大姐彻底没辙了，恰逢小叔那段时间正在开展免费电话咨询活动，大姐一个电话打进来，问："为什么我的痰断不了根呢？吃药就好一点，不吃痰又出来了。"

小叔说："吃药就好一点恭喜你说明你吃对药了，不吃又复发，这不是药的问题，而是你的个人习惯没有改变，以及没有从根上断绝痰的来源。"

大姐说："我没什么不好的习惯啊，就是每天喝三杯酸奶，再加上平时吃点奶酪而已，你知道的内蒙古特产就是牛奶以及奶制品。"

小叔说："这就对了，问题就出在牛奶与奶制品上，你适不适合喝牛奶看看你的舌头就知道了，如果你的舌头干干净净、清清爽爽，没有厚厚的舌苔，可以适当喝一点。但你的舌苔又厚又白，还黏黏糊糊的，同样黏黏糊糊特别滋腻特别不容易运化的牛奶与奶制品吃进去等于雪上加霜，痰上加痰。奶制品属于肥甘厚味，最容易生痰湿。你一边在吃化痰的药，一边在吃生痰的食品，这痰一辈子也化不掉。"

大姐恍然大悟，那我戒掉牛奶与奶制品就可以彻底把痰化掉了吗?

小叔说,还差一步,你以前吃的二陈丸是治标的,温胆汤泡脚也是治标的,要从根本上断绝痰的来源必须要健脾。中医认为,肺为贮痰之器,脾才是生痰之源。脾胃不好,痰永远化不掉。

于是,小叔给大姐推荐了名方香砂六君子汤:木香9克,砂仁9克,党参15克,茯苓15克,白术15克,甘草15克,陈皮12克,法半夏12克,生姜6克。

大姐一边用温胆汤泡脚,一边坚持服用这个方子21天,同时戒掉奶制品以及寒凉的水果,彻底把折磨自己十多年的老寒痰赶出去了,至今没有复发。

我们来分析一下这个香砂六君子汤。

这个方子很简单,配伍也相当精妙,君臣佐使天衣无缝。这个方子宋朝就有了,出自《太平惠民和剂局方》。这个方子包含了两个千古名方:千古第一补气方"四君子汤"与千古第一化痰方"二陈汤"。

这个四君子汤是什么呢?就是四味药材,它们像君子一样彬彬有礼,温文尔雅,它们通力合作,走到了一起,共同发挥补气的作用。这四味药材是:人参(宋朝时的人参指的是现在的党参)、茯苓、白术、甘草。

我们知道脾胃是五脏六腑的中心,脾胃好比大户人家的丫鬟,各房的主人都离不开丫鬟,丫鬟倒下,整个家就乱套了。作为后天之本的脾胃,又是气血生化之源,脾胃不好,气血就不足。这个四君子汤就能从根本上打通中焦脾胃,让脾胃这个中心轮子运转起来。

四君子汤如何让脾胃运转起来的呢?要让脾胃运转起来,就要兼顾脾胃的升降功能,要兼顾脾胃的升清降浊功能,该升的升,该降的降。四君子汤中,党参是补中益气的,这里的"中"指的是什么?就是

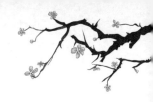

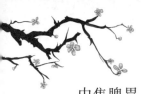

中焦脾胃。当然党参可以补一身之气,重点是补脾气,只有脾气足了,脾才会正常运转。我们通常说的"补气"补的是什么? 补的就是脾肺。"补血"补的是什么? 补的就是肝肾。

白术与茯苓,这是一组经典对药,天造地设的一对,所谓对药就是必须一起使用效果才好。白术与茯苓出场的机会非常多,文小叔也说过好多次了。尤其是茯苓,中医这么多方子,用得最多的药是什么? 就是茯苓。人家慈禧太后天天吃茯苓饼。

白术升清,茯苓降浊,白术把阳气往上升,茯苓把湿浊往下降,一升一降,甘草再来稳稳当当守中,这样脾胃这个轮子就转起来了。

其实白术最大的妙处就是可以加强脾的气化功能,什么是脾的气化功能呢? 打个比方,我们的口腔之所以保持湿润的状态不干靠的是什么? 靠的是喝进去的水吗? 当然不是。靠的是喝进去的水被脾气化成的津液。这个津液被脾带上来才能滋润我们的口腔、嘴唇。如果脾的气化功能不足,即便你喝再多的水还是会口渴的。

这个津液就好比锅盖上的水蒸气。锅盖上的水蒸气从哪里来呢? 从锅里的水来吗? 当然不是,是从烧开的水来。要把锅里的水烧开必须加热,必须要有炉火。这个炉火就好比脾的气化功能。

所以,如果你喝了很多水不解渴就要想其他办法了,不要再傻乎乎地灌水了,这样会严重损害你的肾。

因为白术这个特殊的作用,所以,白术既可以调理腹泻又可以调理便秘。

四君子汤是从根本上解决脾胃问题,从根本上解决湿气来源,所以被称之为健脾补气第一药。后世很多健脾补气的药几乎都有四君子汤的成分。

脾不好的人慢慢就会形成湿气,湿气多的人慢慢就会形成痰,痰

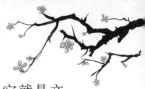

多了怎么办呢？于是这个方子里另外一个千古名方登场了，它就是文小叔之前介绍过的二陈汤：陈皮、半夏、茯苓、甘草。

陈皮与半夏，正如白术与茯苓，也是天造地设的一对，这两味药越陈效果越好，经过岁月的洗礼，风雨的磨炼，陈皮与半夏化起痰来不峻猛不急躁，它们很有耐心，非常沉稳成熟，像历经沧桑的又不失锦绣年华的中年人。

也正是陈皮与半夏这个特性，它们成了化痰的基础方，无论你是什么样的痰，无论是白痰、黄痰，还是绿痰，无论你是寒痰还是热痰，都可以用这个二陈汤加减。

四君子汤加上陈皮、半夏也是一个著名的方子——六君子汤。这个六君子汤专门调理脾虚、痰多、咳嗽的。很多人咳嗽很多白痰，用了二陈汤效果不错，但过一段时间又复发，这是因为没有治本的缘故。二陈汤只是祛邪，治本治什么？自然是脾。所以这个时候用上六君子汤效果更佳。

不过也别着急用六君子汤，文小叔今天介绍的香砂六君子汤比六君子汤更强大。

香砂六君子汤比六君子汤多了三味药：木香、砂仁、生姜。

木香是干什么的？它有一股温厚而芬芳的香气，这是一味气药，是一味行气、理气的药。木香可以让你气顺，气顺了就不会胀、不会痛。木香是气药第一，与香郁齐名。

很多人补气，补了之后反而有些胀满，为什么呢？因为身体里面有些气滞，这个时候用上木香把气理顺了，就不会出现气机壅塞而导致的闷满不适了。香砂六君子汤中有四君子汤补气，又有木香理气，补气的同时理气。

砂仁有一股浓郁的香味，温而燥，所以它能够醒脾开胃，它最大的

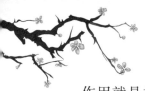

作用就是把你的胃口打开,把胃中的浊气化掉,这样你才会吃什么都香。不过,很多人受不了砂仁的味道,但是那些身上湿浊很重的人却对它情有独钟,闻一闻就觉得全身上下每一个毛孔都透露出一种舒爽。

这世上有针对病的药,也有针对药的药,砂仁就是一味针对药的药。它能够让你更好地消化吸收药性。比如很多人脾胃虚弱,湿气泛滥,吃不了六味地黄丸这样的滋腻药,吃了就会便溏,这个时候用砂仁水来送服六味地黄丸就可以很好地解决这个问题。

生姜,自然不用小叔唠叨了,它可以温中止呕,祛湿散寒,用在这里主要是帮助化痰,不管怎么说痰总是属于阴邪的东西,这种阴邪的东西需要温化,用上生姜刚好可以助二陈汤一臂之力,起到锦上添花的效果。

这个香砂六君子汤特别适合哪些人服用呢?就是那种没有胃口的,舌苔白厚有齿痕,白痰很多的,大便不成形,比较肥胖的人吃。

如果你的情况也与文中的大姐一样,不妨试试这个香砂六君子汤,吸取大姐的教训,切记不要一边吃化痰的药,一边吃生痰的食物。

对了,不方便熬药的人可以选择中成药香砂六君丸,效果慢一些,但方便。

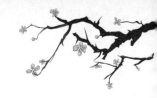

化瘀第一人开出的 4 个妙方

　　化瘀第一人开出 4 个方子，搞定你全身上下无处不在的瘀血，无痛一身轻。

　　化瘀第一人是清朝名医王清任。

　　王清任这位大师最大的癖好就是喜欢解剖，号称解剖狂人，要知道古人受儒家思想的影响，根本不可能接受解剖。于是乎他老人家先是找小动物解剖，有机会的时候偷偷摸摸找人的尸体解剖。通过解剖，他认为古代大家对人体五脏六腑的位置以及重量并不完全准确，必须要纠正，于是他奋笔疾书，把一辈子的经验写成一本皇皇巨著《医林改错》。

　　王清任对中医最大的贡献就是对气血的论述，他坚定地认为，人之所以得病不外乎两大原因，一个是气血不足了，一个就是气血堵了，不足与堵塞都会造成瘀血，所以人一辈子要活血化瘀。

　　不通则痛，我们身体很多部位的疼痛都是瘀血造成的，只要把瘀血化掉，无痛一身轻。

　　瘀血不去，新血不生，瘀血会阻碍新的气血的生成，新的气血无法

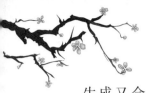

生成又会加重瘀血,这样就会恶性循环,所以我们要时刻注意活血化瘀。

最近西医提出了一个新的概念:微循环障碍。说的就是中医概念上的瘀血。

为搞定全身上下的瘀血,王清任冥思苦想、绞尽脑汁开出了4张活血化瘀的方子,这可是他老人家一辈子呕心沥血的总结。现将4张方子介绍如下。

第一,王清任开出的第一张方子,专门治疗头面部和四肢的瘀血——通窍活血汤:赤芍6克,川芎6克,桃仁9克,红花9克,生姜9克,大枣7枚,老葱9克,麝香0.15克,黄酒250毫升。

头面部的瘀血会导致什么样的症状呢?

头痛,就是固定不移那种头痛,晚上加重,白天减轻。

脱发,脱发的原因很多,有一种就是瘀血导致的脱发,这个道理应该很好懂,头发需要气血来滋润,头部有瘀血,气血上不来,头发自然会脱落。很多年轻人的斑秃除了情志因素之外,一大原因就是瘀血。王清任说,如果你是瘀血导致的脱发,服用3剂就可看到效果,服用10剂就可以长出新发。如果你用了很多补血的方子也没治好脱发可以试试这个通窍活血汤。

王清任还说,这个方子还治疗白癜风与紫癜风,以及满脸青紫,包括嘴唇青紫,都是瘀血所致。

这个方子还治疗酒糟鼻。

通窍,通窍,我们的头面部是清窍集中地,眼睛、耳朵、鼻子、嘴巴一共7个窍门。

这个方子要用黄酒来煎煮。先用黄酒250毫升,把药煎至150毫升,然后把药渣去掉,再把麝香放入,再次煎煮到水开。

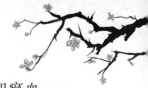

第二，王清任开出的第二张方子，可以治疗胸中的一切瘀血——血府逐瘀汤：生地9克，当归9克，赤芍6克，川芎4.5克，桃仁12克，红花9克，柴胡3克，枳壳6克，牛膝9克，桔梗3克，甘草8克。

首先我们得明白王清任这里的血府指的是什么。

我们通常意义上的血府指的是全身上下的血脉，但王清任这里的血府专门指的是心胸这一块，就是心肺这一块，胃以上部分。

所以这个血府逐瘀汤第一治疗的就是胸痛，瘀血导致的胸痛，白天减轻，晚上尤其是睡觉的时候加重，比如西医诊断的冠心病等。

有的人很奇怪，晚上睡觉必须露出胸部，一块薄布也不能盖。胸中烦闷，发热，心烦不得眠，刚睡下就想起来，起来坐一会又想睡，如此折腾，就是胸中有瘀血，血府逐瘀汤就可治疗。

这个方子特别能够治疗灯笼病。灯笼病就是心里面烦热，外面却觉得发冷，这就是灯笼病。《老中医》里面提到过的。这就是瘀血导致的。不能补血也不能清热，只能化瘀。瘀血一去，血活热退。

这个方子还治疗喝水就呛，以及单纯性的干呕，没有其他症状，就是干呕，呕也呕不出什么来。

每天晚上定时发热，或者下午定时发热，瘀血所致。血府逐瘀汤非常好使。

第三，王清任开出的第三张方子，主要治疗上腹部的瘀血——膈下逐瘀汤：灵脂（炒）6克，当归9克，川芎6克，丹皮6克，赤芍6克，桃仁（研）9克，红花9克，乌药6克，元胡3克，香附4.5克，枳壳4.5克，甘草9克。

王清任这里的膈下指的是胃、肝、脾、小肠部位，大概是肚脐以上部位。

王清任说这个膈下逐瘀汤特别能够治疗肚子痛、腹痛，只要疼痛不移动，就是瘀血，可以大胆用之。

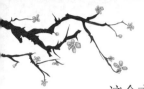

这个方子还可以搞定小儿疳积，就是那种肚子很大，肚皮上有青筋。

第四，王清任开出的第四张方子，可以治疗很多妇科疾病，还可以种子安胎，治疗不孕——少腹逐瘀汤：小茴香（炒）7 粒，炒干姜 0.6 克，官桂 6 克，元胡 8 克，当归 9 克，川芎 3 克，没药（研末）8 克，赤芍 6 克，炒灵脂 6 克，生蒲黄 9 克。

中医说的少腹指的是肚脐以下这一块，这一块是妇科病好发的部位，比如子宫肌瘤、卵巢囊肿等，凡是少腹结块都可用少腹逐瘀汤。

这个方子除了活血化瘀，还有温经通络、行气止痛的作用，对女人的痛经很有效果。

此方最大的效果是治疗不孕。肾主生殖，很多大夫治疗不孕都会从补肾入手，王清任独辟蹊径，认为如果血虚寒凝也会导致不孕，也就是我们习惯上说的宫寒，如果一个女人的子宫像冬天一样寒冷怎么可能孕育出一个新的生命。所以必须要把女人的子宫变成春天。所以要活血化瘀，温经通络，散寒止痛。

话说王清任的一位朋友，年过花甲，一直苦于没有儿子继承香火，于是王清任便开出了少腹逐瘀汤，让这位朋友的妻子服用。每月服用 5 剂，六月服用，九月就怀孕了，第二年的六月生下一个大胖儿子。一时间被传为美谈，王清任被老百姓夸赞为送子观音。

如果你一直没有怀孕，补肾、补血的药吃了很多，又有宫寒的症状，不如试试少腹逐瘀汤。

有子宫肌瘤的人一定要试试，效果也很好。

有的女人月经不调，一个月要来 2～3 次，每次 2～3 天，断了又来，来了又断，月经有血块，发黑，这就是瘀血造成的，也可以用少腹逐瘀汤。

之所以淋漓不尽，就是因为来得不痛快，来得不痛快就是因为瘀血堵住了，把瘀血化掉，月经一次来痛快了，就不会拖拖拉拉了。

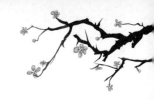

甲状腺结节、乳腺增生、子宫肌瘤

你相信运气吗？估计很多人都会说相信,但是很多人并不认为好运气会砸在自己的头上,就好比买彩票中 500 万这样天上掉馅饼的事根本轮不到自己。

文小叔有一位粉丝,陕西的廖女士称自己撞了大运了,说自己遇到了这一辈子从没遇到过的好运气,比中 500 万还高兴。

事情是这样的,她说,偶然的一次机会翻看小叔以前的文章,从文章后面的留言看到了小叔的微信号,如获至宝,觉得太幸运了。后来又抱着试试看的心态添加了小叔的微信,让她喜出望外的是小叔竟然通过了她的请求。后来又抱着试试看的心态咨询了小叔一个问题,没想到小叔很快就回复她了,她觉得自己真的是太幸运了,有点受宠若惊的感觉。

小叔通常不会回复,因为网上问诊是很不靠谱的,真正的看病是要当面看,要望闻问切一起来。

更幸运的还在后面,这位女士问的是甲状腺结节的问题,一个月

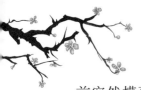

前突然摸到脖子上长了一个黄豆大的肿块,去医院检查说是很多女人都有的甲状腺结节。廖女士出于对甲状腺癌的担忧,于是咨询小叔中医有没有方子可以把甲状腺结节消掉。

这位女士自学中医已经两年多,她自己给自己开了一个方子,然后问小叔方子可行不。廖女士给自己开的方子是一些软坚散结的药材,小叔又给她加了一些疏肝理气加活血化瘀的药物。

汤药 7 天 1 个疗程,廖女士一共喝了 21 天,甲状腺结节明显变小,摸上去几乎快感觉不到了。廖女士乘胜追击,又服用了 21 天,刚刚冒出来的甲状腺结节消失了,把甲状腺癌发出的求救信号扼杀在了萌芽状态。

更让她惊喜的是,她的乳腺增生与子宫肌瘤也奇迹般地消失了!

廖女士当时只想调理甲状腺结节,乳腺增生与子宫肌瘤已经多年了,病情还算稳定,并没有想让小叔一起调理,再说,一下子问这么多问题有点太贪了。万万没想到,竟然歪打正着,一个方子治好了三种看似八竿子都打不到一块的病。天底下还有比这更幸运的事吗?所以,廖女士觉得比中了 500 万还高兴。

这就是中医的神奇之处,只要对症,效如桴鼓,令人叹为观止。廖女士的例子说明了一个很重要的问题,不同的病可以用同一个方子治疗,这叫作异病同治。

为什么不同的病可以用同一个方子治疗?因为这些病的病因是一样的。

就拿廖女士来说,廖女士的甲状腺结节、乳腺增生、子宫肌瘤是同一棵树上结出来的果子,这些果子属于残次品,如果只针对果子来治疗是治标,费老大劲了,如果针对这棵树来调理,就是治本了。把这棵

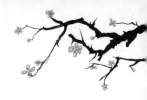

树治好了，这些歪瓜裂枣就会自动痊愈。

　　看到这，很多小伙伴纳闷了，小叔，你说这位女士的甲状腺结节、乳腺增生、子宫肌瘤是同一个病因导致的，那这个病因到底是什么呢？

　　这个病因就是肝气郁结。肝气郁结，气不流动了，就会堵在身体，堵在身体就会形成瘀滞，中医叫作气滞血瘀，气滞血瘀就会导致乳腺增生与子宫肌瘤。很多女人的子宫肌瘤与乳腺增生都是长期肝气郁结导致的。肝气郁结，无形之气与有形之痰湿一结合，在脖子上这个狭窄的通道安营扎寨，就会形成甲状腺结节。

　　廖女士自诉，因为丈夫事业非常成功，自己属于全职太太，所以在婚姻生活上一直不顺，长期处于生闷气的状态，很多抱怨的话只能憋在心里，没学中医之前更是如此。甲状腺结节冒出来之前就与丈夫生了一次大气，丈夫与女同事暧昧不清的微信聊天记录被她偶然发现了，气得不行，持续了一个月的冷战。

　　每一个甲状腺结节的女人背后都有一段肝气不舒的血泪史。女人本来天生就容易想不开，遇到事就更容易胡思乱想了。那些大大咧咧没心没肺的女人很少会长甲状腺结节的，男人长甲状腺结节的概率更小。女人特别容易肝气不舒，肝气不舒表现在两方面，一方面容易发火生气，另一方面压抑自己，不发火，但独自一人生闷气。如果这个女人本身有痰湿的话，每次生气，怒则气上，气夹杂着痰湿往上冲，冲到脖子就卡住了，于是堵在那里，天长日久，慢慢形成包块。

　　颈部又称脖子，是非常容易瘀堵的部位，这就好比一个城市最容易塞车的地方必定是十字路口，脖子恰好是人体的十字路口，人体十二条经脉都要经过这里，气血来来往往，风寒暑湿燥火各种外邪也容易来凑热闹，熙熙攘攘，摩肩接踵，所以最容易堵。

每一个甲状腺结节病变的背后都有痰湿的影子。通常胖的人长甲状腺结节的概率要比瘦人大得多，因为胖人喜欢肥甘厚味，身上多痰湿。如果生为女人，胖，又肝气不舒，那么这个女人长甲状腺结节是大概率事件了。

郁结的肝气，凝结的痰湿，堵在那里，慢慢就会形成一个孤立的小岛，气血不流通，就会形成局部瘀血。

由此可见，甲状腺结节的三大成因是：郁结的肝气、凝结的痰湿、瘀血。

知道了病因就好办了。

首先，要治气，要理气，这是治本。治气就是治肝，肝主一身气机，身体的气机顺不顺都由肝来决定。肝气不舒，人的气机就不顺。所以要疏肝理气。

其次要化痰，因为痰是这个包块的标。化痰的根源在脾胃，因为肺为贮痰之器，脾为生痰之源。

再次要软坚散结。包块这个标就是一块顽固的石头，是坚硬的结块，我们必须要把这个坚软化掉，再把这个结块散掉。

然后要活血化瘀。包块这个瘀滞要化掉，要把死血化掉，把新的气血引到这里来。

基于以上思路，文小叔给廖女士开出的方子是：香附9克，青皮9克，枳实9克，玄参15克，牡蛎15克，川贝母15克，夏枯草12克，当归6克，丹参6克，白术12克，甘草6克。

第一组药是治本的，疏肝理气，让肝条达起来，肝最不喜欢抑郁了，肝气舒展了，肝就开心了，肝开心了就会痛痛快快干活了，身体的气机就会顺顺畅畅。这里用了香附、青皮、枳实。香附是气药第一，理

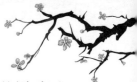

气效果一流。青皮就是陈皮的青年版,青皮血气方刚,理气的同时还破气,把郁结的气破开。陈皮是温厚的中年人,是君子,破气的作用少一些。因为甲状腺结节是一个很拥堵的状态,所以用青皮来破气。枳实,可以把整个气机往下降,从脖子一路降到底。

另外,这个青皮尤其对女人多出来的乳腺增生有破解的作用。

第二组药就是软坚散结的,甲状腺结节就是一个坚硬的结节,所以要散掉,要化开。这个结节里面有很多痰,所以用川贝母来化痰,川贝母化痰的同时本身还可以消肿散结。除了化痰,再用玄参、牡蛎、夏枯草直接来软坚散结。这三味药是治疗结节必须要用的药,是治标的。尤其是夏枯草,是治疗甲状腺结节的专用药。夏枯草还可以清肝火,很多女人肝气郁结,气郁就会化火。

第三组药就是活血化瘀的,用当归来补血,用丹参来化瘀,有些患者的子宫肌瘤消失不见,当归与丹参有很大作用。当归与丹参一补一泻,相得益彰,它俩合在一起,就是血管的清道夫。

最后用白术、甘草来保护脾胃,让脾胃健运起来,解决痰湿的来源。肝不好的人脾胃一定会受到影响,肝木克脾土,张仲景也说了,知肝传脾。肝病了,一定会把病传给脾,所以此时先要把脾胃保护好。

看到这里,有人问了,小叔,我有子宫肌瘤,是不是就可以用这个方子呢?这个可不一定。因为子宫肌瘤还有其他原因,比如受寒,这个时候就不适合,如果是肝气不舒导致的可以用。

如果没有甲状腺结节,有乳腺增生可以用吗?可以的,不过此方不是专门针对乳腺增生的。

如果有甲状腺结节完全可以用的,如果像文中的廖女士一样,甲状腺结节、乳腺增生、子宫肌瘤都有,八成也是肝气不舒了,可以用

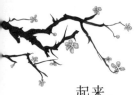

起来。

最后，文小叔要提醒的是，这个方子破的力量比较大，会损耗一定正气的，所以用了 21 天后一点效果没有就不要用了，树挪死，人挪活。用这个方子的同时用八珍粉来保护脾胃，补益正气是很好的选择。

结节，是在告诉你，以后一定想开了，想开了，这个结节自然就会散了。

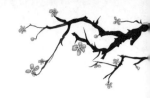

结石与猪苓汤

下面文小叔介绍一个厉害的方子,这个方子是特别针对泌尿系统结石的,包括肾结石、尿路结石,此方是正方,是名方,是张仲景《金匮要略》排行第一的妙方。

有一位安徽的女士为她丈夫求助,说丈夫是滴滴司机,为了少上厕所,刻意不让自己喝水,而且还经常憋尿,为了生意、为了客人真是拼了。已经发生了好几次尿路感染,都挺过去了。最近一直腰痛,没放在心上,以为是坐久了导致的。直到最近一次痛如刀绞,而且竟然尿血了,尿痛也撕心裂肺,这才匆匆忙忙去医院检查。检查后,被告知有肾结石,还有输尿管结石。

回家后告诉妻子,与妻子商量准备手术的事情。幸好他的妻子是中医粉,不仅是文小叔的粉丝,而且还有小叔的微信号,于是这位安徽的女士打算先用中医的方法排石,如果排不出来再手术也不迟。

于是,文小叔就给她推荐了张仲景的方子——猪苓汤加减。这个方子几乎是肾结石的特效方,基础方,只要是肾结石,都可根据患者的

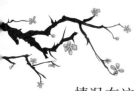
情况在这个方子的基础上适当加减,效果不说是百分之百,但十个人中有六七个是可以排出来的,除非是特别大的结石,结石越小越好排,泥沙样结石最好排。

安徽的女士先给丈夫服了 7 天,没什么反应,去医院检查了一下结石还在,这时候考验耐心与对中医的信任的时候到了,如果放弃只能去医院手术了。

女士有点左右为难,问小叔要不要再服了。文小叔说,不管如何,服完 21 天再说。

为什么要 21 天呢?

因为中医特别看重 7 这个数字,人的身体每隔 7 天就会发生一次变化,所以汤药一般是 7 天 1 个疗程,3 个疗程就是 21 天。

安徽的女士让丈夫继续服用猪苓汤,服用到第 15 天的时候,随着一阵剧烈的刺痛,丈夫忍不住大叫一声,用力一抖,结石终于被排出来了。乘胜追击,继续服用,服用完 3 个疗程 21 天,腰终于不再痛了,小便正常,尿频、尿急、尿痛症状消失,被西医诊断的前列腺炎也好了。

现在,小叔就隆重地介绍一下这个方子——猪苓汤加减:猪苓 9 克,茯苓 9 克,泽泻 12 克,滑石 20 克,鸡内金 12 克,海金沙 12 克,金钱草 30 克,白芍 12 克,甘草 6 克。

在分析这个方子怎么把结石排出之前,我们要先明白一个道理,结石到底是怎么来的?任何疾病都分虚实,那么结石是实还是虚。很多人动不动都说自己虚,脾虚肾虚五脏六腑都虚,却很少有人说自己是实。所谓虚,就是少了不应该少的;实,就是多了不应该多的。

那么很简单了,肾结石包括胆结石到底是虚还是实?肯定是实啦,这个结石就是多出来的我们身体不要的东西。得了实证该怎么调

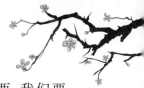

理呢？实则泻之，虚则补之。所以身体多了不应该有的东西，我们要用泻法、消法、破法。

肾结石要泻什么呢？肾结石中医认为就是水热之结，说更通俗一点就是湿热下注，凝结成石。凡是小便不利的人得肾结石的概率很大，为什么滴滴司机容易得肾结石？因为他久坐不动，因为他憋尿，一憋尿膀胱的湿热就散不掉，这些湿热会返回去，返到哪里？返到肾里。肾与膀胱相表里。肾里面的湿热需要靠膀胱去排，膀胱堵塞了，不通畅了，湿热肯定会影响肾的。湿热越聚越多，最后发展成结石。

这就好比大肠堵了，大肠里面的热一定会返回到肺里，肺与大肠相表里。肺一旦有了热，就会本能地去散热，如何散热？下面出不去只好从嘴里出去，于是各种口臭、口腔溃疡、牙龈肿痛、咳嗽、哮喘等，要么从皮肤出去，于是各种湿疹、荨麻疹、痘痘等。

所以，治疗肾结石治本一定要把膀胱的湿热清理掉，膀胱者，决渎之官，水道出焉，膀胱就好比一个水库，人体所有的废水都要通过膀胱排出去。所以我们要把膀胱的闸门打开，再引来一股大潮，彻底给膀胱，不，是给整个泌尿系统来一次痛痛快快的冲刷，把湿热之毒全部冲刷干净，肾结石就会随着这股汹涌的洪流被排出体外。

如何冲刷泌尿系统呢？这就要用到泻水湿的药了。张仲景用了猪苓、茯苓、泽泻三味泻水湿的药。茯苓比较平和，泽泻就比较猛了，偏寒，猪苓就更猛了，更寒了，这三药强强联合，引来周身之水来冲刷肾、膀胱、前列腺、尿道。

这三药用上，小便就痛快了，就多了，就不黄了，也不尿血了。

为了让这三药泻水湿的力量更强大，张仲景又叫来滑石帮忙。滑石一看名字就知道，这是一味很滑利的药，专门让我们的尿路滑溜溜的,这样水湿就更容易出去。结石堵在我们的尿路就会有艰涩之感,滑石刚好可以解决这个问题,让结石像坐滑板车一样,一路滑到底。

现在清热利湿完毕,治本了,我们再来治标。治标就是要用直接化结石的药。把结石碾压、磨碎、润滑,再排出去。著名的排石三药隆重登场:鸡内金、海金沙、金钱草。

很多病都有自己的要药,所谓要药就是某个病必须要用的药,比如咽喉要药桔梗,胃热要药蒲公英,肺痈要药鱼腥草,补血要药当归,伤科要药三七,肠痈要药败酱草,再比如我们今天提到的排石要药。

鸡内金是各种结石都必须用到的药,文章开头说的治疗胆结石的偏方就是鸡内金。鸡内金可以化瘀,张锡纯说它可以化全身的瘀滞,结石就是一种瘀滞。古人特别善于观察自然,观察动物,发现鸡有一个特别棒的胃,连石头都可以化掉,这个胃就是我们吃的鸡胗,鸡胗外面一层黄色的薄膜就是鸡内金。现代药理分析,说鸡内金成分非常复杂,有各种消化酶,所以能够消食化积。

鸡内金再加上专门排肾结石的金钱草,效果那是如虎添翼,金钱草又叫排石草,通淋排石效果杠杠的。再加上海金沙,这三药合用,一路披荆斩棘,让你的尿路畅通无阻,横扫一切结石。

最后再加上芍药与甘草。加芍药是因为芍药可以滋阴养血,排石利尿的药用多了会伤阴,芍药刚好可以把阴补上。更重要的是芍药与甘草合用,可以缓急止痛。肾结石是很痛的,是急症,中医认为甘可以缓急止痛,芍药本身就有缓急止痛的效果,身体任何由于筋脉失养导致的急性疼痛,白芍都可用来缓解。

清热利水,化瘀排石,缓急止痛,这就是排石妙方——猪苓汤加减。可以让你免受手术之苦,可以为你省很多钱,结石颗粒越小越有效。

　　服用的时候要注意，如果你的尿量一直上不来，说明你气虚，无法推动水液运行，建议加上黄芪 30 克。

　　这毕竟是一个猛烈的方子，会耗正气，没办法，要把结石排出来只能暂时委曲求全，服用完 21 天之后，无论结石是否排出来，请用补中益气丸来扶正。也可以一边服用此方，一边服用一些八珍粉或怀山药水。当然，如果在服药之前先请专业医师指导把关那是更好不过了。

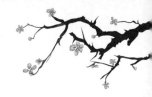

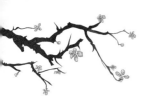

近视眼与益气聪明汤

现在有很多家长纷纷表示孩子学习压力过大,眼睛普遍近视,迫切地希望小叔写一写中医调理近视眼的方法。

关于近视眼中医到底能不能治有很大争议,但文小叔认为近视眼中医是可以治疗的,至少可以调理改善视力,如果是轻度近视完全可以摘掉眼镜的,因为小叔始终认为,在没有眼镜的古代,读书人锥刺股、头悬梁得了近视眼怎么办呢?难道就束手无策了吗?

于是小叔一边思考一边研读医书,功夫不负有心人,终于在一本医书上发现了一个专门治疗近视眼的名方。这本医书叫作《东垣试效方》。东垣就是李东垣,是金元四大家之一,医术高明,尤其擅长脾胃病的治疗。他在中医脾胃领域的建树至今无人超越,他的皇皇巨著《脾胃论》更是达到了登峰造极的境界,至今被后人膜拜。这个方子的发明人就是李东垣,这个方子叫作益气聪明汤,文小叔在方子后面加了一味药,石菖蒲,药引子。

方子如下:黄芪15克,党参15克,葛根9克,升麻4克,蔓荆子9克,白芍6克,黄柏6克,炙甘草3克,石菖蒲6克。

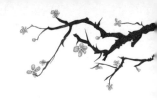

这个方子治疗近视眼的理论依据是什么呢？

李东垣认为：能近视不能远视者，阳气不足阴气有余。

李东垣经过多年的研究，认为近视眼的主要原因就是阳气不足，阴气太多，阴气太多制约了阳气的升发，所以治疗近视应当补阳气，泄阴气。

如何补阳气呢？不是直接补肾壮阳，而是要健脾养胃。因为脾主升清，胃主降浊，脾好了，阳气就容易升到头面部，胃好了，浊阴就会归于肠府，最后排出去。

脾胃属于中焦，中焦堵了，脾气就无法升上去滋养头目，所以就不能看远的地方。

我们知道李东垣是脾胃大家，所以他的理论很多来自脾胃，这个论点也可以从《黄帝内经》里面找到支撑。《黄帝内经》曰："九窍不利，皆属脾胃也"。也就是说脾胃不好，运化失常，就没有充盈的气血去供养九窍，眼睛就是九窍之一，而且是最需要气血，最需要阳气的窍门，当阳气不足时，就会近视。

那这个方子到底怎么治疗近视眼呢？

根据李东垣的理论，第一步就要先把气血补足了，如果气血不足，你怎么升也升不上去的，即便升上去了，下面也空了。所以李东垣在这里用黄芪与党参来补气，黄芪可以补一身之气，补五脏六腑之气，尤其善于补肺气。党参也是补气的，是虚损病要药，比之于人参的峻补，党参更平和，适合大多数人，党参最主要是补中焦脾胃之气。

黄芪与党参连用，解决了阳气不足的问题。接下来我们就要把阳气升提到头面目上去，不然还是白搭，依然解决不了眼睛的问题。

所以第二步李东垣用了三员大将来提气，分别是葛根、升麻、蔓荆子。葛根大家很熟悉，很多女人用它来丰胸，其实葛根的主要作用是

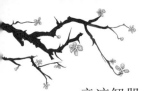

辛凉解肌,通常风热感冒发热的时候可以用。葛根还有一个作用,它可以升清阳,药性一直往上走,走到颈椎,能够把颈椎疏通,让阳气源源不断往头面部输送,张仲景的葛根汤就是专门治疗颈椎病的。李东垣在这里用的就是葛根升清阳的作用。

升麻不用说了,一看就是一种升提之药,可以提气,补中益气丸里就用了升麻。升麻还可以发表清热,把浊阴水湿通过皮毛发出去,毛孔一开,湿热就会散去,所以升麻还可以治疗麻疹,可以把麻疹发出来,而不是逼到身体里面去。葛根与升麻通常一起用,有一个方子叫作葛根升麻汤,专门治疗小儿麻疹想要发出来却发不出来之病。

这个蔓荆子很有意思,一般来说种子的药性都往下走,叫作诸子皆降,因为种子聚集了精华,质地比较重,必须要降落在土壤里才能生根发芽。但是这个蔓荆子却独独例外,不走寻常路,独辟蹊径,让世人记得它,它的药性往上走,可以升提,可以协助葛根、升麻把阳气升提到头面目。

但蔓荆子还有一个好处就是,药性走到头面目后,还可以把聚集在头面目的风热之邪气疏散,这样更有利于眼睛的治疗。

第三步,我们就要泄浊阴了。阳气不足的时候我们一定要想到一方面是阳虚,另一方面是阴寒湿气太多,阻碍了阳气的生发。所以我们在补阳气的同时要泄浊阴。这里李东垣用了黄柏来清热除湿,浊阴一降,清阳就升。一升一降,身体的气机就运转起来了。

最后再来一点炙甘草调和诸药,补充津液。这个方子就完成了。

小叔为什么要在这个方子加入石菖蒲呢?因为石菖蒲是开窍药,有一股芳香,可以疏通九窍之门,九窍堵塞阳气不容易进入,所以疏通后更有助于药性发挥。这个石菖蒲开心窍,通九窍,九窍不利,比如耳鸣、近视都可以用。

当然，你也可以不加入这味药。

这个方子不仅仅是治疗近视眼，耳鸣、耳聋、白内障、飞蚊症、鼻炎都可以调理。李东垣认为这是一个让你聪明的药。为什么可以让你变得聪明呢？耳聪目明，聪明也。

黄柏与蔓荆子解决耳朵的问题。黄柏可以把肾与膀胱的湿热处理掉，蔓荆子可以清理头面部七窍的邪火。黄芪与白芍解决眼睛的问题。黄芪可以补肝气，白芍可以敛肝血，肝气肝血都足了，眼睛自然就好。

黄芪与蔓荆子又解决鼻子的问题。黄芪可以补肺气，肺气足了，鼻子自然就通气了，蔓荆子则可以通利鼻窍。

葛根可以解决颈椎的问题。张仲景的名方葛根汤就是治疗颈椎病的基础方。葛根可以解表透肌，把肌肉里的邪气逼出来。葛根最善于走头面部，能够把清阳带到头部，头晕、头痛都会用到葛根。

黄芪、党参、甘草可以解决脾胃的问题。黄芪、党参相须为用，同气相求，有大补脾胃之气，强壮中气的作用，一起用可以和谐共振，效果更大。脾胃好了，气血就会源源不断去供养头部。

最后再用一个药引子，用升麻把药性往上一提，气血齐刷刷升到头部了，就像电梯一样，刷的一下升到最高处，豁然开朗，眼睛亮了，耳朵能够听到千里之外的声音，鼻子通气了，脑袋清清爽爽，这样的状态，想不聪明都难。

这个方子特别适合有近视眼的少年儿童服用，因为少年儿童身体有一个特点就是脾胃最虚弱，而李东垣这个方子着重调理的也是脾胃。如果你的孩子近视程度不高，只有两三百度的眼镜，好好调理，然后纠正错误的用眼习惯，是完全可以摘掉眼镜的。

很多老中医用这个方子让很多青少年摘掉了眼镜。

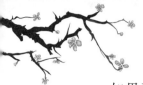

如果再配合食疗方九蒸九晒黑芝麻丸或醋泡黑豆那就更好了。

当然如果你的近视度数很高，而且成年，也可以用，但别指望一下子摘掉眼镜，只能缓解。

当然，对于近视眼，预防要远远胜于治疗。

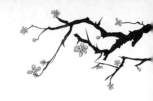

精神心理疾病与柴胡加龙骨牡蛎汤

精神心理疾病太复杂了,文小叔经过不断地思考,翻阅很多医书,参考众多名家的意见心得,博采众长,终于找到了一个非常好的方子。

文小叔对这个方子很有信心,因为它是经方。经方就是张仲景创立的方子,只有张仲景创立的方子才有资格称作经方,因为张仲景是医圣,他的方子是经典中的经典,他的方子可以流芳百世,甚至永生永世,它的方子经过千年的验证直到今天依然有效。

其次这个方子可以调理很多精神类疾病,保守估计,大约可以调理 19 种精神心理疾病,包括最常见的抑郁症、焦虑症、强迫症,还包括非常严重的癫痫、帕金森等,具体是哪 19 种,文小叔会慢慢道来。

这个年代欲望太多,压力太大,吃得饱穿得暖,物质匮乏导致的疾病相对来说越来越少,但是由七情六欲导致的精神心理疾病却越来越多,这个方子适用很广,很有时代意义,有救世意义,值得推广。

这个方子叫作柴胡加龙骨牡蛎汤:柴胡 18 克,黄芩 9 克,生姜 6 克,人参 6 克,桂枝 9 克,茯苓 15 克,半夏 9 克,大黄 6 克,龙骨 15 克,牡蛎 30 克,大枣 6 枚,磁石 9 克。

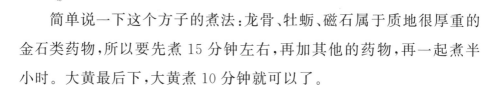

简单说一下这个方子的煮法：龙骨、牡蛎、磁石属于质地很厚重的金石类药物，所以要先煮 15 分钟左右，再加其他的药物，再一起煮半小时。大黄最后下，大黄煮 10 分钟就可以了。

第一次煎出来的汤药可以分 2 次服用，饭后半小时服用。第二次煎出来的汤药可以用来泡脚，做到物尽其用。需要服用多久，应根据每个人的具体情况而定，一般服用 21 天。

接下来，我们来分析一下这个方子。

这个方子其实就是著名的小柴胡汤加上几味药而成。小柴胡汤是调理少阳胆经的病，少阳这个区域属于半表半里，小柴胡汤其实就是调理半表半里这个区域疾病的。这个区域很广，除了表和里，就是半表半里，这个区域是疑难杂症的大本营。小柴胡汤是专门治疗疑难杂症的，很多老中医就凭着小柴胡汤走遍天下。精神类疾病属于疑难杂症。

虽然说这个方子每一味药都有不可替代的作用，但治疗精神心理疾病最主要的还是靠柴胡、龙骨、牡蛎三员大将，这三味药可以说是这个方子的灵魂所在。

柴胡是疏肝解郁的，与黄芩搭配，一个疏肝，一个清肝胆之火，解决肝胆的问题。我们知道，肝胆出问题最能引发精神心理疾病。七情六欲中，怒为首，最伤身体，这个怒就与肝胆有关。肝气不舒也会引发各种心理疾病，柴胡可以疏肝理气。

精神类疾病还与心有关，精神心理出了问题一定要调心，因为心藏神。我们常常说神魂颠倒，神魂颠倒说明这个人有心理疾病，这个神就是心，这个魂就是肝，肝藏魂，神魂颠倒就是心与肝出了问题。

方子中的人参可以补心气，可以安心神，桂枝可以强壮心阳，心阳足了就不会担惊受怕，茯苓也可以清心安神，茯苓可以把浊水利出去，

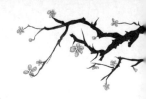

浊水没有了,心神就安稳了。茯苓利水还可以把心火去掉。

半夏与大黄可以解决胃、小肠、大肠里面的积聚,胃肠里面的垃圾如果不及时清理出去,就会堵在那里生热,这个热就会引发各种精神疾病,最主要的就是狂症。半夏化痰浊,燥湿,大黄通便泻火,化瘀,消积食,推陈出新。

龙骨、牡蛎是这个方子比较重要的两味药,这两味药是让你全神贯注、专心致志的两味药。龙骨是远古大型动物的化石,埋藏在地下上万年,无论外面发生什么天灾人祸,它都丝毫无恙。因为这种特性,龙骨练就了最特殊的本领,那就是定力。这味药可以让你产生无穷的定力。再加之龙骨质地非常重,所以它有强大的重镇安神之功效。

很多精神心理疾病都是因为定力不足,比如多动症、躁狂症、焦虑症等。

牡蛎也是一味非常特殊的药,我们用的不是牡蛎肉,而是牡蛎壳,这个壳质地也是非常厚重的,所以与龙骨一样可以重镇安神。牡蛎的性子非常安静,从不张扬、躁动,所以它有一种收的力量,一种让人安静的力量,一种收拢吸附的力量,让你的神不外散,让你的精气牢牢收藏。

牡蛎吸收的是月之精华,月之精华属于阴,阴主静,所以牡蛎主静。

下面具体说说这个方子可以调理哪 19 种精神心理疾病。

第一种,抑郁症。最常见,无论是偏阴的抑郁症,还是偏阳的抑郁症都可以。如果偏于阴证的抑郁症,比如闷闷不乐,总是悲伤,不愿意见阳光,什么事情都不想做,这里有桂枝帮助你通阳气。如果偏亢奋的抑郁症,有柴胡疏肝,有龙骨、牡蛎帮你收,帮你潜藏。

第二种,焦虑症。之所以焦虑就是心中有火。比如遇到一点事就

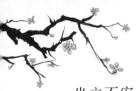

坐立不安,必须要马上解决,不解决全身不自在,像热锅上的蚂蚁。甚至严重者什么事也没有也会焦虑。

第三种,烦躁症。这样的人口头禅就是"烦死了"。烦,就是火上头,虚火老在头上飘,所以烦。这个方子的龙骨、牡蛎就可以把你的虚火拽下来,潜藏起来。

第四种是宝妈们最头疼的小儿多动症。为什么老是动?做什么事都无法专一?就是身体虚火太旺了。龙骨、牡蛎可以让你的孩子聚精会神,专心致志。

第五种是比较难治的抽动—秽语综合征。就是老喜欢挤眉弄眼说胡话,这也是身体里面有火,有不安的地方,龙骨、牡蛎可以让你安定下来。

第六种,失眠。就是那种梦特别多的失眠,心烦不得眠,翻来覆去就是睡不着,念头特别多,一个接着一个。

第七种,癫痫。癫痫有很多原因,一种从痰治疗,一种从心治疗。无论从哪治疗,这个方子都有效果。据悉,很多老中医就用这个方子治疗癫痫,效果很好。癫痫发作起来也是一种乱动不安、躁动不安,龙骨、牡蛎让你安定下来。还有的人发作起来有一种濒死感,觉得自己马上就要死了,这个方子可以镇静安神。

第八种,这个方子可以调理各种紧张的疾病,包括考前紧张、面试紧张、婚前紧张等,总之无论你遇到什么事,只要特别紧张就可以服用。这个方子里面的柴胡就是让你放松放松再放松的。

第九种,社交恐惧症。有些人不愿意交往,特别怕与人打交道,严重者会发展为自闭症。这个方子让你自信,让你与人交往如鱼得水。

第十种,更年期综合征。那种特别暴躁的,整天唠叨的,让你耳朵起茧子的,这个方子一下去就安静了。

第十一种,精神分裂症。

第十二种,恐惧症。比如曾经目睹一场车祸,从此以后特别怕坐车,比如亲身经历一场地震、火灾,从此每天都担心有灾祸发生。总之,这个方子特别能够治疗那种如惊弓之鸟、杯弓蛇影之类的人。还有那种恐病症,总觉得自己得了大病,要死了,遍寻名医,见到一个大夫就说求求你救救我。这个方子下去,他就不怕死了,可能就去旅游了。还有看了恐怖片后遗症也可以治疗。

第十三种,此方可以让脾气暴躁的人变得随和,不再乱发脾气,可以让看谁都不顺眼的人变得看谁都顺眼。可以让一个人从虎狼一般的性子变成小绵羊。

第十四种,各种狂症。比如老百姓眼中的疯子,弃衣而走,登高而歌,在大街上乱喊乱叫,这个方子就能治。不仅治疗身体的狂,心里的狂也可以治疗,就是那种不可一世,觉得自己天下第一。这个方子下去,他就变得谦虚了。

第十五种,梦游。这个看起来很吓人,哪里出了问题?是肝出了问题,肝藏魂,魂不附体,就会梦游。这个方子可以让魂归来。

第十六种,说梦话,大喊大叫那种,吓死个人。这个也属于魂不守舍,同样要调肝,还要镇静安神。

第十七种,特别敏感的人适合用这个方子,别人稍微一句话本来是无意的也很正常的,她就受不了了,心中早已掀起惊涛骇浪。

第十八种,特别害羞的人,见到陌生人脸红得像火烧云,这个方子喝下去,下次见到陌生人一定会落落大方,笑容可掬,再也不脸红了。

第十九种,强迫症。比如明明已锁好门了,总是要反反复复去看门锁好没有。强迫症其实就是一种不安,这个方子让你安,让你放松。

柴胡加龙骨牡蛎汤就是这样一个专门调理各种精神心理疾病的方子,几乎可以统治这个世上最常见的精神心理疾病了。精神类疾病要调神,调神怎么调? 五脏都有自己的神明。心的神明叫作神,肝的神明叫作魂,脾的神明叫作意,肺的神明叫作魄,肾的神明叫作志。这个方子,桂枝与人参可以调理心的神明,柴胡与黄芩可以调理肝的神明,大黄可以调理肺的神明,半夏、生姜、大枣可以调理脾的神明,龙骨、牡蛎可以调理肾的神明。

总之,柴胡加龙骨牡蛎汤是安神汤,是让你心定如磐石,让你开心、舒适、放松、安静的千古神方。

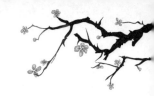

起死回生第一药——速效救心丸

一直以来中医被很多人误会,说中医是慢郎中,不能治病,只能养生,更不能救急,危难之中只能靠西医。其实中医在救急上毫不亚于西医。今天文小叔介绍的这个中药治病的速度之快连西医都惊讶不已,堪称起死回生第一药。

当然,起死回生是美言,是赞颂,如果一个人真的已经死去,世上是没有起死回生药的,之所以说起死回生,是因为这个人马上就要死了,如果不救治真的就要一命呜呼,我们用某一种特效药救治他,让他转危为安,我们就称这种药为起死回生药。

导演冯小刚在拍《集结号》的时候,心脏病突然发作,全身大汗,胸闷,呼吸急促,可是拍摄基地离医院太远,即便叫上救护车也来不及。千钧一发之际,剧组的一位工作人员用随身携带的药丸匆忙给冯小刚服下。真的太神奇了。冯小刚马上感觉胸中的憋闷烟消云散了,感觉自己一只已经踏入鬼门关的脚又抽了回来。

感恩这个药丸的神效与救命之恩,冯小刚从此以后走哪都要带上这个药丸。

也是一位导演，叫陆川，《可可西里》《无人区》就是他拍的，因为经常在高原拍摄，又加之劳累过度，难免会有高原反应。陆川有一次突然高原反应，那一刹那感觉自己就要死去，又是剧组的工作人员用这颗药丸把他救了回来。从此以后，陆川只要上高原拍摄都会带上这个药丸，预防高原反应。

还有一个更惊心动魄的故事。天津一制药企业的工作人员韩卫平从徐州坐火车到杭州。途中，突然传来紧急广播，说火车上有一个人突然心脏病发作，急需救治，请相关人员施以援手。

韩卫平本能地站起来，但又想自己不是中医师，只是中药师，是不能治病的，于是犹豫了。广播一直在呼叫，看样子火车上没有医护人员。于是，韩卫平果断走了过去。原来是火车餐厅一位50岁上下的厨师心肌梗死发作。韩卫平二话不说，用随身携带的救命良药赶紧给厨师服用，这个药正是他们自己公司生产的，他很有信心。

果真，这位厨师服下药丸后，苍白的脸慢慢恢复了血色，厨师幸运地捡回了一条命。众人也舒了一口气。真是太惊险了，差一点这位厨师就要过去了。厨师感激涕零，说救命之恩没齿难忘。韩卫平笑着说，救人一命胜造七级浮屠。如果你真要谢我，就感谢伟大的中医吧。

说完，韩卫平就走了。众人望着他的背影，感动不已。

关于这个药丸救命的故事还有很多很多，文小叔说一天一夜也说不完。看到这，很多人开始好奇，这到底是什么神药呢？其实，但凡有心脏病的人都应该知道这个药，它就是大名鼎鼎的速效救心丸。

速效救心丸是老中医章臣桂用尽一生心血，研究了一千多个古方才得以研制出来。量产之前，做了大量的临床试验，有效率达到97％。如此高的有效率堪称奇迹，也就是说十个人用速效救心丸治疗急性心肌梗死，有九个人有效。

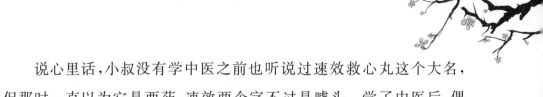

说心里话,小叔没有学中医之前也听说过速效救心丸这个大名,但那时一直以为它是西药,速效两个字不过是噱头。学了中医后,偶然一次在药店发现原来这个药是实打实的中药。只是它的药名委实一点不像古中医。

不过,能够取这样的药名不是一般药可以做到的。速效两个字现在是不能出现在药名里面的,救心更不行,千千万万个药中,也只有速效救心丸才敢用这两个字了。这足以说明,这个药确实很好,确实有效,而且是神速。速效救心,这四个字就是它的金字招牌,如今这个药已经被各大医院列入救急必备药品,这个药也为中医药的宣传推广起到不可磨灭的作用。

速效救心丸的药方其实非常简单,简单得简直让人觉得不可思议,不敢相信,这么好的药,能够救命的药,能够起死回生的药竟然只有两味药:川芎与冰片。

中医用药如用兵,一个方子如果有多种药那就是全面调理,统筹兼顾,如果一个方子只有一两味药那就是重点出击。心肌梗死这种万分紧急的病当然要重点出击,力挽狂澜了,用药多了反而分散药性,不利于救急。

比如中药方中的独参汤、参附汤都是救急的猛药,都只有一味药或两味药,瞬间把人从鬼门关拉回来。

川芎,是千古补血第一方四物汤里面的重要成分,川芎主要作用就是活血化瘀。川芎活血化瘀有一个其他活血化瘀药没有的特点,那就是这味药特别善于走窜,药性走而不守,与大黄有些类似。

关于川芎的药性,《本草纲目》说得非常简明扼要,把它的走窜性概括得不差分毫:川芎为血中之气药,上达巅顶,下通血海,中开郁结,旁达四肢。

上达巅顶,就是说川芎药性能够迅速走到头面部,能够搞定瘀血、寒凝导致的头痛,迁延不愈的头痛,尤其是那种受寒就加剧的头痛,痛处不移,必须要用到川芎。

下通血海,这个血海就是子宫,也就是说川芎能够快速走到子宫,能够破除子宫的瘀血,治疗子宫肌瘤、痛经等妇科疾病。

中开郁结,就是说川芎能够迅速走到胸部,抵达心脏,把心脏的瘀血化掉,疏通血管,让气血迅速流入心脏,大大改善心绞痛。

旁达四肢,就是说川芎能够迅速走到四肢,把四肢的瘀血化掉,搞定四肢的酸麻冷痛,比如中老年人的足跟痛。

川芎的作用已经够神速了,但是要想速效救心,搞定十分危急的急性心肌梗死,还不够,还需要借助冰片这个东风。

冰片,可不是冰箱里面的冰块。这里的冰片也是一种中药,而且是一种香料,是从植物中提炼出来的一种物质。

冰片在这里起的作用就是通窍醒神,这正是治疗心脑血管疾病的关键,心肌梗死、中风都少不了冰片。

冰片可以是药引子,它的药性比川芎还快还猛,如果说川芎是千里马的速度,那冰片就是猎豹的速度,它能够迅速把药性带到全身。川芎本来就已经很快了,有了冰片的协助,川芎简直就是如虎添翼。

药性抵达心脏之后,冰片再用其独特的香味把失散的心神叫醒,心神回归,人就苏醒过来了。

总而言之,冰片能升能散,比川芎还善于走窜,没有什么地方它去不了的。它浓烈的芳香可以辟一切邪恶,除一切污秽,它的辛温可以扫荡一切风湿。

但是,正是因为冰片的药性太猛了,所以会耗伤正气,加之川芎也是耗气的药,所以速效救心丸这个药可以力挽狂澜,救人于危难之际,

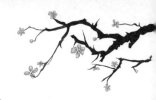

是心肌梗死的急救良药,如果平时保养就不要随便用它了。

有心梗的人最佳调理组合就是:平时用三七粉、西洋参粉、丹参粉来保养,心梗发作时用速效救心丸来救命。

问题来了,速效救心丸最佳服用时间是什么时候呢?

当然是心梗将要发作但还没有发作的时候最好。

心梗发作前会给出身体强烈的信号,小伙伴们一定要记清楚了,尤其是家中有老人的。

心梗发作时发出的第一个信号:不断搓手。

搓手只能说明一个原因,手实在太冰了,不仅冰还冷痛。寒则凝滞,不通则痛。双手突然温度骤降,实在受不了了,本能地搓手。

这种突然的搓手为何与心梗有关系呢?

四个字:弃车保帅。

具体来说,心主血脉,心脏是否强大,心脏的气血是否充盈直接决定了血脉是否畅通,心脏跳动缓慢、心气不足的人通常手脚也会冰凉的。

我们的身体是很智慧的,五脏与四肢出现问题时当然要先保五脏,五脏之中心脏又是重中之重,它决定生死,所以当心脏病发作时,当心脏缺血时,会立即调集全身的气血供应衰微的心脏。至于四肢末梢,天高皇帝远,哪里还顾得上呢,只能大量牺牲手脚的气血了,于是手脚就会突然冰凉。

如果出现这种情况就应该马上服用速效救心丸了。

如果没有服用,心梗就会给出第二个强烈信号:胸闷、呼吸急促、面色苍白。

胸闷、呼吸急促这是心梗发作的征兆,这个征兆已经成为常识了。胸闷,不是普通的胸闷,是重压之下喘不过气来的胸闷。可惜,很多人

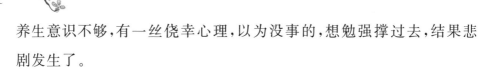

养生意识不够,有一丝侥幸心理,以为没事的,想勉强撑过去,结果悲剧发生了。

如果懂一点医学常识,在这个时候服用速效救心丸就可以力挽狂澜,化险为夷。

速效救心丸,这个可以救命的良药,家中有老人的,有心脏病的必须要时刻准备着,去高原地区旅游、熬夜的时候也要准备着,不怕一万就怕万一。

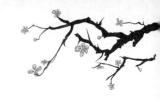

还香饮让你口腔呵气如兰

口臭是一个很小很小的病，却能够引发很多很多的问题。很多人得了口臭，尤其是女人，觉得太伤自尊，不敢交往、说话、找工作、谈恋爱，把自己封闭起来，最后把自己一步一步逼成抑郁症。

很多人治疗口臭只看到了口腔，尤其是西医，当你说有口臭的时候肯定是要你去口腔科的，用各种仪器在你的口腔里鼓捣一阵子，发现什么问题也没有，最后给你开一瓶类似漱口水的药，把你打发了事。

口腔的问题会不会引发口臭？

不会。口腔的问题引发的不是口臭，而是口气，比起深厚绵长力道十足的口臭，口气的杀伤力简直是小巫见大巫了。口气绝不会喷射很远，只有口臭才会扑鼻而来，让对方忍不住捂住鼻子。捂住鼻子伤对方，强颜欢笑假装若无其事伤自己。所以，口臭这个小病确实是一个尴尬的疾病，影响人与人之间的关系，影响家庭和睦，影响社会和谐。

不一定每个人都有口臭，但每个人都有口气。比如我们早上起床的时候，每个人或多或少有些口气。口气不需要治疗，口臭确实需要

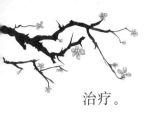

治疗。

很多中医治疗口臭往往也会陷入一个误区,喜欢用苦寒之药,为什么要用苦寒之药?因为他们认为口臭就是胃热导致的。如果真的是胃热导致的那就很好办了,可是吃了那么多苦寒之药,都把胃吃得拔凉拔凉的,都把食欲吃没了,为什么口臭还涛声依旧呢?

比如有一位白领,人生最大的烦恼就是口臭,中西医都看了就是治不好。西医不用说了,中医就是用黄连、黄芩这样的苦寒药,大夫换了一个又一个都说是胃热导致的。结果把自己吃得呕吐,脸色煞白,全身发冷,口臭不但没有丝毫减轻,还加重了。

因为口臭,已经 30 岁了,至今不敢交男朋友。因为口臭,在单位始终保持沉默寡言,独来独往,被同事视为另类、傲慢。实在要交谈的时候,必须先用口气清洗剂喷一下或嚼口香糖。真是太折磨人了。

那么该怎么调理口臭呢?

第一步,小叔绝不会揪住口腔不放,但是也不是放过口腔,既然口腔是最直接的标,不管口腔本身有没有问题,我们完全可以用一些直接针对口腔的药来缓解口臭。中医把这叫作"治之以兰"。

什么叫"治之以兰"?这里的兰不仅仅是兰花,兰花有一股特别的幽香,所谓空谷幽兰,香气迷人。所以这里的兰泛指一切芳香的药物,因为芳香的药物不仅仅走口腔,还走脾胃,芳香可以除秽,芳香可以化浊,芳香可以除臭。

也就是说遇到口臭患者我们可以先用一些芳香除臭的药来治标,芳香除臭的药最经典的组合就是藿香与佩兰。这两味药一用上,口齿留香,持久不散。藿香还可以把中焦脾胃的湿气化掉,很多人的口臭就是中焦脾胃被湿气困住了,各种污秽的东西聚集在一起,久久化不开,最后堆积发酵,臭气往上冲,夺口而出。

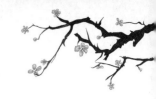

第二步,是重点,也是关键,要调理我们的胃。

绝大部分人的口臭不是真的口臭,而是胃"臭",这一点中医已经达成共识。但是如何解决这个胃"臭"又是一大困惑。多数人用清热的方法,企图扑灭胃里的大火,从而消灭口臭,但收效甚微,因为单纯胃火导致的口臭太少,十个只有一两个。比如小孩子吃牛羊肉吃多了,没有消化,堆积在胃里,化热导致的口臭,是胃热。

但大多数人的口臭不是胃火,而是胃寒,尤其是寒湿偏重的女人。小叔见过那些经常吃雪糕、冰镇水果沙拉的,胃寒得像千年冰川一样的妹子,口臭的顽固程度远超小孩子吃多了导致的口臭。可以这么说,如果一个女人,长期的口臭,舌苔又白腻,基本上可以判断这是胃寒导致的口臭。

因为寒会大大削弱脾胃的运化能力,脾胃会慵懒不堪,根本没有阳气干活,即便你吃很少的食物也运化不了,运化不了就会变成垃圾,垃圾就会变臭。

此时若再用寒凉的药就是雪上加霜。

要彻底扭转乾坤必须要清除脾胃的千年寒气,一味药可以担此重任,那就是寻常又伟大的干姜,干姜,可以厚肠胃,用上干姜,等于阳光普照大地,冰雪开始消融,脾胃开始焕发生机,堆积在脾胃的各种垃圾开始被清理。当脾胃恢复运化能力时,你根本不需要用特别的消食化积的药物,脾胃自己就会把这些活干了,当脾胃变得清清爽爽的时候,何臭之有?

很多人口臭还有一个原因就是胃中的一团浊气堵在那,久久散不开,所以吃点饭就胃胀,喝点水也胃胀,慢慢地就会茶饭不思。所以,我们要用行气的药物来把拥堵的胃气化开,可以用木香加砂仁组合。木香行气,让胃气彻底扭转,运行起来,砂仁芳香化湿,可以叫醒脾胃,

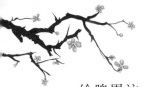

给脾胃注入源源不断的活力。

最后我们稍稍再来一点降胃气的药,因为口臭的标在于胃气往上走了,所以我们用降胃气的药来把上逆的气拽下来,可以用竹茹。我们不用苦寒的黄连,竹茹降胃气温和又稳健,不伤脾胃,不伤阳气。竹茹是一个中空的药,可以降整个消化道的逆气,从口腔到胃到小肠大肠最后到肛门。

有的女人怀孕会有妊娠反应,会呕吐,这也是胃气上逆的表现,用竹茹就有效。

第三步,我们要彻底把肠道的垃圾清理出去,因为很多口臭的人都有便秘或大便通而不畅的症状,解决肠府清洁的问题是治疗口臭的釜底抽薪之法。

本来我们的浊气、臭气是要通过肠府往下走的,现在便秘了,下面这个出口不能走了,这些浊气、臭气只能往上走,所以才会恶臭难闻。所以我们要给肠子洗个澡。如何给肠子洗个澡?就要用消食导滞、润肠通便的方法来调理。

消食可以用山楂来消肉食,可以用麦芽来消五谷之积。润肠通便呢?我们拒绝用泻药,我们用火麻仁来给小肠洗个澡,用鸡屎藤给大肠洗个澡。火麻仁,可以润肠,张仲景专门用来治疗老年人习惯性便秘的,通便的同时还有一定的补益作用,对心脏也有好处。鸡屎藤,消大肠之浊滓,海南人经常用它来制作美味的小吃,可见两味药都很平和。

最后,我们再来一组升降的药,把气机调顺了,因为口臭从大的层面来说就是该升不升,该降不降,清阳不往上升,浊阴不往下降。那么好,我们直接用白术来升发清阳,用枳实来降浊气,一升一降,气机顺了,口臭就会慢慢消失。这个白术还可以健脾,这个枳实不仅可以通利七窍之门，让身体整个浊气往下走，更能给肠道注入一股活力，帮助火麻仁与鸡屎藤把肠浊彻底清理出去。

这就是文小叔为口臭患者开出的还香饮，上中下都把你调理好了，就像我们处理洗菜池反味一样，既要清理洗菜池也要清理出水口，还要清理下水道，最后还你口齿留香。方子如下：藿香 6 克，佩兰 6 克，干姜 9 克，木香 9 克，砂仁 6 克，竹茹 20 克，火麻仁 9 克，鸡屎藤 30 克，白术 12 克，枳实 12 克。

如果你的口臭长年不愈，又吃了很多苦寒的药，不妨试试这个方子。

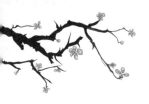

防风通圣丸把皮肤病、感冒、便秘都搞定

中国有很多方子，有的方子很出名，但口碑并不好，比如六味地黄丸，几乎家喻户晓。但很多人吃错了，这个药只适合单纯肾阴虚的人吃，肾阳虚或阴阳两虚的人吃了自然适得其反，于是就抱怨中药一点用都没有，甚至还会骂中医是骗子。

有的方子不怎么出名，但口碑很好，用一个好一个，比如文小叔今天隆重介绍的防风通圣丸。

防风通圣丸与六味地黄丸比起来真的是养在深闺人未识，知道它的人少之又少，但老百姓却给了它极高的评价：有事没事，防风通圣。

文小叔想，对于一个中成药来说，没有什么比这评价更高的了。有事没事，防风通圣。这句话说明了这个药不伤人，而且很管用。

防风通圣丸真的非常好，名不虚传，先来看两个小故事。

元宵节那天，四川的一位宝妈发来微信，说自己5岁的孩子吃肉吃多了，突然起了大片的湿疹，按照文小叔春节前的叮嘱，买了保和丸给孩子吃，但效果不大，问怎么办。

文小叔问舌苔如何，宝妈说舌苔有点黄腻，又问大便如何，宝妈说

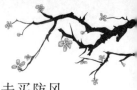

这两天有些便秘，大便干硬。文小叔想都没想，就对宝妈说，去买防风通圣丸吃，一天就好了。保和丸消食，但通便的力度不大，要用防风通圣丸效果才好，表里双解。

第二天就发来反馈消息，孩子拉了3次臭臭，湿疹就下去了。

看，防风通圣丸治疗湿疹就是如此神速，风一般的感觉。

还有福建的一位小伙子，大腿根部突然奇痒无比，一挠一大块，吓傻了，心急火燎向文小叔求助。小伙子拍了一张照片发过来，文小叔看颜色鲜红，呈风团状，又问他以前有没有出现过这种症状，他说没有，于是当下断定这是典型的风热侵袭的荨麻疹，让他迅速去买防风通圣丸。

当晚荨麻疹就消失了。来也匆匆，去也匆匆，别看它来势汹汹，越挠越多，但走的时候也是挥挥手，不带走一片云彩，不留一点痕迹。这就是急性荨麻疹的显著特征。其实，这种荨麻疹不用吃药自己也会消失，身体里面的湿热之毒发出来是好事，最怕不懂医的人用激素去压它，把这个病邪往身体里面赶，养虎为患。

文小叔最后叮嘱小伙子，现在是春天，万物都在生发，藏在身体的病邪也会生发，这个时候最好不要吃海鲜之类的发物。海鲜吃多了，身体里面会聚集很多湿毒，这湿毒发出来就是各种皮肤病。沿海一带的人患皮肤病，原因之一就是太喜欢吃海鲜了。

小伙子连连称是，他就是喜欢吃海鲜，这次荨麻疹就是吃小龙虾吃多了才暴发的，以后得悠着点了。

看到这，小伙伴们更加好奇了，这防风通圣丸到底是何方神圣？竟然有如此能耐轻轻松松就把恼人的湿疹、荨麻疹治好了！那它能治好痘痘、牛皮癣吗？

文小叔神秘一笑，小伙伴们少安毋躁，姑且先看看防风通圣丸的方子：防风、荆芥、连翘、麻黄、薄荷、川芎、当归、白芍、白术、山栀、大黄（酒蒸）、芒硝、石膏、黄芩、桔梗、甘草、滑石、生姜，方子一共 18 味药。

这是一个大方子，这个方子出自金元四大名医之首的刘完素《宣明论方》，中国人受益这个方子已有 800 余年的历史。

熟悉文小叔的人都知道，文小叔素来喜欢大医至简，喜欢精简的小方子，张仲景的方子几乎都是小方子，小方子治大病，这叫高明。这也是张仲景为何至今无人逾越的原因。

那么，是不是大方子就一定不好呢？

那也不是。小有小的妙，大有大的理。一个好的大方子不是简单的药材堆砌，一个好的大方子要有大格局、大气势，放得开，收得住，大方子中有多个配伍精妙的小方子。

防风通圣丸做到了。

小学时老师经常让我们说一说一篇文章的中心思想是什么，一篇文章有一篇文章的中心思想，一个方子有一个方子的中心思想。那么，这个防风通圣丸中心思想是什么呢？

防风通圣丸的中心思想是：表里双解。

什么叫表里双解？中医的病，看似复杂多得像牛毛一样，但从症状分布的位置来分只有三种病：一种是表证，就是皮肤腠理上的疾病；一种是里证，就是五脏六腑里面的病；还有一种就是半表半里证，这种病既不是表证又不是里证，比如口腔既不是表也不是里，就是半表半里证。半表半里的病非常多，很多疑难杂症都属于半表半里证。

防风通圣丸不解决半表半里的病，它专门治疗体表的病和里面的病，这就是表里双解。

最典型的体表的病就是各种皮肤病。

这个方子中哪些药治疗体表病的呢？防风、荆芥、麻黄、薄荷，这

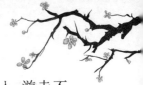

四味解表发汗的药强强联手，是四大名捕，专门捕捉无孔不入、游走不定的风邪。其中老大是防风，防风通圣丸用的就是防风的名字，所以防风是老大。

防风这个药很特殊，它是一种草，这种草很坚定，风吹不倒，不像别的草，风往哪边吹就能往哪边倒，所以它能够防风。防风还有一个好处就是不仅能够防止外面的风，还可以把身体里面的邪风搜刮出来，赶到外面去。所以，大部分的皮肤病都用得上它。祛风止痒，虽然是治标，但也得治啊，不然痒起来受不了。

这四味药通力合作就是把表解了，把表邪赶跑了，把毛孔打开了，打开干什么呢？让身体里面的病邪出来。

所有的皮肤病看似是皮肤的问题，其实本质上是身体里面的问题，所以治里才是关键。

防风通圣丸是要把身体里面哪三种病邪赶跑呢？

第一种大肠里面的宿便。俗话说看一个人的肠子干不干净看看他的脸就知道了，如果一个人的脸各种痘痘、斑斑点点、坑坑洼洼、油油腻腻，这个人的肠道一定很脏，有太多垃圾。如何把大肠里的宿便清理干净？靠的是这个方子中的大黄与芒硝。

大黄与芒硝是久经沙场的老搭档了，大黄是将军，非常猛，走而不守，像关羽一样一路过五关斩六将，在副将芒硝的配合下，把肠道的宿便一股脑赶出来。

第二种是身体里面的湿浊，主要是膀胱里面的湿浊。如何把湿浊这个病邪赶跑？这里用的是白术、滑石、栀子。

第三种是身体里面的热毒。为何会有热毒呢？因为宿便和湿浊迟迟得不到清理，就会郁积成热，就好比沼气池里的垃圾发电一样。清热又靠什么？好几种呢，石膏、黄芩、连翘、桔梗、栀子。这几种都是

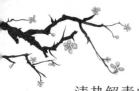

清热解毒的一等一的高手,所以这个方子清里热的力度是比较大的。

身体里面的宿便没了,湿邪也没了,热邪也没了,身体清清爽爽、干干净净,还会有什么皮肤病呢?

防风通圣丸的高明之处就是用釜底抽薪的方法来治疗皮肤病。

防风通圣丸难得之处是,祛邪的同时不忘记扶正,不忘记养气血,这又靠的是什么呢?当归、白芍、川芎,再加一个熟地就是四物汤了。祛邪久了会伤气血,所以四物汤把气血养起来,这样打仗才有力气。中医有一句话,治风先治血,血行则风停,风停了,皮肤就不痒了。

防风通圣丸这个方子一共用了五种方法来治疗皮肤病:汗法、下法、利法、清法、养法,不可不谓用心良苦啊。

防风通圣丸远远不止治疗皮肤病这么简单,还可以治疗感冒,如果你是那种既有表寒又有内热的感冒,通常风热感冒和风寒感冒后期,用这个防风通圣丸非常好使,如果你还有便秘的话,那就更好使了。

对于防风通圣丸这个药,小伙伴们只要记住一句话就可:有表证又有里实证,就可以用。如果你有便秘又有各种皮肤病一定要尝试这个药。

不过,文小叔最后还是要叮嘱一点,这个药主要是祛邪的,补益的作用不是很大,是不能长期用的,身体虚弱的人也要谨慎使用。有事没事,防风通圣,不是说让你有事没事就吃这个药,而是说这个药只要对症非常有效。

宝妈们要把这个药买回家,因为小孩子经常会出现表里俱实的症状!当然,小叔还是要再三告诫宝妈,小孩用药一定要慎之又慎。最好是在医生指导下使用才会更加安全而有效。

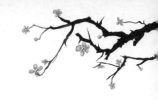

老年痴呆症与健脑聪明汤

比起癌症。这个病可怕性在于不仅折磨自己更折磨家人，癌症更多的只是折磨自己。看到这里，很多人已经猜到了这个可怕的疾病，西医称之为阿尔茨海默病，中国老百姓俗称老年痴呆症。

人这一辈子最大的幸福不是少年得志，不是中年富贵，而是老年健健康康，无疾而终。如果一个人的老年在病床上度过，在轮椅上度过，在吃喝拉撒睡都需要家人照料中度过，在忘记了最亲的人中度过，这样的晚年谁都不希望降临到自己身上。

只有真正照料过阿尔茨海默病患者的人才能刻骨铭心地明白，这种病到底有多可怕、有多受罪。

西方对阿尔茨海默病的病因至今没有探明，自然也无法治疗。中医不看病名，对阿尔茨海默病所表现出来的具体症状综合调理，往往起到意想不到的效果。在中医眼中，天下无癌、无绝症。所以，中医理所当然可以治疗阿尔茨海默病。

文小叔自拟了一个方子送给天下老人。如果你家里有老人，或者家里的老人已经有阿尔茨海默病了，还在早期，可以尝试一下这个方

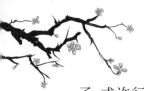

子,或许行到水穷处,坐看云起时,或许柳暗花明又一村。

文小叔姑且把这个方子称之为健脑聪明汤:熟地 30 克,肉桂 9 克,生龙骨 20 克,生牡蛎 20 克,黄芪 30 克,当归 10 克,丹参 9 克,川芎 9 克,葛根 30 克,桂枝 12 克,白芍 12 克,甘草 9 克,白术 12 克,茯苓 12 克,石菖蒲 9 克,益智仁 15 克。

这个方子开得有些复杂,一共 16 味药,因为阿尔茨海默病是非常顽固的病,需要大气的方子,需要强强联合。

这个方子到底如何调理阿尔茨海默病的?

中医认为阿尔茨海默病一定要从肾上治疗,虽然这个病反映出来的症状都集中在脑子上,但根源却在肾上,肾精亏虚了。比如记忆力减退连自己的家都找不到,我们常常说增强记忆力要补脑,补脑一定要补肾,肾主骨生髓,脑为髓海,也就是说滋养大脑的脑髓来源于肾,来源于肾精。

所以本方中用了补肾精最好的一味药,熟地。熟地,大地的精华,它的根吸取了天地的精华,最善于益精填髓,老年人不管是否纵欲、是否过度用脑,没有哪个不肾精亏虚的,没有哪个不肾气衰落的,人衰老的过程也就是肾衰老的过程。所以,老年人的病一定要治肾。

熟地补完肾精,必须要用一点肉桂来补肾阳,相当于点火,这样阴阳并补,才能真正补到肾里。善补阳者必从阴中求,善补阴者必从阳中求。熟地是阴,好比汽油,肉桂是阳,好比火柴,汽油需要很多,火柴只需要一根,划拉一下,汽油就成为热能。所以这里用大量的熟地配少量的肉桂。

补肾,很多人只注重补,却毫不在乎漏,也就是说很多人一边补一边漏,都白补了。老年人身体的封藏能力不行了,只剩下发散了,所以老年人漏精的情况很严重。比如老年人的遗尿、晚上睡不着就是一种

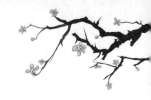

漏精的表现。

如何加强肾主藏精的能力呢？

让肾把精华牢牢封藏住，不让精华漏出来？最好的两味药就是龙骨与牡蛎。龙骨埋藏在大地上万年，牡蛎潜藏在海底不动，龙骨让你定下来，牡蛎让你静下来，一个人又定又静的时候，他的精华是不会流失的。

牡蛎，只有在月华如水的时候才会张开贝壳，吸收月之精华，平常大多数时候都在封藏它的精华，所以牡蛎的这种特性非常符合五脏肾主藏精的特性。

同时龙骨与牡蛎有安神定志的作用，对老年人的失眠很有帮助，对阿尔茨海默病患者来说，千好百好不如睡眠好，一个好的睡眠抵得上万千灵丹妙药。睡得好记忆力就会好，神志清醒，不焦虑，不抑郁，不烦躁，不多疑，不胡言乱语，不会折腾家人。

治疗阿尔茨海默病第二步我们要补气血，一定要把气血提到脑子上来。大道至简，大医至简，任何部位只要有了气血的滋养自己就会攻克疾病，只要头脑气血充盈，头脑就会神清气爽，那么就不会得阿尔茨海默病了。

事实也证明好多患者前期就有脑梗死或脑供血不足等症状，这也是引发老年痴呆的重要原因。

所以，我们一定要把气血升上来，本方中用了黄芪补气，用了当归补血，然后再用丹参活血化瘀，用川芎善于走窜，善于走头面部的特点，让川芎把药性带到头面部，同时用葛根升发阳气，把清阳升发到头部。

第三步，我们一定要明白，心脑是一体的，人体两大最重要的血管，心血管与脑血管密不可分，有脑血管疾病的一定会影响到心血管，

有心血管疾病的一定会影响到脑血管。所以我们在健脑，在把气血引到头部的同时一定要强壮我们的心脏。

如何强壮我们的心脏？

先强壮心阳，用桂枝与甘草组合，辛甘发散为阳，为心脏源源不断注入阳气，阳气足，心脏搏动有力，心主血脉，血脉就通畅，血脉通畅了自然就不会有脑梗。桂枝与甘草这两味药是张仲景专门用来强心的两味药，可以改善很多心脏症状，比如心悸、心律不齐、房颤、心率过缓等。

补充完心脏的阳气后，我们还要补充心脏的阴血。心脏的阳气好比发动机，心脏的阴血好比汽油，巧妇难为无米之炊，再好的发动机如果没有汽油，汽车也开不起来。于是小叔用芍药来滋阴养血，桂枝打出去，芍药收回来，芍药同时可以防止桂枝的温燥，芍药与甘草组合又是酸甘化阴，为心脏源源不断注入阴血。

第四步，我们一定要明白，不管是头脑的气血，还是心脏的气血，它的一个重要的来源就是脾胃。

脾胃是真正的气血生化之源。我们可以想象一下，如果一个人脾胃不好，吃不下饭还谈什么气血呢？人得胃气则生，失胃气则亡。而且老年人脾胃都不好，所以把脾胃养起来才是攻克阿尔茨海默病乃至一切重大疾病的关键一步。

所以，这里小叔毫不犹豫请来了健脾圣药白术来担此重任，然后再叫来白术的搭档茯苓，白术健脾，茯苓祛湿，白术升，茯苓降，白术补，茯苓泄，这样脾胃中心这个轮子就运转起来了。

吃得下饭一切事情都好办。

你也可以在这里加入怀山药30克，怀山药直接补脾，小叔这里不加是因为怀山药是食物，可以单独拿出来每天用来煮水喝或煮粥喝。

最后一步，我们直接针对头部，用了石菖蒲来开脑窍，石菖蒲可以开九窍，可以让眼睛明亮，让耳朵灵敏，通脑窍，让脑子更灵光，让记忆力更好。著名的方子专门为莘莘学子打造的提高记忆力的孔圣枕中丹里面就用了石菖蒲。石菖蒲有一股非常好闻的香味，中医认为芳香开窍，可以醒神，闻一闻就觉得心旷神怡、神清气爽。

另外，阿尔茨海默病最大的一个症状就是记忆力下降，本方用了直接提高记忆力的药益智仁。益智仁，看名字就知道这味药对智力很有帮助，仁类药又是补肾的，补肾就是补脑，所以这个益智仁可以让记忆力增强、反应敏捷，让你不再麻木、迟钝，让你拥有灵活与强大的大脑。

这就是小叔送给天下老人的健脑聪明汤，从补肾、气血、强心、脾胃、开窍五个角度，全面调理阿尔茨海默病。小叔建议服用 21 天，21 天看看身体有没有好的改善，如果有就继续服下去。这个方子只适合阿尔茨海默病早期患者，如果是晚期，已经卧床不起了，已无力回天了。

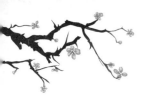

万能祛湿茶

祛湿难，难于上青天。

关于祛湿，中医有一个说法，千寒易去一湿难除。关于祛湿，中医还有一个说法，湿邪如油入面，小伙伴们可以想象一下，这个油混入了面粉里面，要把油弄出来得有多难。

文小叔一直思考，到底该如何祛湿更有效呢？文小叔经常观察大理的云，云起大理，大理的云真是变幻无穷。文小叔想，如果把我们身体的湿邪比作天上的乌云，那么这个乌云去掉的方法有哪些呢？

太阳的利剑可以刺破乌云，下一场雨可以让乌云消失，风可以吹散乌云。

本想用乌云作比喻来说一说祛湿到底怎么个去法，后来觉得比喻不够恰当，写出来会让小伙伴们更加摸不着头脑，于是就搁浅了。

又过了一些时候，文小叔看着晾衣架上的湿毛巾，灵感突发，茅塞顿开，用这湿毛巾来打比方岂不是妙哉？

这湿毛巾就好比我们的身体，这毛巾里的水湿就好比我们身体里

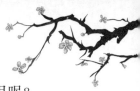

面的湿邪。要想把这湿毛巾里的水湿去掉有哪些方法可以用呢？

中医祛湿的第一个方法——利湿。相当于把毛巾拧干，水就掉下来了。

利湿或者叫利水或者叫利尿，通俗地说，就是借助利湿的药物让我们身体的湿浊直接从下面从小便排出去。可是，问题来了，毛巾再怎么拧，哪怕你使出九牛二虎之力，这个湿气还是会粘在毛巾上的。所以，利湿是所有祛湿方法中效果最差的一个。

事实胜于雄辩。这些年我们疯狂追逐的祛湿食材红豆薏米不就是这样的吗？红豆薏米都是利水利湿的食材，刚开始时还有点效果，慢慢地就没有效果了。而且利水利湿的药材多数是寒凉的，长期食用会伤害脾胃，反而会加重湿气。

文小叔经常推荐的药食两用的养生佳品茯苓也是利湿的，茯苓的好处是它是平和的，不伤脾胃。这就是文小叔为何不向小伙伴们推荐红豆薏米，却一直推荐茯苓的原因。

中医祛湿的第二个方法——渗湿。相当于把湿毛巾拿到太阳底下晒。

这个渗湿又怎么理解呢？渗就是慢慢渗出来的意思。比如我们经常说这个人脸上渗出细密的汗珠，这个渗湿就是发汗的意思。借助解表发汗的药材让我们的湿气从全身上下每一个毛孔慢慢渗出来。

渗湿需要强壮我们的心阳。有的小伙伴心气不足，心阳衰微，怎么也不出汗，就算到了酷暑，人家都汗流浃背了，他就是不出汗。这时候要调理心脏了。出汗是我们身体排毒的一个重要通道，老不出汗湿气怎么去掉呢？

中医祛湿的第三个方法——燥湿。相当于用炉火把湿毛巾烤干。

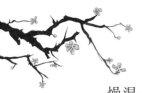

燥湿，一看这个燥字就与火有关，所以我们借助温补肾阳的药物来燥湿。小伙伴们慢慢体会一下这个燥湿的概念，把毛巾放在炉火上烤的时候，毛巾的湿气是不是被蒸发了？这个炉火就相当于我们的肾阳。要燥湿就要强壮我们的肾阳。

中医祛湿的第四个方法——风胜湿。相当于刮一阵风把湿毛巾吹干。

中医所说的风胜湿，这里的风可不是自然界的风，自然界的风只能吹干毛巾，不能吹干我们身体里面的湿气。要吹干我们身体里面的湿气，必须在身体里面刮一阵风，必须是温柔的春风，不能是狂风，不然会中风的。

谁来刮一阵温柔的春风？肝。肝主风。所以要让肝气条达起来，肝一旦舒展起来就会卖力干活，我们五脏六腑都会沐浴在春风之下。可惜啊，现在的人多数是肝气不舒，要么一点风都没有，要么就狂风大作。

这样看来，中医祛湿的方法可以四管齐下：利湿、渗湿、燥湿、风胜于湿。

我们现在的祛湿用得最多的是第一种，所以祛湿总是不尽如人意。这四种祛湿的方法再好也只是治标，并不治本。

见湿祛湿都是治标，治本就是要断绝湿气的来源。不然你一边祛湿，另一边湿气源源不断地产生，那是白浪费时间。

怎么治本？中医五行当中土克水，土就是脾，脾属土。所以要从根本上祛湿就要好好健脾。

还有，《黄帝内经》说"诸湿肿满皆属于脾"，可见湿气的来源就是脾，要想断绝湿气的来源，必须要把脾胃调理好。

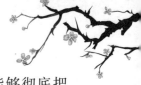

有没有一个方子能够把四种祛湿方法都包含进去，又能够彻底把脾胃健运起来呢？

当然有。

首先说利湿。利湿可以用白扁豆花、炒扁豆、炒薏米、荷叶，把湿气从小便排出去。

其次是渗湿，渗湿可以用肉桂，肉桂可以强壮我们的心阳，可以解表发汗，让我们的湿气从体表毛孔渗出去。

再次是燥湿，燥湿也可以用陈皮、肉桂，肉桂可以把我们身体能够利用的水气化成水蒸气，就像火炉烘烤毛巾一样。陈皮苦温，直接燥湿化痰。

最后是风胜湿，用代代花。这个代代花就可以疏肝理气，让肝条达起来，肝一高兴就会春风拂面。这个代代花还可以疏理胸中的一股闷气，很多人胸闷就是胸口有一股气堵着。

那么健脾呢？健脾可以用陈皮、砂仁。砂仁有一股特别芳香，芳香的东西可以醒脾，砂仁又是温的，脾得温则运，只要脾健运起来了，湿气的源头就解决了。

于是，这些药物团结起来就成就了可以扶阳的祛湿茶。这个方子紧紧扣住"诸湿肿满皆属于脾"这个思想，用了很多健脾的药物，比如砂仁、陈皮、荷叶、白扁豆。

有的小伙伴用了这个方子后小便次数多了，尿液不浑浊不黄了。有的小伙伴用完大便干爽了，排便后感觉身体非常轻松，慢性腹泻也改善了。有的小伙伴用完嘴巴舒服多了，口气也清新了，痰也少了很多。有的小伙伴用完感觉胃口好了很多，胃不胀了，甚至大舌头、花边舌也改善了很多。

这个祛湿茶不论你是寒湿还是湿热都可以用的,因为它是从根本上解决你的湿气问题,而且都是药食两用的药物,方子非常平和,即便你是哺乳期也可以用。孕妇就不要用啦。晚上别喝哦,以免起夜耽误睡眠。

最后文小叔还要叮嘱一句,祛湿是一辈子的事情,不可三天打鱼两天晒网,还要明白一个道理:真正从根本上把你的病治好的不是药,任何灵丹妙药都治不了本,真正能够治本的只有你这个人!改变所有产生湿气的习惯才是万能祛湿法。

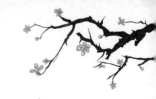

失眠与黄连阿胶汤

这个时代失眠的人真的好多。

四川的一位大姐,向小叔哭诉,她是资深失眠患者,生不如死,每天都失眠,逼不得已的时候会用安眠药来解决。自从关注了小叔的公众号后,只要涉及失眠的方子她都果断买来尝试,每一个调理失眠的方子她都当救命稻草一样。

可是,她绝望了,她说调理失眠的玉灵膏用过,温胆汤用过,归脾丸也用过,酸枣仁汤也用过,没有一个治好的,最多见效一会,然后失眠如故。

这位大姐还比较冲动,恳求小叔一定救救她的失眠,如果不给她调理,她要来大理找小叔。小叔经常遇到这样失去理智的粉丝,一方面是对小叔的信任,一方面太冲动,冲动是魔鬼啊。

小叔为安抚这位大姐的情绪,答应尽自己最大的努力为她调理一下,至于能否治好她的顽固性失眠小叔也不能保证。于是让她发来具体症状,以及舌照。

她的症状最典型的就是入睡非常困难,心里非常烦,像千万只蚂

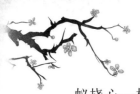

蚁挠心一样,很累很累,很想躺下休息,可是一躺下烦躁得不行,只能坐起来,但是又想躺下,又烦,又坐起来,反反复复,一个晚上就这样折腾过去了,真是太痛苦了。

她的舌苔更是让小叔吃了一惊,女人的舌苔很少这样的,火红火红的舌头,上面没有一丝舌苔。这意味着什么? 意味着这位大姐的舌苔被烧没了,津液极其缺乏。这身体里得有多少虚火,烧了多少年才把舌头烧成这样子啊。

小叔说:"你是不是特别爱吃麻辣?"

大姐说:"是是是,四川人,无辣不欢,没有麻辣吃不下饭。"

舌红无苔,心烦不得眠,小叔心里有了大概,于是给大姐开了方子黄连阿胶汤。

小叔也把丑话说在了前头,如果这个方子还没有效果的话,小叔真的无能为力了,不要再来为难小叔了。喝药的时候切记不要吃麻辣,尤其是晚上一定不能沾麻辣。这位大姐连连点头,说以后绝对不打扰了。

这方子效果如何呢?

大姐第二天惊喜地说,好多年了,从来没有像昨晚那样睡一个好觉了。按照你的吩咐,晚上睡前 1 小时服用这个方子,十点睡觉,约十多分钟竟然就睡着了,太不可思议了。这简直比安眠药好太多了。虽然中间醒了两三次,还担心着是不是又睡不着了,但还是睡到了天亮。阿弥陀佛,这可是五年来睡得最好的一次觉了。真的太感谢你了,小叔。

又过了 7 天,大姐又来反馈,说除了有一天晚上与儿子生气没睡着外,服药期间都睡着了,有时候会醒来 1 次,有时候会醒来 2 次,尽管这样她已经谢天谢地了,已经很满足了。

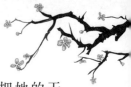

另外，她还告诉小叔一个意外的惊喜，这个方子竟然也把她的干燥综合征解决了。她以前眼睛特别干，干到什么程度呢？有时候必须要用人工泪液才能缓解。还有口干舌燥，干到什么程度呢？每吃一口饭就必须用水漱一下口，如果不这样做，饭根本咽不下去。

但是有一天，丈夫看见她一顿饭吃完了都没有用水漱口，挺纳闷地，问了一句，今天桌子上的水怎么一点不喝呢？她自己也觉得惊讶，是啊，怎么不口干了呢？好一会才自言自语，莫不是喝黄连阿胶汤的原因？

后来，文小叔告诉这位大姐，没错，这个方子同样也可以调理干燥综合征。

这个方子就是黄连阿胶汤：黄连 12 克，黄芩 10 克，白芍 10 克，鸡蛋黄 2 枚，阿胶 15 克。

这个方子很简单，就五味药，严格来说就三味药，鸡蛋黄与阿胶是食物。

这个方子要怎么喝呢？

本方先用一般煎药的方法把黄连、黄芩、白芍煎好，然后先把阿胶放进汤药里融化，等汤药冷却一会儿，注意冷却一会儿即可，然后把两个鸡蛋黄搅拌好，倒进汤药里，拌匀，睡前 1 小时服用。严重的人可以每日 3 次服用。

千万不要小瞧这个方子，这可是医圣张仲景的千古名方，张仲景的方子只要是对症那就是效如桴鼓，立竿见影。

医圣张仲景说这个方子就是治疗失眠的，治疗少阴病导致的失眠。

张仲景把疾病分 6 个层面，第一个层面就是太阳病，就是体表与膀胱经的病；少阳病，就是胆经以及半表半里的病；阳明病，就是胃与

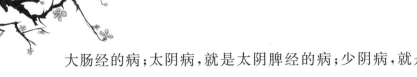

大肠经的病；太阴病，就是太阴脾经的病；少阴病，就是少阴肾经方面的病；厥阴病，就是厥阴肝经方面的病。

这个黄连阿胶汤就是治疗少阴肾经方面的病，就是肾精亏虚，肾阴严重不足，虚火上炎，惊扰心神的疾病。这种病典型的症状就是心中烦，不得卧。用通俗的话来说就是治疗心肾不交，入睡困难导致的失眠。

这个方子还有一个别称，叫作朱雀汤。张仲景有四大名方，都是以上古时期四大神兽命名的。这四个方子分别是：白虎汤、真武汤、小青龙汤、朱雀汤。

白虎下山，主肃杀，一派阴凉之气，所以这个白虎汤是治疗热证的，比如发热、中暑就可以用它。

真武是水神，真武汤就是治疗身体水湿过重的，比如下肢水肿等。

东方出青龙，东方意味着生发，意味着阳气，所以小青龙汤是治疗寒证的，治疗身体外面与里面都怕冷的。

朱雀汤就是今天所说的黄连阿胶汤了。

为什么叫朱雀汤呢？

朱雀是南方的神兽，与凤凰同族，实质上就是指的凤凰。凤凰最不怕火，所以叫凤凰涅槃。所以，凤凰能够治火。这个朱雀汤就是专门治疗火的方子。五脏六腑都有火，本方主要治疗心火，因为南方对应的是心。

为什么心火会熊熊燃烧，让人心烦不得眠，甚至还把身体的津液都烧干了，导致干燥综合征呢？根本原因不是心阳太足，而是肾水不足。我们正常的身体是这样的一个格局，肾水上行，心火下行，心肾相交，心火既济，这就是泰卦。如果肾水亏虚，不能上行济心火，心火就下不来，就会一直往上烧，心肾不交，就睡不着。

基于以上的思路，张仲景在这个方子里面派出两路大军，一路大军直接扑掉心火，一路大军直接补充肾水，一个攻邪，一个扶正。

直接扑掉心火的就是黄连、黄芩，而且是重用黄连，因为此时的标，也就是心火太严重了，不是一般的严重，必须要用苦寒的黄连来给心火一个措手不及的打击，才能力挽狂澜，扭转乾坤。

扑掉心火后，为了不让心火再次犯上作乱，必须扶正，必须救肾水，必须滋阴养血，于是请来了滋阴养血最好的两味药，一个是白芍，另一个是阿胶。白芍，收敛肝血，同时养血。阿胶，补血圣品，这里必须要用东阿阿胶，只有东阿阿胶才有滋养肾精，补充肾水的作用。因为东阿阿胶用的是黑驴皮，黑入肾，用的是东阿井水，这个井水属于阴水，滋阴的效果要比阳水好很多。

重点来了，张仲景一个大医圣，怎么会在如此重要的方子里用上老百姓都司空见惯从来不认为可以治病的鸡蛋呢？

奥妙就在于用的是蛋黄，蛋黄是阴中之阴，最善于滋肾水，滋阴润燥，养血息风，克制心火，就不会心烦。蛋黄还有强身健脑作用，还能促进汗腺分泌。

注意，必须要用土鸡蛋。

那么这个方子最适合什么样的人用呢？就是那种舌红无苔，或舌头很干枯，没有一点津液，舌面裂纹很多，千刀万剐一般。然后就是心烦，总是坐起又躺下，躺下又坐起。如果你具备这两点，就可以大胆用这个方子调理失眠了。当然，如果你还有干燥综合征，那就更应该尝试这个方子了。

当然，失眠的原因太多了，并不是所有的人都适合这个方子。

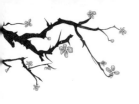

卵巢囊肿与消囊汤

曾有一位女士，27岁，还没结婚，3年前检查出卵巢囊肿，最近又去检查发现长大了，很是恐慌，于是给小叔发来求助微信。

她说，小叔，你攻克了肺结节、甲状腺结节，我相信你一定会攻克卵巢囊肿。我还没结婚呢，不想自己怀不了孕，更不想自己以后得卵巢癌。我的卵巢囊肿越来越大了，都不敢告诉我的男朋友，希望您能帮帮我。

这位女士发来的是语音，说着说着竟然痛哭起来，泣不成声。

文小叔听了，心里叹一口气，唉，这得有多大的委屈，心情有多压抑，肝气有多郁结啊，这样的性格不长卵巢囊肿才怪呢，估计除了卵巢囊肿还有乳腺增生、子宫肌瘤。小小的一个卵巢囊肿就吓成这样，似乎卵巢癌马上就要来了似的！

这个时代有四类人容易得卵巢囊肿。

第一类人，也是最大的一类人，这类人表现为容易生闷气、心量小、想不开。相反，那些大大咧咧的女汉子或喜欢把气发泄在别人身上的女人反而不容易得卵巢囊肿。为什么呢？因为女汉子没有郁结

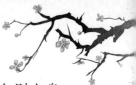

的气,身体不堵,喜欢发火的人把气发出去了,自己不堵,堵在别人身上了。生闷气的人容易肝气郁结,肝喜条达,不喜欢抑郁,肝气郁结,肝的疏泄功能就出问题,肝主一身气机,气机就会紊乱或气滞,气不流动了,郁结的气就像打了结的绳子。肝经又经过卵巢的位置,肝气堵在卵巢就会得卵巢囊肿。

第二类人,要风度不要温度、喜欢穿露脐装的女人,只图嘴巴痛快不管身体需不需要经常吃雪糕的女人,把水果当主食、把牛奶当水喝的女人,整天躲在空调房里不愿意见阳光,生命中没有夏天的女人。

这类女人有一个共同的特点,那就是寒湿太重。寒是一种凝聚的力量,会让身体的气停滞不前,与肝气郁结一样,这些凝结在一起的气久久不散,就会形成邪气,慢慢地就会形成卵巢囊肿。

第三类人,曾经流过产的女人,或月经不正常的女人,都容易得卵巢囊肿。因为流产会让大量的瘀血留在子宫与卵巢,如果当时没有用中医的方法把这些死血、污浊之血彻底排出去的话,这些瘀血就会形成隐患,瘀血会慢慢凝聚,加上前面郁结的气与寒,最后发展成子宫肌瘤或卵巢囊肿。

第四类人,特别喜欢吃肥甘厚味又整天坐着不动的女人,肥甘厚味比如红烧肉、各种甜品,这些东西很容易产生痰湿,脾胃很难运化,又加之久坐不动,气就更加运行不起来,这些痰湿容易下沉,沉到子宫或卵巢,慢慢凝聚就会形成痰核,就是所谓的肌瘤或囊肿。

所以,卵巢囊肿实质上是四种邪气的聚会,这四种邪气分别是:寒气、郁结的肝气、瘀血、痰湿。这四种邪气狼狈为奸,互相缠绕,你中有我,我中有你,互相包裹,形成坚硬如石头般的卵巢囊肿。其中寒气是最厉害的一层邪气,它把其他三种邪气紧紧包裹,因为有了寒气的存在,这些邪气就散不掉,越聚越多,越聚越凝固。

打一个比方,这个卵巢囊肿就好比一个饺子。这饺子皮是什么?是最强大的寒气。饺子馅是什么?是三种混合饺子馅,绝对重口味,这三种饺子馅就是郁结的气、瘀血与痰湿。

如果你明白了卵巢囊肿是怎样炼成的,你就会明白卵巢囊肿该如何调理了。第一步就是把饺子皮撕开,把最外面那一层寒气驱散,然后把饺子馅一一弄出来,就是疏肝理气,让气行起来,然后活血化瘀,把死血去掉,让新血进来,然后把水湿利出去,把痰软化掉。

如果饺子没有了皮和馅,饺子自然也不会存在。如果卵巢囊肿没有了持续不断的营养供给,没有了寒气、郁结的气、瘀血、痰湿,那么这个卵巢囊肿自然也就不会生存下去。我们的正常组织需要营养供给,卵巢囊肿也需要营养供给。我们要快刀斩乱麻,果断切断卵巢囊肿的营养供给,这个卵巢囊肿就会慢慢散掉、消失、死亡。

其实,资深的中医爱好者看到这自己都会开方子了,小叔经过一番深思熟虑,开出下面一张方子——消囊汤,仅供大家参考:桂枝 12克,柴胡 10 克,香附 10 克,当归 6 克,白芍 10 克,丹皮 20 克,赤芍 20克,桃仁 20 克,白术 15 克,茯苓 15 克,泽泻 20 克,海藻 20 克。

这个方子是如何让卵巢囊肿消失不见的呢?

第一步,把卵巢囊肿最外面的那一层顽固的寒气驱散掉,只要卵巢囊肿的皮没了,里面的馅就会各自流散出来。

驱散寒气一味桂枝就可以担此重任。桂枝是张仲景最常用的一味药,桂树最上端的枝头,阳气最旺,生发力最强,桂枝还能打通全身的经络,把卵巢里面的寒气从体表驱赶出去。桂枝一用上,阳气就会源源不断输送给子宫或卵巢,子宫与卵巢里面的寒冰笼罩在阳光之下会慢慢融化,于是春暖花开,万物复苏。

当寒气慢慢散去后,这个卵巢囊肿会有一定程度的松弛,这个松

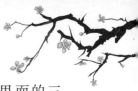

弛会让卵巢囊肿看起来更大，不必恐慌，下一步等卵巢囊肿里面的三种邪气都出来时，卵巢囊肿就会消失。

其实中医调理很多病都会出现症状暂时加重的情况，很多人害怕了，就马上停药，于是错过一次彻底扭转局面的良机。比如治疗痘痘，开始会让你的痘痘更多，比如化痰的药，会让你的痰更多。

比如小叔之前开的减肥方子，如果是泻药，马上会让你瘦，但小叔开的不是泻药，反而开始几天让你胖几斤，但是这个胖是好事，是五脏六腑周围长气血了，只有先把五脏六腑保护起来，然后身体的肥肉才会减掉。很多人受不了，怎么减肥的方子还增肥了？于是赶紧放弃。可惜啊。你应该想一想，你喝的药没有一点脂肪，怎么会增肥呢？那些坚持下来的就瘦了。

第二步，疏肝理气，让身体的气运行起来，不堵在卵巢里。

这个要调肝。因为肝主一身气机，主疏泄。妙药在何方？柴胡来也！柴胡当之无愧是疏肝第一要药。一个人单打独斗似乎有些寂寞，于是柴胡又叫来它的好兄弟香附，这两味药合用几乎可以搞定女人的肝气郁结了。疏肝以后再补点肝血，用当归，再给肝按摩一下，用白芍，可以让肝这个猛烈将军温柔起来，这样肝就不急不躁了。

第三步，活血化瘀，把死血、瘀血化掉，让气血流动起米，流水不腐户枢不蠹。

活血化瘀用赤芍、丹皮与桃仁。白芍滋阴敛血柔肝，赤芍色红入心，性寒凉可以凉血，所以赤芍活血的同时凉血。丹皮有三大妙处，可以行气、活血，还可以把气滞血瘀导致的热化掉，任何邪气堵在一起就会化热。虽然整个卵巢是寒的，但是卵巢囊肿这个局部里面却有郁热，用丹皮来清热最好。

桃仁是妇科要药，专门化子宫与卵巢里面的瘀血，总之女人少腹

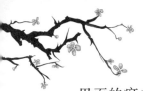

里面的瘀血用桃仁最好。本来桃仁与红花是一对,为什么这里不用红花呢? 因为红花是化无形的瘀血,桃仁专门化有形的瘀血,卵巢囊肿是有形的瘀血,所以用桃仁。

第四步,把卵巢囊肿的水湿通过小便的形式利走,把痰化掉。

什么可以把水湿利走呢? 茯苓与泽泻就足够。茯苓利中焦的水湿,泽泻利下焦的水湿。水湿一走,就不会形成痰。如果已经形成痰了,就要化痰,软坚散结,用什么呢? 海藻是也。海藻既可以利水、化痰,还可以软坚散结,身体任何地方长包块,比如甲状腺结节、淋巴结节,还有肺结节等都可以用海藻来破掉。

小叔曾开出的清肺散结汤之所以能够让肺结节消失,一大功臣就是海藻。卵巢囊肿也是一个包块,海藻自然也能散掉。

水湿的来源在哪里? 在脾。诸湿肿满皆属于脾。所以要想从根本上解决痰湿必须健脾,于是加上一点健脾的白术即可。

这就是文小叔为中国女人精心打造的消囊汤,把寒气驱散,让气行起来,让血活起来,把瘀血化掉,让痰湿消失,就这样,卵巢囊肿被小叔五马分尸了,最后消失于无形,再也不担心得卵巢癌了。

这个方子建议服用 21 天,一副药煎煮 2 次,把 2 次的汤药混合在一起,分 2 次服用,饭后半小时服用。

最后,文小叔叮嘱,不要老担心卵巢囊肿会得卵巢癌,这在中医看来根本不算病,发展成癌症的概率微乎其微。当然,导致卵巢囊肿的那些日常行为不要再做了。

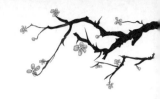

半表半里与小柴胡汤

这世上的病看似五花八门，多得像牛毛一样，但归纳起来其实就是三种病：表证、半表半里证、里证。

什么是半表半里？

体表之内，五脏六腑之外，这一广大的区域都是半表半里，包括说不清道不明的三焦系统都属于半表半里，大多数疑难杂症都在这一区域，可以说世上 2/3 的疾病都属于半表半里。

半表半里的疾病靠谁来治疗？

靠的就是小柴胡汤。很多人认为小柴胡汤仅仅是治疗外感的，这太小瞧张仲景了。半表半里涉及的区域太广了，涉及的疾病太多了，所以，小柴胡汤当之无愧成为疑难杂症第一方，也是运用最广泛的一个经典名方。

有些高手把小柴胡汤用得炉火纯青，还自成一派，叫柴胡派。

为什么会出现半表半里证呢？

根本原因就是我们的脾胃虚弱了，正气不足了，正气无法把病邪赶到外面去，又由于正气的顽强抵抗，病邪也无法长驱直入我们体内，

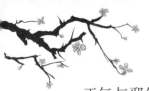

正气与邪气于是就在半表半里这个区域僵持住了。

我们常常说，正气存内，邪不可干，这个正气主要指的就是脾胃之气。我们又常说补中益气，这里的中也是脾胃之气。可见后天的脾胃之气对我们的身体有多么重要，人得胃气则生，失胃气则亡。廉颇老矣，尚能饭否？

接下来，我们先看一下小柴胡汤这个方子的组成：柴胡、黄芩、人参、半夏、甘草、生姜、大枣。

因为小柴胡汤已经有中成药小柴胡颗粒，几乎所有的药店都有，这里就不写剂量了。

这个小柴胡汤到底怎么用？当身体出现什么症状时可以大胆用它？

张仲景很明确也很亲切地告诉我们，只要出现以下四大症状之一，小柴胡汤就可以派上用场，大有可为。也就是说，不必完全满足四大症状，只要出现四大症状当中的一个就可以。

第一大症状：胸满胁痛。

胸胁这个位置就是半表半里区域，女人常常会两胁胀痛。为什么呢？因为邪气堵在了这个位置。感冒初起时，邪气在表，慢慢地就开始进入半表半里，因为正气的阻挡，这个邪气只能暂时观望，于是在胸和胁这两个地方安营扎寨，以便相机而动。

第二大症状：往来寒热。

往来寒热到底是什么意思？

这四个字我们可以用拆字法来理解，往来寒热其实就是寒来热往，如果你还不明白寒来热往的意思，文小叔再说一个成语你就会恍然大悟了：你来我往。明白了吗？往来寒热就是寒与热一来一去的意思，说白了就是你一会儿感到冷，一会儿感到热；你一会儿流清鼻涕，

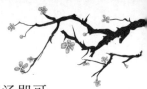

一会儿又流黄鼻涕。只要你出现这种情况,大胆使用小柴胡汤即可。

为什么会出现这种往来寒热的情况呢?

那是因为,正气与邪气交战,正气相对强的时候,会把邪气赶到外面去一点,你就会赶到热。正气相对弱的时候,邪气就会杀进来一点,你就会赶到冷。正气与邪气就是一个此消彼长的过程。

第三大症状:不欲饮食。

不欲饮食,也就是食欲不振,就是没有胃口,吃不下饭。生病了,感冒了,当然吃不下饭,因为脾胃虚弱,脾胃之气正在与邪气做斗争,吃饭先放在一边。所以这个时候最好喝粥,因为粥是最不消耗脾胃之气的。

第四大症状:心烦喜呕。

为什么会心烦?心烦与气躁通常连在一起,女人应该对这个比较好理解,因为女人每个月都有那么几天会心烦气躁,就是大姨妈来的时候。大姨妈来的时候,血虚于下,气浮于上,气有余便是火,这个火就会不断骚扰心脏,所以就会心烦。

心烦说白了就是这个心火下不来,肾水上不去。为什么下不来?因为中焦脾胃这个轮子卡住了,不转动了,或转动非常缓慢了。中焦不通,上下就不对流,就会形成上热下寒。为什么会有小柴胡症?为什么邪气会聚集在半表半里?就是中焦脾胃弱了。

喜呕也是脾胃弱的症状,胃气不足了,当然吃不了多少,稍微多吃一点就会吐出来。

除了这四大症状,还有一条不是最主要的症状,那就是:咽干、口苦、目眩。

如果你出现了咽干、口苦、目眩,又出现了上面四大症状其中的一条,就可以大胆用小柴胡汤。

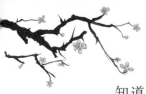

知道了什么情况下用小柴胡汤,现在我们来解方。

小柴胡汤共有三组药。

第一组药:柴胡、黄芩。把半表半里这个区域打通,让邪气出去,把肝胆之火去掉。

柴胡是疏肝的,肝胆属于半表半里区域,正气与邪气僵持在半表半里这个区域就需要柴胡这样的药来调解疏散。柴胡还有一种升提的力量,也就是说它的药性是往上走的,能够协助正气把邪气赶出去。柴胡有一种清香,不是很浓也不是很淡,居中,所以这个药不走表也不走里,主要走半表半里。

黄芩是苦的,苦入心,所以能够去心火,黄芩又是寒凉的,寒则下行,所以能够清胆胃之火。

柴胡与黄芩是很好的搭档,柴胡升,黄芩降,肝升胆降,肝胆系统就运转起来了。

如果要用小柴胡汤加减,柴胡与黄芩是必须要保留的,因为它俩是小柴胡汤的灵魂所在。

第二组药:半夏。

半夏在这个方子里主要是用来降逆的,属于治标,不算主要的药。什么叫上逆呢? 比如我们的胃气要下降的,如果胃气不下降反而往上走,就会出现打嗝、呕吐的症状,这就是上逆。胃以降为喜。再比如,胆气也要下降的,如果胆气不降就会出现口苦、目眩、胆汁反流等症状。

小柴胡汤症不是有很多上逆的症状吗? 比如咽干、口苦、目眩、呕吐等,这些症状可以用半夏来调理,当然半夏最主要的还是调理胃气上逆的症状。

第三组药:人参、生姜、炙甘草、大枣。

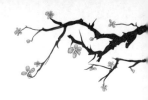

张仲景的"脾四味"隆重登场。

前面说过,半表半里的症状主要是由于脾胃虚弱导致的表里不通、上下不通,那用什么来打通中焦,让脾胃的运化功能得到恢复呢?

张仲景用的就是人参(因为人参价格太高,现在多用党参来代替)、生姜、炙甘草、大枣。这四味药都是入脾胃的,能够迅速补充脾胃的津液,只要脾胃功能恢复了,就会产生源源不断的气血去与病邪做斗争。

这是张仲景一贯的思路,也是张仲景治病的一个原则,那就是无论治疗什么病,都必须把脾胃保住。所以,张仲景的很多方子都有"脾四味"的影子。

张仲景认为,真正能够治病的只有我们自己,药物只不过是帮助我们恢复身体功能,恢复身体功能的重点就是恢复脾胃功能,脾胃功能好了,正气就足,免疫力就好,自愈力就强,就不会动不动就感冒。

建议宝妈们家里要时刻准备小柴胡颗粒。为什么呢?因为小孩子有一个特点,就是肝常有余,脾常不足,小孩子感冒特别容易出现肝脾不和,容易发热,肝风内动,这个小柴胡颗粒刚刚好解决了这两大问题,疏肝和胃,还能清热退烧。

记住风寒感冒初期不能用,小孩子用药一定要在医生指导下进行。

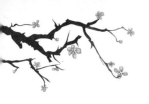

化气行水五苓散

有一位东北大妈说最近自己太倒霉了，平常好端端的什么事没有，突然有一天参加了一个旅行团，旅途中接受了一次所谓的免费体检，结果全身都是病，尤其是各种积液。大妈说，一下子被检查出肺积水、心包积液，还有膝关节积液，以及盆腔积液，简直郁闷得不行，积液全被她包了。

大妈留了一个心眼，怕被骗，回家后又去大医院做了检查，同样也被告知有肺积水、心包积液、膝关节积液、盆腔积液，还好不严重，所以目前没有什么症状，就是感觉膝盖发冷有些沉重，还有小腹有时胀，老想小便，但去了厕所又没有多少。

大妈很紧张，微信求助小叔这么多的积液怎么办呢？虽然现在没有什么症状，但总不能坐以待毙吧？

小叔说，你的想法是对的，肺积水、心包积液进一步发展会出现咳嗽，持续发热，胸闷气短，最后会心肺衰竭。不过不用担心，你现在的情况不严重，中医有一个专门的方子可以把这些积液全部排出去。

于是小叔把张仲景专门调理各种积液的方子五苓散发给了大妈。

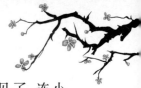

大妈服用 21 天,去医院检查,什么肺积水、心包积液统统不见了,连小便也利索起来,不用老跑厕所了,盆腔积液也没了,就剩一点膝关节积液了。于是小叔在五苓散的基础上加上一味专门引药入膝的药叫川牛膝,又服用了 7 天,膝关节积液也没了。

现在,我们来看一下五苓散的方子:猪苓 20 克,泽泻 30 克,茯苓 20 克,白术 20 克,桂枝 15 克。

这个方子专门治疗身体水液停留,代谢不出去的。

首先我们要明白,积液属于阴邪,阴邪太重用什么来克制?自然是万物生长都需要的阳气。如果阳气不足,生发不起来,身体的阴邪就会越来越猖獗,所谓阴盛阳衰就是这个道理。

所以,五苓散治积液的思路只有简简单单四个字:温阳利水。

第一步就是温阳,这是重中之重。温哪里的阳?衣服湿了我们会拿到太阳底下晒。同样,当我们的身体积液泛滥时也需要到太阳底下晒一晒。什么是人体的太阳?心阳就是人体的太阳。太阳一出来,阴霾散去,大地就会变得干爽。

如何强壮我们的心阳呢?桂枝就是强壮心阳最好的药了。桂枝是桂树的枝头,最具生发性,同时桂枝还有温经通络的作用,把经络打通,这样积液更容易被宣发出去,就相当于修好沟渠。

更妙的是桂枝还有气化作用,什么叫作气化作用?就是把身体的积液气化成我们身体所需要的津液,只有津液才能滋润我们的身体,如果喝进去的水不变成津液,那就是废水。

怎么理解这个气化作用呢?打个比方,我们用煤气灶烧水,如果没有点火,锅里面的水还是水,如果点火,水慢慢变热沸腾,水蒸气就上来了,锅盖就湿润了。这个水蒸气就是水被气化的结果,这个水蒸

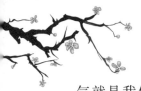

气就是我们身体需要的津液。

这个桂枝就好比锅下面的炉火,有了炉火,才有我们需要的水蒸气,身体里面的积液才会被利用,才会变成津液。

除了强壮心阳,桂枝也有强壮肾阳的作用,肾阳足了,身体的积液更容易被温化,更容易被蒸腾为水蒸气。心阳足了对肺阳也有好处,因为心阳是太阳,肺是天空,太阳出来,天空晴朗。心阳足了对脾阳也有好处,心是脾的妈妈,心属火,脾胃属土,火生土。

也就是说,桂枝一味药就可以同时强壮心阳、肺阳、脾阳、肾阳,妙哉。难怪张仲景那么宠爱桂枝,把桂枝汤作为群方之首。

搞定积液除了温阳还得健脾。为什么要健脾?积液属于湿气。水来土掩。这个土是什么?土就是脾。所以我们要加强土的功能,把脾胃健运起来。《黄帝内经》早说了,治湿一定要治脾,因为诸湿肿满皆属于脾。脾胃不好,湿气会源源不断产生。

最注重脾胃保护的张仲景,几乎每一个方子都有调理脾胃的药,张仲景怎么可能不知道脾胃的重要性?怎么可能不知道治水一定要治脾胃?所以张仲景毫不犹豫拿出了他的祛湿神器白术,白术温而辛香,这股气味脾胃最喜欢。白术可以气化中焦脾胃的湿气,同时可以把肌肉层面的湿气逼出来,让你的四肢强劲有力,而不是双腿像灌了铅一样沉重。

温阳,是张仲景治疗积液的第一步,这一步包含了三个思路:脾的运化,白术可以解决。肺的宣化,桂枝可以解决。肾的温化,桂枝可以解决。

身体里面的积液一部分被气化成津液,另外一部分没有被气化怎么办呢?没有被气化就变成了废水,既然是废水当然要排出去了。所

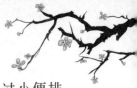

以张仲景治积液第二个思路就是利水,直接把身体的废水通过小便排出去。

这是治标,也是救急。张仲景用了三味利尿利水的药:茯苓、猪苓、泽泻。

茯苓可以把中焦脾胃的废水利出去,泽泻比茯苓更猛一些,性子也寒一些,它可以把下焦肾与膀胱的废水利出去。力道更猛的当属猪苓,猪苓没有什么特殊的味道,这种味道很淡甚至无味的药都有利水的作用,猪苓比较寒,寒能够往下降,同样可以利水。猪苓一用上,犹如秋风扫落叶之势,下焦的积液摧枯拉朽般被排出去了。

这就是五苓散的思路,温阳利水,一方面温阳,一方面直接利水。温阳是扶正是治本,利水是攻邪是治标。

如果你被医院诊断为各种积水,各种积液,又伴随着小便不利的,用五苓散最好使。哪种小便不利? 不是夜尿频繁那种,也不是一次尿量很多的那种,而是每次尿量很小,尿完一会儿又想尿,不尿就觉得小腹憋胀难受,可是去尿,又只尿一点点。真是烦死人了。

为什么会这样? 气化功能不足,膀胱储满了尿液,想出来,但是必须要气化才能出来,《黄帝内经》:"膀胱者,州都之官,津液藏焉,气化则能出矣。"也就说,没有气化功能,尿液是很难排出来的,要么排尿不顺畅,要么彻底排不出来,中医叫癃闭。

五苓散刚好可以加强膀胱的气化功能。

脑积水、肺积水、心包积液、脾肿大、肝腹水、膝关节积液、盆腔积液,还有宝妈们比较烦恼的小儿鞘膜积液等,都可以大胆用五苓散一试。

五苓散,就是这样一个治水的神方,让你身体的积液无处遁形,让

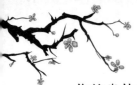

你的身体清清爽爽、舒舒服服、健健康康。

　　毕竟是药,请在专业医师指导下服用这个方子。一般来说,一天1剂,先服用 7 天,7 天有效果,继续服用 14 天,刚好 3 个疗程。如果 7 天没有效果,就不用再服用了。

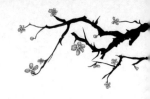

更年期与坤宁汤

据说女人这一辈子都是仙女下凡,来渡劫的,要经历人间所有的苦难、悲欢离合,女人这一生可以用三个字来概括:不容易。女人有四个非常重要的阶段需要好好保养,即月经期、孕期、坐月子、更年期。今天就来聊聊女人的更年期。

女人的更年期是 45—55 岁这一段时间,其中 50 岁上下是女人更年期的高峰期,这个时候更年期症状表现尤为突出。

每个人都有老的时候,人老珠黄是女人最不愿意面对的事情,但是我们必须要接受这个现实。更年期就是提醒你,你老了,不要再折腾了,要好好颐养天年了。更年期,我们的身体会进行重新组合,目的是为了安然无恙度过老年而做好充分准备。更年期不好好保养,老年生活会很不顺。

女人更年期最明显的一个变化就是月经出现各种各样的问题,月经先期或后错或量少等,到了 50 岁左右可能就会闭经了,不是偶尔闭经,是永远地闭经,或者叫作绝经。这意味着什么呢?意味着女人不能生育了。意味着女人的气血不足了,先要保五脏了,只好牺牲月

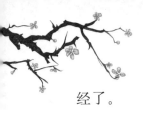

经了。

《黄帝内经》说：女子七七四十九就会天癸竭。天癸是什么呢？就是月经。

在阴血不足的情况下，女人就会出现一系列更年期的症状，最典型的就是心情不爽，见谁都烦，总想发火，动不动就出汗，老是失眠，一宿一宿睡不着，有的还会出现血压、血糖高的症状。也有一些人性格也会发生改变，比如以前内向文静的突然变得外向喜欢热闹了，天天拉帮结派，参加各种娱乐活动，广场舞常常有她的影子。

面对这一系列的问题，亲爱的女人，不要慌，不要认为这是病，不过是你身体的一种自我调节、自我换挡，从以前的加速换成现在的匀速、慢速。

更年期的女人一定要意识到一点，导致所有更年期症状的根本原因就是这十六个字：血虚于下，气浮于上；阴虚于下，阳浮于上。

下面我们来逐条分析更年期的症状以及为什么会出现这样的症状，女人们一定要对自己的身体有一个非常清楚的了解，调理起来才会事半功倍。

很多更年期女人最大的烦恼就是潮汗。

这种潮汗可不是一般的汗多，是那种被倾盆大雨淋了一般，全身都湿透了，必须要换衣服。这种潮汗就像大海一样定时来潮。这种热不是一般的热，阴虚内热，这是阴虚非常久了产生的热，是从骨头里发出来的热，中医叫作骨蒸潮热。那种感觉就像骨头放在热气腾腾的蒸笼里一样，苦不堪言。

多数女人会在傍晚的时候潮热，量一下体温会有低热，更多女人会在夜间睡觉的时候潮热，那个汗出得真吓人，中医叫作盗汗。盗汗，是在梦里浪费元气。

为什么会盗汗？阴不足了，阴虚内热，这个热一定要出来，所以以汗的形式来散热。汗一出就暂时恢复身体的阴阳平衡。问题是这个是虚热，不是实热，实热出汗是正常的，比如我们运动了，夏天在太阳底下暴晒，吃热了都会出汗，这就是实热。虚热出汗很伤身体，伤什么？伤心伤血伤阴。因为汗为心液，汗血同源，汗属阴。

本来更年期就阴不足，再伤阴的话会陷入一个恶性循环。

很多更年期女人会很烦躁。

她们自己也不明白到底为什么烦躁，也没多大点的事，生活还是那么美好，家庭还是那么幸福，什么事也没有为什么老是烦躁呢？

我们看这个烦字，就是火上头，哪里的火？心火。心火上头就会烦，什么事没有也会烦，有点事更加烦。为什么心火老往上飘？因为下面的阴血不足了，阴制约不住这个火，火就会乱窜。

很多女人因为心火上头而失眠，这叫心烦不得眠。翻来覆去的睡不着。

我们再看这个躁，一个足字旁，说明了什么？说明这人老坐不住，安静不下来，老想走动，老想出去聚个会或参加个活动什么的，就像小儿多动症一样。这是肾精不足了。肾精不足的人就会把持不住自己。阴主静，阳主动，阴的力量不足，自然就会躁动不安。

很多更年期女人动不动就生气，火冒三丈，也不知道哪里来的气，把家人、朋友都得罪了，完了自己还很委屈，我没说什么也没做什么啊。

这很像月经期的女人。月经期的女人生完气不觉得自己生气了，觉得很正常，是的，这是她们的生理状态决定的。

为什么老想发火？因为肝肾阴虚了。首先是肾阴虚，然后就是肝阴虚。因为肾水生肝木，肾水不足，肝木得不到滋养就会干枯容易折

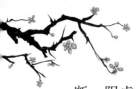

断。阴虚火旺，说的就是肝肾阴虚的人。肝阴虚的人容易发火，发火又伤肝，耗肝血，会让阴虚加重，这也是一个恶性循环。

很多更年期的女人特别容易唠叨，女人的唠叨需要男人来治。

很多男人不明白，怎么好端端的一个女人突然间就变得如此婆婆妈妈、唠唠叨叨了呢？一个小事没完没了地说，说得人耳朵都起茧子了，她还在津津有味。

不是女人爱唠叨，是因为更年期的女人只能通过唠叨来发泄她们心中的虚火。这个时候的女人其实并不是要与你交流什么看法，也不是非要你回应她，你可以把她的话当作耳旁风，让她说个够。你千万不要阻止她，越阻止她，她越唠叨，更年期的逆反心理与青春期有得一拼。

这个时候，智慧的男人会给女人一个微笑或一个温暖的拥抱，在微笑与拥抱之下，女人的唠叨声戛然而止。

很多更年期女人会陷入无尽的焦虑。

更年期的女人遇到一件芝麻点的小事会焦虑不安，必须马上解决，不然就吃不下睡不着整天胡思乱想。比如，丈夫不接自己的电话了，她会把丈夫的电话打爆，一直打一直打，疯了一般。比如家里的一个灯泡坏了，必须要马上修好。维修人员已经在路上了，她会不断打电话去催，快点快点，怎么还没到。

注意，这不是病，更不是精神疾病，千万别吃什么抗焦虑的西药。

更年期女人之所以焦虑就是因为阴虚于下，阳浮于上造成的。我们看这个焦虑的焦字，一只小鸟在火上烤，这说明更年期的女人出于一种被虚火煎熬的状态，所以怪不得她焦虑。只要把上面的虚火拽下来，把下面的肾水补足了，她就泰然自若了。

更年期的女人会月经不调。

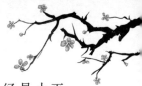

这太正常了。女人49岁基本上都绝经了，月经不调已经是小巫见大巫了。因为血虚自然月经量就少了，又因为血不足无法推动月经的运行自然就会推后了，又因为血虚导致血热，月经也会提前。

总之更年期的女人月经都是紊乱的，这个没有必要担心。

还有的女人会出现更年期高血压，这是暂时的，千万别惊慌失措，急急忙忙吃起什么降压药来，只会误了你后半生。

好了，知道了更年期种种症状以及原因，现在我们来开方子调理了，专门解决更年期女人阴虚于下，阳浮于上的坤宁汤，重点解决更年期女人潮汗的坤宁汤送给天下女人们。

坤宁汤方子如下：地骨皮12克，玄参9克，生地9克，麦冬6克，沙参6克，白芍6克，酸枣仁6克，龙骨6克，牡蛎6克，浮小麦15克，甘草6克，大枣6个。这是一天的剂量，煎好后分2次服用。

接下来，我们好好品味一下这个方子。

前文说过，更年期女人最烦恼的就是骨蒸潮热，有一味药是骨蒸潮热的克星与天敌，能够把骨头里的虚热逼出来，这就是这个方子的君药——地骨皮。

你可能没有听说过地骨皮，但你一定知道枸杞。没错，地骨皮就是枸杞的根。枸杞是偏温的，地骨皮却是苦寒的，专门搜刮肾里面的虚热的。地骨皮这个药名就有着很深的寓意。地属于中焦脾胃，说明这个药对脾胃也有好处，骨属于肾，说明这个药走下焦肝肾，皮属于肺，说明这个药还可以清肺里面的热。

当然，地骨皮最主要还是解决肾里面的虚火，为了起到同气相求，一加一大于二的效果，地骨皮又请来玄参来帮忙。

玄参是一味很独特的药，可以走到下焦肾里面，清理肾里面的浮游之火，又可以往上走，走到肺里面，清肺里面的虚热，更妙的是还可

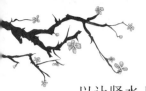

以让肾水上行，一起升到咽喉，解决更年期女人口干、咽干的问题。

地骨皮与玄参重点解决了更年期潮汗问题，现在就来扶正。更年期最缺的正气是什么？是阴液，是血，所以我们要滋阴养血，滋补五脏之阴。

滋阴最厉害的首推生地，注意这里用的是生地。为什么不用熟地呢？因为熟地主要是补肾精的，生地滋阴的同时还可以清热凉血，更年期女人有虚热，所以用生地更妥当。

生地滋肾阴，麦冬滋脾胃之阴，沙参滋肺阴，白芍柔肝养肝血滋养肝阴，可以解决更年期女人动不动就发火的毛病，酸枣仁养心血，滋养心阴，让心火拽下来，同时可以安神，解决更年期女人失眠多梦的问题，要知道酸枣仁可是东方睡果，是天然的安眠药。

这样一来五脏之阴都得到了滋养，更年期女人的干燥综合征可以得到很好的缓解。眼干、口干、鼻子干、唇干、皮肤干都可以得到缓解。

为了让这些滋补进去的药性不漏出来，这里加了两味补漏、加强肾的封藏能力的药——龙骨与牡蛎，不然一边滋补一边漏岂不是竹篮打水一场空？另外，龙骨、牡蛎同样可以收敛虚火，解决盗汗的问题，还可以重镇安神，让更年期女人情绪更稳当平和一些。

最后再来一点清理心火的浮小麦。更年期女人最大的火就是心火与肝火。浮小麦可以清心火，又可以清肝火。

浮小麦就是把麦子扔进水里能够浮上来的那部分叫浮小麦，沉下去的叫小麦。浮小麦是干瘪的，小麦本来就是入心的，浮小麦更有一股轻浮之力，所以能够把心经里面的虚热透发出来，这样你就不会心烦睡不着了。

最后来点大枣与甘草，调和诸药。

需要注意的是，这个方子滋养阴液的药很多，很多脾胃虚寒的人

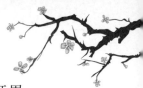

可能又运化不了,如果运化不了,小叔建议加入砂仁来行气开胃。

这个方子重点调理更年期潮汗的,如果你的潮汗不怎么明显,可以选用同仁堂的中成药坤宝丸,这个中成药可以全面调理更年期症状。

孔子说,五十知天命,人到了五十一切都要看淡了,能够想开的早想开了,想不开的也要放下了,不要跟自己较劲,要顺其自然,每个阶段有每个阶段的任务,别跟年轻人比。

现在流行一种说法,越老越要活出年轻样,年轻人去熬夜唱歌他也去,年轻人登山蹦极他也去,年轻人去跑马拉松他也去。这是不对的,你可以拥有年轻的心态,但绝不能效仿年轻人的行为,人家有资本,你没有资本了。

所以,更年期最好的生活状态就是,随心所欲不逾矩。

更年期女人心里不要仅仅只有丈夫与儿女,不要只有家长里短,不要只有柴米油盐,更要有诗和远方,有天地,有日月,有山川河流,有一草一木,有春花秋月,有夏雨冬雪,有朋友知己,有说走就走的旅行,有美食与爱。

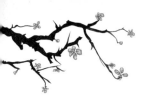

消斑汤还你一张洁白无瑕的脸

祛斑，一个超级热门的话题，女人永远感兴趣的话题。

如果把脸上的斑看作一个局部的瘀滞的话，那么无论什么样的斑，如雀斑、老年斑、黄褐斑，它们的标都是瘀血，但瘀血的背后就复杂了，比如阳气不足或阴虚火旺，但女人长斑最多的原因是肝的问题，俗称肝斑。

为什么这样说呢？因为女人以肝为先天，肝又藏血，肝是血库，女人的月经与肝密切相连，所以女人养肝是一辈子的事。很多女人都喜欢生气，无论是发火还是生闷气都会伤肝，因为怒则气上，只要生气，气就往上面走，走到头面部走不动了就会气滞，气滞就会血瘀，血瘀日久就会长出一个又一个黑色的小斑点，就是肝斑。生气越多，斑就越多，那种大大咧咧、没心没肺的女人倒是脸上很少长斑。

现在这个时代让女人郁闷的事太多，偏偏女人又爱操心，也最爱胡思乱想，还想不开，所以 10 个女病人中就有 8 个肝都不好，这样的女人通常还有头痛、两胁胀痛、心烦意乱、口苦咽干、月经不调。

根据文小叔的观察，除了老年斑，女性 80％ 的斑都是肝气不舒

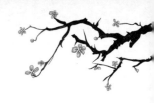

所致。

针对这种情况,小叔专门为女性朋友打造了一个针对肝气不舒导致的黄褐斑的方子——消斑汤。

方子如下:柴胡9克,香附9克,当归6克,白芍6克,丹皮6克,栀子6克,炒白术12克,茯苓12克,川芎6克,丹参6克,薄荷3克,生姜3克,大枣3枚,甘草3克。

前面说过,女人长斑最大的原因就是肝气不舒,所以要治本就必须疏肝理气。柴胡是疏肝解郁第一要药,香附是气药第一,理气最厉害,这两味药合作能够迅速驱散女人胸中郁结的气机。这两味药可以让女人开心起来,让女人经常绽放笑脸,让女人遇到事情的时候不那么急躁,不那么生气。

疏肝理气之后还要养肝血,因为肝体阴而用阳。这个阴是什么?就是肝血,女人一生失血过多,正是因为这个原因才会造成女人更爱生气,因为肝血不足,就无法制约肝阳,肝阳就容易上亢,就容易生气。尤其是女人来大姨妈的时候脾气最不好,因为这个时候气浮于上,血虚于下,特别容易一点就着,这个时候千万别惹女人。

所以,一定要养肝血,肝血足的女人通常不会肝气不舒的。用什么养肝血呢?当之无愧是当归与白芍,当归与柴胡最搭,白芍与香附最搭,当归与白芍一个补血养肝,一个收敛肝柔肝,这样肝就不会急躁。

只要是肝气不舒,一定会气郁化火,任何疾病只要久了必然会有瘀滞,有瘀滞就会化火,即便是寒邪,久了也会寒化热。所以我们要进一步把肝火清一下,用栀子与丹皮最好。栀子可以清理三焦浮游之火,丹皮可以行气也可以化瘀,还可以清理肝火。

只要是肝气不舒一定会侵犯脾胃导致脾胃也不好,很多女人因为

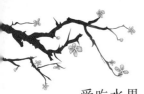

爱吃水果、爱喝牛奶脾胃都比较虚寒,本来就虚了再加上肝气这一捣乱就更虚了,所以很多女人一生气就茶饭不思,胃胀、胃痛、打嗝、反酸、胃溃疡,甚至胃癌等各种胃病都找上门来。

肝木横逆克脾土,这是中医非常重要的理论。脾胃不好会造成什么样的后果呢?气血就供应不上,脾胃是气血生化之源,脾胃不好就没有足够的气血去化解脸上的瘀血,瘀血化不掉,斑也就去不掉。

张仲景也说了,知肝传脾,一定要好好把脾胃保护起来,脾胃保护好了,会有利于肝的调养。

如何保护好脾胃呢?最佳搭档白术与茯苓就可以解决这个问题。这里用炒白术,炒白术补脾的力度更大一些,生白术祛湿的力度更大一些,这里要补脾,另外,茯苓就可以去掉脾胃的湿气。白术补脾,气往上走,茯苓祛湿,往下走,这一升一降,脾胃的气机就顺了,脾胃这个中心轮子就转起来了。

解决了肝气不舒的问题,又解决了肝木克脾土的问题,本治好了,现在就要治标了,我们知道斑就是一个瘀滞,就是瘀血,所以我们要疏通,要化瘀,要活血,要把这个局部的瘀滞打通,把死血清理掉,把新的气血引进来,这样斑就慢慢去掉了。

用什么药呢?丹参必须要用的,因为丹参可以解决两大问题,最直接的问题就是丹参可以活血化瘀,把脸上的死血去掉,第二丹参可以强心,心脏好了,脸色就好,就会红润,就不容易长斑,所以我们时刻要记住,心,其华在面。要想脸色好,必须要调心。

然后再用一味川芎,川芎用在这里也妙极,一方面川芎可以行气,另外一方面川芎也可以活血化瘀,而且川芎最善于走头面部,能够把药性往上带,川芎与当归一起一个补血一个活血,也非常不错。

最后用上薄荷与生姜,这两个药就是散的,散什么呢?散脸上的

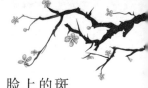

邪气，一个散寒，一个散热，两个药中和一下，不寒也不热。脸上的斑就是一种瘀滞，所以适当用一些散的药可以起到画龙点睛的效果。另外，薄荷也可以作药引子，薄荷这种轻灵之品，药性走上焦、走表、走头面部。

最后用大枣与甘草调和诸药，就这样这个消斑汤就完成了。

这个消斑汤怎么用呢？

去药店抓药，煮水喝，一天 1 次。第一次煮出来的汤喝掉，药渣别倒了，再煮 1 次，煮出来的水用来洗脸。7 天 1 个疗程，3 个疗程 21天，经期可以服用。

这个消斑汤效果如何呢？

没有效果肯定不会拿出来了。小叔把这个方子分享给了一些长斑的女性朋友，其中有一位因为长期与丈夫生闷气导致两颊长满了密密麻麻的黄褐斑，不用化妆品看起来很吓人，用这个方子 21 天，她兴高采烈发来微信，去掉了！去掉了！小叔，我的斑去掉一大半了，想不到花了几万块用激光祛斑、祛斑面膜都治不好的黄褐斑，不到三百块钱的汤药就解决了！

小叔说，修身养性，不要生气才是治本之道，不然以后还会长出来的。斑就是这样，你看得开它就散了，你越看不开就越多。

当然这个方子不统治所有的斑，最适合肝气郁结导致的肝斑，因为女人大多数的斑都与肝气不舒有关，所以这个方子适用性还是相当广泛的。

如果喝这个方子上火，可以喝点酸梅汤或三豆饮。

不过文小叔依然要叮嘱一句，不生气才是治疗肝斑最好的灵丹妙药。另外，脸上有一两个斑点也别太在意了，这叫瑕不掩瑜。人生没有完美的事，自然也没有完美的容颜。一味追求完美只会让自己痛苦。

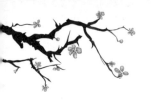

牛皮癣与理血汤

我们常常把电线杆子上的小广告比喻成这个病,皮肤病中的不死癌症,打不死的小强,非常顽固,世界疑难杂症之一,激素也治不好,这种病就是牛皮癣。

很久很久以前,大概一年前,文小叔的一位粉丝就写下长长的又无比哀伤悲痛的留言,说自己有牛皮癣,得了这个病之后真的是痛不欲生,发作的时候想死的心都有,求医问药无数,毫无结果。她加了很多牛皮癣群,深深知道牛皮癣患者的痛苦,所以恳求小叔写一写如何调理牛皮癣的文章,不期待能给出什么妙方,只求给一些建议与鼓励。真的,小叔看到这句话时眼眶有些潮湿,隔着屏幕,小叔能够感受到她极度无奈与无助的心。可是,小叔医术浅薄,面对世界疑难杂症之一的牛皮癣,小叔又有什么办法呢? 小叔只是回复说,牛皮癣,小叔还没有想明白,想明白了就写给你。

弹指一挥间,一年过去了,那位粉丝估计等到花儿也谢了,也不知道她现在是否还在关注着文小叔的公众号,也不知道今天的文章她是否能够看到。这一年多时间,文小叔查阅了很多资料,思考了一次又

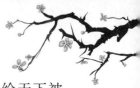

一次,对牛皮癣的调理心得总算有一些了,于是写下此文,送给天下被牛皮癣折磨得痛苦不堪的人。

不过,文小叔要事先声明,这篇文章只是小叔的个人心得,仅供参考交流,不作为用药依据。

牛皮癣,西医叫银屑病,发作时皮肤上会起红色斑疹或丘疹,上面会覆盖一层白色的鳞屑,非常厚,像牛皮一样,所以叫作牛皮癣。牛皮是非常结实坚韧的,预示着牛皮癣这个病像牛皮一样顽固,非常难治,会反反复复发作。

中医也有一句话说明了牛皮癣这个病确实难治,这句话叫作:内不治喘,外不治癣。

很多得了牛皮癣的人迫于无奈,实在忍受不了了,就会接受激素治疗,比如很多人会用免疫制剂治疗。但这种治疗副作用很大,也不除根,用上激素后牛皮癣消退后皮肤上会有黑色色素沉着,这就是激素的副作用。

还有一些人会寻求所谓的秘方、偏方,电线杆子上经常有这样的小广告,祖传秘方,根治牛皮癣。很多患者死马当活马医,依然冒着被坑的风险去尝试。其实这种小广告百分之百就是忽悠人的,小叔建议不要信。

更多的人会寻求中医治疗,但大多数的中医对牛皮癣的治疗思路不外乎清热解毒,并不会思考这个热来自哪里,这个毒又是什么毒,一律用苦寒之药把所谓的热、毒镇压下去。短时间似乎也有效,但很快又反复,而且势头更猛。没办法,只好用更苦、更寒的猛药来镇压,于是形成恶性循环,病没有治好,把脾胃和正气都败坏了。

老实说,这是一种对抗疗法,比如出血时止血,腹泻时止泻,咳嗽时止咳,打喷嚏时止喷,这都是对抗疗法。西医通常是对抗疗法,以打

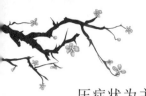

压症状为主。对抗疗法只能打压一时的症状，并不治本，这种疗法是不科学的。

科学的疗法应该顺势而为，顺应人体的排病思路，帮助身体把病邪排出去，而不是与身体作对，反着来，打压回去。

治疗牛皮癣也要顺势而为。

依着这个思路，治疗牛皮癣首先要治表。因为身体想着法子把病邪赶到皮肤上，身体已经尽了最大的努力了，身体本想把这个病邪彻底赶出去，但能力有限只能赶到体表。那我们就应该助身体一臂之力，借助一些宣发的药材把这个病邪赶得更彻底，不让它停留在皮肤上。

治表要治肺。因为肺主皮毛。事实上不仅仅是牛皮癣，任何一种皮肤病，包括荨麻疹、湿疹等都要治肺。皮毛的问题绝不能仅仅揪着皮毛不放。要加强肺的宣发与肃降能力，皮肤的问题才好得快。

宣发能力或者叫宣散能力，就是肺一方面可以把气血津液宣发到身体的各个角落，更主要的是皮毛，因为皮毛是人体的第二呼吸系统。皮毛有了津液、气血的滋润就不会生病。另一方面，肺还可以通过宣发能力，把身体的一些病邪，比如热毒、寒毒、湿毒、痰毒等宣散出去。

所以，我们要借助辛温或辛凉解表的药加强肺的宣发能力。

治肺还要进一步治疗大肠。因为肺与大肠相表里。肺通过肃降能力让大肠这个肠府更通畅，把身体很多的毒通过大便排出去了。肠府不通，有便秘的人会影响肺的功能，肺出问题了，皮毛自然会出问题。

事实上我们会见到很多皮肤病患者都有便秘，只是程度不同而已。肠府有很多浊气，这浊气就会表现在皮肤上。凡是皮肤不干净的，比如长斑、油多、痤疮、湿疹、荨麻疹等，第一要务是要解决便秘问

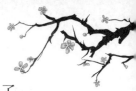

题。便秘一解决，等于釜底抽薪，浊气没了，皮肤病自然就好了。

所以，治疗牛皮癣，既要解表，又要通肠府。这是第一个思路。

第二个思路，我们总是说要清热解毒，牛皮癣要解的毒是血毒，是血里面的热毒，兼有一些瘀血，瘀血进而化热，让热毒更甚。牛皮癣的这种热毒已经到了血分，血热风燥就会引发剧烈瘙痒。

但是，我们还得进一步思考，为什么会血热？是血脉里的血多了吗？不是。血永远不会嫌多，只会亏虚。是血虚才会血热。血为阴，气为阳，血不足了，气有余便是火。火就会乱窜，窜到哪里，哪里就痒。如果把血补足了，气也就有了依附，就不会乱窜，自然也不会有热了，这叫血行则风停。

这是治疗皮肤瘙痒的一个妙招，也就是说，我不直接祛风，我把血补足了，血足了风就停了。

治疗牛皮癣要养血补血，然后再凉血、活血化瘀，这是第二个思路。

第三个思路，几乎所有的皮肤病都有一个共同的特点：痒。牛皮癣的痒也不是一般的痒，可以用止痒的药，但不能多用。治痒最主要的是要治心。因为《黄帝内经》曰："诸痛痒疮，皆属于心"。

痒是一种感觉，这种感觉从心里来。所以，我们要强壮心脏。心脏能力强了就不会容易感觉到痒。

基于以上思路，文小叔斗胆开出一个调理牛皮癣的方子——理血汤。

方子如下：麻黄 6 克，桂枝 10 克，防风 10 克，鸡屎藤 30 克，桃仁 6 克，红花 6 克，生地 20 克，白芍 12 克，当归 12 克，紫草 9 克，白茅根 9 克，土茯苓 20 克，白鲜皮 9 克。

我们来看一下这个方子。

根据第一个思路,治疗牛皮癣要治表,治肺,加强肺的宣发与肃降能力,帮助身体把病邪发出去。用什么药呢?麻黄、桂枝、防风,这三个强强联合,都是解表宣发的药,药性都是走肺的。桂枝可以解决肌肉层面的问题;麻黄可以解决皮肤毛孔的问题;防风,既阻挡外风,又驱赶内风。

解了表,还要通肠府,用谁好呢?一味鸡屎藤即可。鸡屎藤通肠府,降浊气,药性平和,不伤身体。之所以不用大黄,因为大黄过于峻猛,不适合这种慢性病的调理。

第二个思路我们要治血。生地、白芍、当归,直接补血养血,然后再用一点活血化瘀的药桃仁、红花。最后再凉血,用紫草、白茅根。

第三个思路,要止痒。治痒要治心,强心的药用桂枝就可以。桂枝加上甘草就是张仲景强壮心阳的方子。最后来一点直接止痒的圣药土茯苓和白鲜皮。土茯苓广东人经常用来煲汤喝,这个药比较平和,用到 20 克没有问题。

文小叔没有把握这个方子能够解除牛皮癣患者的痛苦,但是小叔已经尽到最大的心力了。文小叔也不是让你服用这个方子,文小叔写下这个方子,只是让大家学习参考。如果你硬要用这个方子一试,小叔也不反对,因为方子里面扶正的药居多,不算是猛药。但是,如果用了没有效果也不要怪小叔。

毕竟,小叔,不是神医。

得了牛皮癣的朋友还有一个化繁为简的调理方法:不要管牛皮癣,好好调理你的体质,把你的体质调理好了,阴阳平衡百病消,说不定牛皮癣就消失不见了。还有一点要切记,牛皮癣患者一定不要吃阴寒滋腻、难以消化的东西,比如牛奶、海鲜等。

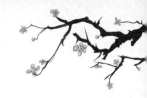

皮肤病与乌蛇荣皮汤

李可老中医有一个方子可以治疗 15 种皮肤病,包括白癜风与牛皮癣。像李老这样的大医,治好很多癌症,让很多患者起死回生的大医是不随便夸海口的,实在是因为这个方子太神妙了,效果太好了,所以李可老中医情不自禁地说可以治疗 15 种皮肤病,几乎可以把这个世上的皮肤病一网打尽了。

李可早期治疗皮肤病也经常用一些清热解毒止痒的药,收效甚微,不断摸爬滚打,总结经验,才发明了这个妙方——乌蛇荣皮汤。

方子如下:生地黄 30 克,当归 30 克,桂枝 10 克,赤芍 15 克,川芎 10 克,桃仁 10 克,红花 10 克,丹皮 15 克,紫草 15 克,首乌 30 克,白蒺藜 30 克,白鲜皮 30 克,乌蛇肉(蜜丸先吞)30 克,炙草 10 克,鲜生姜 10 片,大枣 10 枚。

接下来我们来看李可老中医到底如何治疗皮肤病的。

李可老中医拨开重重迷雾,跳出种种皮肤病的怪圈,以扶正的姿态第一步先把身体的气血补足了,正气存内,邪不可干。对于顽固性皮肤病,病邪已经入侵血脉,所以一定要把血补足了,血足了才能够把

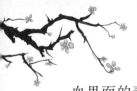

血里面的毒排出去。

这个时代皮肤病太多了,不仅仅是个人生活习惯与饮食习惯的原因,更有大环境的影响,空气、水、土壤的污染,以及我们吃进去的无数的化学添加剂,这些毒素都会进入血液里,最后以皮肤病的形式暴发出来。为什么大城市的皮肤病远远超过农村里面的人呢?就是这个原因。

所以,先扶正再说,李可老中医用了这个方子的第一组药四物汤来补血,四物汤就是当归、白芍、熟地、川芎,这是千古第一补血方。李可老中医用四物汤补血的原因还有一个,那就是皮肤病表现出来的是风邪,风邪是皮肤病瘙痒难耐的罪魁祸首,但治风最高境界不是直接祛风,而是养血,因为血行风自灭。也就是说,一个人只要血足了,风邪就不会四处犯上作乱了。风为阳邪,血为阴,所以风邪需要阴血来克制。

因为要凉血,李可老中医这里用了赤芍,没有用白芍。

用了四物汤补血,再用上桃仁与红花来活血化瘀。病入血分,各种毒素会让血脉受阻,气血运行缓慢,产生瘀血。这个瘀血不清除,新血就难以生成。所以用桃仁、红花来活血化瘀。桃仁化有形之瘀血,红花化无形之瘀血。它们是化瘀的千古搭档,可以扫除血脉障碍,堪称血管的清道夫。

把血补足了后,必须靠一股动力把这个血输送到身体各个部位,尤其是皮肤,只要有气血去滋润这个皮肤,任何皮肤病都可以迎刃而解。这就是李可老中医把这个方子取名为乌蛇荣皮汤的原因。荣皮,就是让皮肤荣华,什么才能让皮肤荣华?只有气血。

为什么皮肤病会瘙痒呢?就是气血想过来但过不来局部瘀阻了所以才会瘙痒,我们会本能地去挠痒,挠一下经络血脉暂时疏通,气血

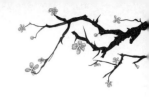

过来,所以不痒了。但过了一会又痒了,因为又堵塞了。

所以,我们需要一股强大的动力时时刻刻保持血脉的通畅,这股强大的动力靠谁来解决呢?靠我们的心脏!因为心主血脉,只有心脏强大了,血脉才会畅通无阻,身体的各个部位才会得到气血的滋养。心脏就好比发动机,血就好比汽油。光有汽油汽车是开不起来的,必须要靠发动机。

所以李可老中医治疗皮肤病的方子第二组强大的药就是张仲景的桂枝汤,强壮心脏,温通心阳的方子:桂枝、白芍、生姜、甘草、大枣。

桂枝汤,我们之前学过,如果说这个世上真有治疗万病的方子,那么非桂枝汤莫属。因为这个方子调营卫,调阴阳,调气血,真乃千古第一方也。如果说四物汤是汽油,那么桂枝汤就是发动机。有了汽油和发动机,汽车就可以开起来了。

强壮心脏之后还有一个好处,就是可以止痒。皮肤病表现出来的痒比痛更加难以忍受,因为痒是从心里面发出来的。诸痛痒疮,皆属于心,止痒一定要强心。

有了补血的四物汤,有了强壮心脏的桂枝汤,气血就会源源不断产生去滋养皮肤,同时抵抗皮肤上的病邪。有了强大的后盾,我们就要主动出击,攻击病邪了。

于是李可老中医用了第三组药,直接针对皮肤病的药,治标的药,用来清热解毒,用来祛风凉血。这四味药分别是:丹皮、紫草、白鲜皮、首乌、白蒺藜。

李可老中医认为顽固性的皮肤病都是血液里面有毒造成的,就是中医所说的血热,所以要用丹皮来凉血,用紫草来凉血。这两个药都是寒凉的,入血分,可以搜刮血里面的热毒。紫草对各种皮肤病都有治疗作用,有一个中成药外敷的叫作紫草膏。

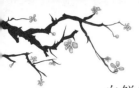

白鲜皮是直接止痒的,寒凉,可以清热祛湿,止痒,防止皮肤过敏。白鲜皮药性入肺,入肺就会走到皮毛,因为肺主皮毛,可以把皮毛里面的湿热清理掉。入肺就走大肠,肺与大肠相表里,白鲜皮可以把肠道的湿热清理出去,让肠道通畅。因为肠道瘀滞,毒素就会通过血管传遍全身,从而导致皮肤病。

前面说过,皮肤病表现出来的就是一种风邪,风邪是非常狡猾的,来无影去无踪,无孔不入,所以你不知道皮肤病什么时候到来,什么时候消失,发作在哪里。所以我们要用一些直接祛风的药,比如这里用到了专门调理肝风的药——首乌与白蒺藜。这两味药合在一起叫作定风珠。专门把肝风定住,因为肝主风。何首乌养肝血,白蒺藜清肝火,祛风。

补了血,化了瘀,强壮了心脏,清了热,凉了血,祛了风,然后这个方子最重要的主角隆重登场,那就是乌梢蛇。这个方子以乌梢蛇命名,可见乌梢蛇在这个方子中举足轻重的地位。

乌梢蛇在这个方子起到什么作用呢?

乌梢蛇最大的作用就是搜风,所有的蛇都有一个特性,非常灵活敏捷,善于游走,躲在深山老林非常隐秘处的老鼠都可以被蛇搜出来,所以蛇的药性是善于走窜的。蛇本身就好比一股风。一方面可以走到身体最隐秘的筋骨,把筋骨关节处的邪风搜出来,赶出去;另一方面可以直接走到皮肤,把皮肤上的风邪驱散,治疗各种风湿骨病以及各种皮肤病。

尤其是牛皮癣,没有乌梢蛇,力道远远不够的,如果说这个方子是一个部队,那么乌梢蛇就是所向披靡的将军,就是勇往直前的开路先锋,它走哪就打哪。因为有了四物汤与桂枝汤强大的后援,乌梢蛇作起战来毫无后顾之忧,雷厉风行。

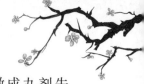

　　需要特别指出的是，这里的乌梢蛇不直接煎药，需要做成丸剂先吞服，然后用这个汤药送服。

　　如果要治疗白癜风，可以把乌梢蛇换成白花蛇，白花蛇是治疗白癜风的专药，乌梢蛇是治疗紫癜风的专药。

　　这个方子到底治疗哪些皮肤病呢？李可老中医说，可以治疗荨麻疹、湿疹、鹅掌风、牛皮癣、白癜风、斑秃、神经性皮炎、扁平疣、花斑癣、皮肤划痕、过敏性皮炎、紫癜、重症结节性红斑等，越严重的皮肤病越有效。

　　这个方子服用多久呢？

　　根据李可老中医的案例与经验，一般服用 7 天左右，如果 7 天左右没有效果就不要服用了。这个方子用到了蛇，大家不要恐惧，乌梢蛇也是药食同源的，广东人还喜欢吃蛇呢。但愿你的皮肤病会被这个方子彻底治愈。

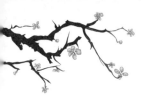

脾肾阳虚第一药——附子理中丸

在过去的二三十年人们往往吃不饱、穿不暖,但寒湿体质的人很少,而在各方面条件都很优越的今天,寒湿体质的人为什么反而越来越多了呢?

答案很简单,因为过去的人过着一种很简朴很顺其自然的生活,而现在的我们却喜欢逆天而行,过着反自然糟蹋自己的生活。

寒湿体质的根源是脾肾阳虚。脾阳虚了就会有湿,脾是一切湿邪的来源,《黄帝内经》说:诸湿肿满皆属于脾。肾阳虚了,就会有寒,寒邪为什么偏偏喜欢攻击你不攻击别人,因为你正气不足了,你肾阳虚了。肾阳是一身之阳,是阳气的大本营。寒与湿狼狈为奸,就是寒湿。

脾肾阳虚都有些什么症状?

太多了,先来说脾阳虚。

脾主运化,脾阳虚最大的一个特点就是你的运化能力不行了,吃进去的食物消化不了,就算消化了也吸收不了。胃阳不足,根本就没有食欲,口味很重,总想吃点什么辛辣的来把胃口打开。好不容易胃口打开了,吃不了多少就撑了。有的人吃得挺多,但吃什么拉什么,甚

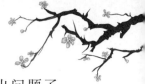

至吃完马上就要上厕所，这叫"完谷不化"，就是脾的运化出问题了。因为运化能力不行，就会胃胀、腹胀，下午加重，因为下午的阳气变弱，你无法借助大自然的阳气来运化。

脾胃最大的功能就是四个字：升清降浊。把清阳升上去，把浊阴降下来。脾主升清，胃主降浊。清阳不升表现为头老是蒙蒙的，怎么也睡不醒，早上不想起床，平时老喜欢犯困，尤其是吃完饭，坐在沙发上就打起瞌睡来了。清阳不升，你的九窍都会不利。所以《黄帝内经》说："九窍不利，皆属脾胃也。"

浊阴不降又会怎样？

这些阴成形的垃圾，比如痰湿、积食，如果不排出去就会留在身体里面，导致发胖。几乎所有肥胖的人都是脾阳虚，没有例外。

脾阳虚的人胃越来越脆弱，经不起生冷寒凉的侵袭，稍微一着凉就会不舒服，胃痛或腹泻。有的人不由自主就去按摩胃部或腹部，因为身体需要。

脾阳虚的人不喜欢说话，说话的声音很小，肌肉很松弛，四肢不温，乏力。

对了，脾阳虚的人还有眼袋，眼袋里面装的是水湿。因为脾的运化能力不行，无法把这些水湿运化出去，眼袋又是脾所管。脾阳虚的人口水特别多，晚上睡觉流口水，严重的人白天也流口水，不是看见美味流口水，而是动不动就流口水。

脾阳虚的人大便不成形，要么大便黏腻，要么便溏，因为肠道的阳气不足，水湿泛滥，把大便溶化了，所以不成形。脾阳虚的人有时候还会得五更泻，就是早上五点左右起床拉肚子。

那么肾阳虚呢？

肾阳虚最典型的症状就是各种怕冷，中医称为"畏寒"。注意是怕

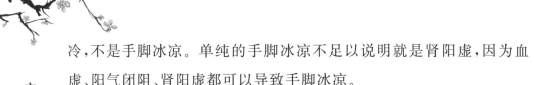

冷,不是手脚冰凉。单纯的手脚冰凉不足以说明就是肾阳虚,因为血虚、阳气闭阻、肾阳虚都可以导致手脚冰凉。

血虚的手脚冰凉是那种夏天手心发烫,冬天就冰凉,受温度影响特别大;阳气闭阻指的是,不是你阳气不足,而是你的阳气因为经络不通阻塞了,无法顺利通达于四肢末梢,这种手脚冰凉稍微活动一下即可。肾阳虚导致的手脚冰凉最严重,除了夏天,其他季节手脚都是冰凉的,甚至睡了一晚上还是冰凉的,走了 1 小时的路都是冰凉的。

肾阳虚导致的怕冷不是局部的,是全面的,从头怕到脚,平时穿衣服比正常人要多,而且特别怕风吹,如果受了风,风寒湿进入体内,时间长了就会得各种风湿病,比如风湿性关节炎、腰痛、肩周炎等。

肾阳虚的人很容易水肿,水液的代谢需要靠膀胱的气化功能,肾与膀胱相表里,是一个系统。肾阳虚了,气化功能不足了,这些废水就会弥漫在身体的各个部位,以腰和下肢为主,用力一按,很久都恢复不了。

肾阳虚的人最烦的一件事就是尿频,尿液清稀如水,没喝多少水也尿多,尤其是晚上,起夜频繁,严重影响睡眠。晚上睡觉不敢喝水,不喝水又口渴,真是纠结。

肾阳虚的人不是水多吗,为什么还会口渴呢?

是的,不过那是废水,不是津液,只有津液才是好水,才能滋润全身。如果气化功能不足,就无法把水气化成津液带上去滋润口腔,所以会口渴。就好比煤气灶上放了一锅冷水,没有火,水永远是冷的,无法变成水蒸气滋润锅盖,这个锅盖就好比口腔。

如果你老喝水不解渴,或口渴但又不想喝水,不用想了,就是身体湿邪太多,脾肾阳虚了。

脾肾阳虚的男人还有难以启齿的隐私,就是不行了,起不来了,严

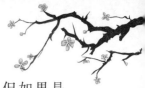

重者还会滑精，就是精液莫名其妙就流出来了，甚至遗尿。但如果是做梦遗精不属于阳虚，那是肾里面有虚火，虚火扰动精室。

下面文小叔就把医圣张仲景的妙方拿出来借花献佛，这个方子是张仲景专门为脾肾阳虚的人量身定做的，汉朝的老百姓就在用，现在还在用，可见它的效果不同寻常。它就是附子理中汤，中成药叫作附子理中丸。

方子如下：附子、人参、白术、干姜、甘草。

理中汤，调理中焦温暖脾胃的一碗好汤。这个"中"说的就是中焦脾胃。原来的方子是没有附子的，就是理中汤，后来张仲景一想，有的人肾阳虚怎么办？加点附子吧，于是就成了调理脾肾阳虚的附子理中汤。

这个方子太精妙了，它包含了好多张仲景的经典方子：附子与人参就是参附汤，回阳救逆，起死回生；附子与白术就是术附汤，温脾健脾的；附子与甘草一起就是附子甘草汤，治疗各种风湿病基础方子；附子、干姜、甘草就是大名鼎鼎的四逆汤，专门治疗严重的四肢厥冷的，扶阳派、火神派最常用的方子；人参、白术、干姜、甘草就是著名的理中汤，如果加上茯苓，去掉干姜，就是如雷贯耳的四君子汤。

本方之所以叫附子理中汤，不用说，附子就是这个方子的绝对君药。寒湿调理的重点在于驱寒，驱寒用的就是附子。

说到附子，大家第一印象估计是有毒。不过，不用怕，正是附子有毒，才可以治疗大病、重病，它的毒是上天赐予的与众不同的大热之毒，大热就治大寒。何况，现在用的附子都是炮制过的，很安全，去掉了毒性，留下了药性。

附子大热，补一身阳气，尤其是补肾阳，补阳第一药，驱寒第一药。附子驱寒有一个独特的优势，就是它很灵活，特别善于走窜，不像某些温阳的药,只能驱身体某一个部分的寒,比如独活就善于驱下肢的寒,羌活善于驱头面部的寒,独独这个附子驱一身的寒。

有些寒湿特别狡猾,潜藏在我们身体的死角,比如骨头缝隙之间,很难找到它,这个附子就能够大显身手,把这些寒湿搜刮出来。正因为如此,张仲景治疗风湿病都离不开附子。

附子与大黄都是猛药,都走而不守,不同的是大黄是猛药中的寒药,附子是猛药中的温药。

总之,附子能够打通全身的经络,然后哪里需要阳气就把阳气输送到哪里,瞬间回血,让你全身暖和起来,振奋起来。

肾阳用附子来补足了,脾阳用理中汤来补,也就是人参、白术、干姜、甘草这四味药。

需要说明一下的是,这里的人参不是现在很贵的东北人参,张仲景方子所有的人参都是党参。党参,就是山西上党一代的野山参,效果比人参稍差,但也是补气健脾的。

白术,健脾祛湿,加强脾的运化功能,把身上的水湿直接气化成津液。白术祛湿与茯苓祛湿不同,茯苓是利水,直接把湿气通过小便利出去,白术是气化,就是让水湿直接被利用。

干姜,也是一味温药,主要是温暖脾胃的。干姜可以补足脾胃的阳气,把脾胃的寒湿驱除出去。注意,干姜必须是药店买的干姜,不是生姜晒干的干姜。药用干姜是用母姜炮制而成的,姜还是老的辣,所以干姜的温中驱寒作用更强,而生姜的发散性更强,感冒的时候就需要用生姜,不用干姜。平时暖胃驱寒用干姜更好。

甘草,一方面固中,守护脾胃;另一方面来牵制附子的偏性。而且,附子的毒性就需要甘草来解,真可谓一物降一物。

附子理中汤就是这样,加强脾胃的运化功能,加强肾的气化功能,

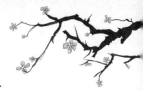

让脾肾精神抖擞起来，自己去干活，祛湿的祛湿，散寒的散寒。

那这个方子怎么用呢？

用这个方子的人必须是脾肾阳虚，请仔细对照小叔上面说的脾肾阳虚的症状，如果实在搞不清楚，请于饭后 2 小时在光线充足的室内用镜子查看你的舌头，如果你的舌头是这样的：胖大舌、有齿痕、舌苔满布、白厚腻，上面有一层水湿，那就可以用。如果你的舌苔很薄，甚至没有舌苔，或者发黄，那是有热，不适合用附子理中汤。

附子理中汤见效很快的，因为是猛药，最多服用一周，如果一周没有改善任何症状就不要服了。

文小叔曾经让一个胃寒，呕吐清水的人服用，一丸下去就治愈了。文小叔还曾让一个水肿的人服用，第二天眼皮浮肿就大大改善。文小叔还曾让一个受寒腹泻的人服用，一天就解决了。还有一个尿频的朋友，附子理中丸让他彻底摆脱了起夜的痛苦！

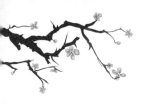

气虚第一方——补中益气汤

气虚第一方,脾气、肝气、肺气、心气、肾气通通补足!

前一阵子文小叔收到一位老师的留言,她说,她可能生大病了,已经严重影响到她的工作了。她说,她是英语老师,每次上课的时候说话的声音很小,总感觉气提不上来,没力气说话,坐在后排的学生纷纷反映听不见。她已经把声音提高到最大了,可是后排的学生还是听不见,再这样下去她没脸待在神圣的三尺讲台上了。

文小叔说,光一个说话声音小不足以判断得了什么病,于是文小叔把私人微信号留给了她。她很快就加了文小叔。她继续补充,说她特别瘦,差不多皮包骨的感觉,每天饭量很少,但奇怪的是没吃多少肚子还胀,总是下午三四点钟的时候胀。

听她这么一说,文小叔脑海渐渐清晰起来,安慰这位英语老师说,放心吧,你没得什么大病,就是身子虚了一点,最主要的是气虚。把气补一补,说话声音就上来了。

于是文小叔给她开了补中益气汤,她喝了一周,然后来反馈,说小叔你太厉害了,我喝了一周的药,说话的声音完全上来了,后排的学生

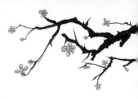

再也没有站起来说听不到我的声音了。真的是太感激你了。

文小叔说，小叔一点不厉害，这个方子不是小叔的，是金元四大名医之首的李东垣的，如果你真要感谢就感谢中医，感谢李东垣。

接下来文小叔要隆重介绍金元名医李东垣的方子——补中益气汤。这个方子已经流芳百世近千年，堪称补气第一方。

先来简单说说李东垣这个人。李东垣是富二代，通常富二代会成为纨绔子弟，但李东垣没有，反而选择了从医这条艰难的道路，真是很难得。李东垣对医学最大的贡献是他写的一本医学著作《脾胃论》。

把脾胃单独拿出来写一本书，李东垣是第一人。把脾胃的重要性写得如此深刻他也是第一人，他的认脾胃为中心的思想影响了好多人。

李东垣对脾胃所有的看法可以归结于八个字：脾胃内伤，百病由生。

文小叔想，李东垣真正读懂了《黄帝内经》、读懂了张仲景。

《黄帝内经》把脾胃放在了一个很高的层面，《黄帝内经》是这样看待脾胃的：人得胃气则生，失胃气则亡；出入废，则气机幻灭；九窍不利，皆属脾胃。把脾胃等同于生死，可见《黄帝内经》对脾胃的重视程度。

张仲景更是把脾胃放在了一个前所未有的高度，他说脾旺四季不受邪，张仲景的方子，除了一些特别的需要重点祛邪的方子外，几乎都有健中保护脾胃的药，比如人参、生姜、甘草、大枣。这四味药太过平常，但张仲景却很偏爱，用得出神入化。

《黄帝内经》也好，张仲景、李东垣也罢，无非告诉我们同一个道理：脾胃是后天之本，是气血生化之源，是五脏六腑的中心，脾胃这个轮子要是不运转，其他五脏六腑都得瘫痪。无论你得了什么病都别忘

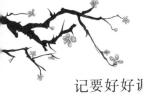

记要好好调理脾胃，只要把脾胃调理好了，很多病不攻自破。如果你吃得下饭，并且消化得了，哪怕你百病丛生，没事。如果你看起来什么病都没有，就是吃不下饭，那么等待你的将会是一场大病。

我们常说，正气存内，邪不可干。这里的正气指的就是全身的正气，是五脏六腑的正气，但是它重点指的就是脾胃之气。因为脾胃之气是所有正气中最重要的正气，是正气中的正气，是正气中的战斗机。

正是基于以上的思想，金元四大家之一的李东垣发明了一个方子，专门来调理脾胃之气，这个方子就是大名鼎鼎的补中益气汤。

这个方子是气虚之人必须要知道的方子，它可以补一身的气，脾气、肝气、肺气、心气、肾气，但这个方子重点补的是脾气。

补中，补的就是中焦脾胃之气；益气，益的就是中焦脾胃之气，所以叫补中益气汤。

现在气虚的人很多，女性朋友十个有八个都会有些气虚，因为气为阳，女人属阴。现在脾胃不好的人更多，所以补中益气汤这个方子大有用武之地，现代人尤其是女人太需要它了。

气虚的人都有哪些表现？

首先我们要看看舌头。如果你的舌头有齿痕，说明你就有气虚了，如果齿痕越多气虚就越严重。为什么会有齿痕呢？是因为你的脾胃运化不好，水湿没有运化出去把你的舌头泡大了，舌头变得臃肿胖大，挤压牙齿就形成了齿痕。气虚的舌苔是白腻的，舌苔铺满了整个舌面，有的上面还飘着一层水湿，说明气虚很严重。

气是一种看不见的能量，维持着我们的生命活动，因为有了气的支撑，我们才会精神抖擞，如果气虚就会无精打采，特别容易疲乏，用一个字来形容就是——懒。

什么都不想做，不想说话，因为说话也要耗气的，不想走动，更别

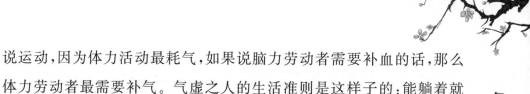

说运动,因为体力活动最耗气,如果说脑力劳动者需要补血的话,那么体力劳动者最需要补气。气虚之人的生活准则是这样子的:能躺着就不坐着,就像林妹妹,能坐着绝不站着,能站着绝不走着。

从一个人的坐姿就可以看出这个人气不气虚,气虚的人都是斜着坐的,身子老是往后靠,要么就是驼背。气足的人,则是坐如钟、行如风、卧如弓。

运行在我们体表的气叫卫气,就好比一个国家的国防力量,气虚的人卫气不足很容易感冒,天气一凉,吹个风,或者吹着空调一觉醒来就感冒了。就好比一个国家的国防力量不强,边境老是被骚扰侵犯一样。

气虚的人吃得少也就罢了,还腹胀,这种腹胀不是实胀,是虚胀。也就是说并不是吃多了又便秘导致的腹胀,而是气虚,中气不足,小肚子往下坠的感觉,是一种坠胀。如果你把气一提,它就不胀了。

气虚的人还有一个特点,吃完就拉,饭后半个小时绝对要上厕所,可能成形,也可能不成形,不成形就会便溏。为什么会这样?因为食物进入胃里,必须要靠脾胃之气固摄住,然后胃慢慢地蠕动消化。如果气虚,胃还没来得及消化,食物就滑脱下去了,没消化自然就要马上拉出来,就好比一粒大豆,吃进去是大豆,拉出来还是大豆。

气虚怎么办?我们就要把气提起来,我们就要升阳举陷,我们就要用到补中益气汤。

我们来看这个方子,很简单,就八味药:黄芪、人参、升麻、柴胡、白术、当归、陈皮、炙甘草。

中成药叫作补中益气丸,因为它运用得太广了,几乎所有的药店都有卖。

下面跟文小叔一起来慢慢品味这个精妙绝伦的方子。

既然是补气的方子,那这个方子哪些药是补气的呢?本方中补气的药可不是一两味,足足有五员大将,真可谓强强联手,无所不用其极。这五味药是:黄芪、人参、升麻、柴胡、白术。

黄芪,补气第一,补一身之气,因为它色白味甘,所以重点补肺气、脾气。之所以说黄芪补气第一,是因为黄芪补气很老到、稳重,像一位阅尽沧桑的中老年人,不急不躁,有一股后劲,在你还没有觉察中就把你的气给补了。不像东北人参,还没受用呢,有的人就上火流鼻血了,东北人参太过峻猛,就像猛将张飞。

黄芪,当之无愧成为补中益气丸的君药。

人参,注意,这里的人参不是东北人参,而是党参,山西上党一带产的人参。党参,同样也没有东北人参峻猛,也是补中益气,它的味道很甘甜,得土气最厚,所以兼顾一身之气的同时,最主要是补中焦脾胃之气。党参,加上后面的白术,白术我们知道是健脾祛湿的,也是补脾气的,再加上后面的炙甘草,如果再加上茯苓,是不是很眼熟呢?

是的,加上茯苓就是如雷贯耳的四君子汤了,四君子汤也是补气的,为什么这个方子不加茯苓呢?因为茯苓是利水的,利水的药气是往下走的,你这边补气那边又泄气当然不妥了,所以不用茯苓。

党参、白术、炙甘草在这个方子里面它们是臣药。臣药是什么?就是帮助君药的。君药要做什么,臣药必须跟着做什么,君药说东,臣药绝不往西。步调一致,协同获益。

还有两味补气的药是柴胡、升麻,它们是使药。什么是使药?使药就是,你要调理哪个部位的病,使药就把药性引到哪个部位。比如你要治疗头面部的疾病,这里的升麻就可以把药性引到头面部去。升麻,一看名字就知道,这个药是升提气机的,它的好兄弟柴胡也是升提气机的,兄弟齐心把大气往上升,这样你的气就上来了。

是不是把气补足了就万事大吉了呢？当然不行，还得善后。气足了，还得顺，还得和，如果补进去的气一团乱麻，都不按各自的轨道运行，那就是添堵。这就好比，发生火灾了，一群人争先恐后往出口挤，很快出口就被堵住了。

人体的气机也是一样，如果补进去这么多气不理顺它，那么气就会乱窜或气滞，不但起不到补气的效果，反而会适得其反。这就是为什么很多人吃了补气的药反而身体不舒服，不是上火就是这儿那儿胀的。

理气靠谁？靠的就是陈皮。陈皮，我们都知道它是化痰的高手，其实它还是理气的高手，陈皮理气相对温柔，它的儿子青皮理气就猛烈了，陈皮理气不伤气，青皮理气伤气，还破气。陈皮在这个方子的作用就是让补进去的气乖乖的，不乱来，成为一团和睦相处的和气。君子和而不同嘛。

陈皮在这里是佐药，佐药就是我可以帮助你，也可以跟你唱反调，但不管我是何种行为，我的终极目的是为你好，我赞美你是为你好，批评你也是为你好。比如，你补气，我偏要理气，但我理气的目的也是为了你更好地补气，这就是佐药。这有点像一个国家的谏官，可以说你好话，也可以说你的坏话。

最后一个药，当归。这个小伙伴们都很熟悉，补血圣药。有人问了，不是补气的吗？为什么还要加入补血的当归呢？

因为，气血从来不是孤立存在的，气虚的同时必定会血虚。气血相互依存，谁也离不开谁，气为血之帅，这个血需要气的推动，如果没有气的推动，血也就无法正常流动。血是气之母，如果没有血这个基础，气就生化不出来，气就没有依附，气也就成了孤魂野鬼。这里当归的加入，可谓画龙点睛，与方中的黄芪一起就是大名鼎鼎的气血双补

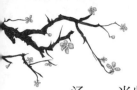

汤——当归补血汤。

如此,一杯好茶已经喝完,这个方子也已经解完。

神奇的补中益气汤,气虚之人的守护神,请不要辜负它的良苦用心。

不过,文小叔要提醒一句,如果你没有气虚就不要乱用,因为这个方子补气力度太大了,里面的药基本上都是温药,不然你补出鼻血来了可不要怪小叔。

再提醒一句,如果你有胃下垂、腹部坠胀、子宫下垂、脱肛、外痔,总之只要你明显感觉你的气往下走的,提不上来都可以用补中益气汤一试。

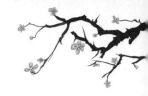

越鞠丸让你不再郁闷

很多人，尤其是女人，生气的时候会出现两种极端情况，第一种，气得什么也吃不下，这叫肝木克脾土。还有一种情况，把愤怒化为食欲，出现暴饮暴食，这也是肝木克脾土，只不过是克得太过了，从不思饮食发展到暴饮暴食。

无论哪种极端情况，有一个药都可以解决，这个药叫作越鞠丸。

越鞠丸，专治这个时代最常见的一个病——郁闷。

郁闷，几乎成了这个时代人人挂在嘴边的口头禅，人生不如意十有八九，这个时代压力太大，欲望太多，心浮气躁，郁闷的人更多。

越鞠丸的发明者，金元四大家之一的朱丹溪有一句名言："一郁百病生"。于是他发明了越鞠丸，解决身体的各种郁结，气郁、食郁、湿郁、痰郁、血郁、火郁，统统给你化掉，一个都不留，不可谓不强大，是这个时代经常郁闷的人抽屉里必须要准备的一个药。

这六种郁绝不是风马牛不相及，而是紧密相连，一环套一环。

郁闷，首先是气郁，气郁就会出现气机的升降失常，该升的不升，反而往下走，该降的不降反而往上走，又或者是堵在某一个部位形成

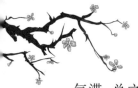

气滞,总之气机紊乱我们都把它叫作气郁。

人活一口气,气为百病之源,人的气机一乱,整个脏腑功能都会失调。气郁最明显的特征就是身体各个部分会出现胀、满、闷、痛的感觉。比如胸闷、胃胀、两胁胀痛、腹胀、腹痛等。

气郁出现后,接着就会出现食郁。为什么呢?因为肝木横逆克脾土。气郁主要是肝的问题,肝主一身气机,只要郁闷或者生气首先伤的是肝,其次就会伤到脾胃。肝气不升了,横逆在那里,导致脾胃的气机也出现紊乱,脾气不升,胃气不降,所以会出现胃胀,不思饮食,打嗝、反酸等。

伤了脾胃,脾胃的消化吸收能力势必要大打折扣,平时吃这么多没事,现在吃同样多的食物就会消化不良,消化不良就会形成积食,就会出现食郁。

积食会进一步削弱脾胃的运化能力,脾胃不仅要运化水谷精微,还要运化水湿,现在水湿运化不了就会形成湿气,湿气堆积就会形成湿郁。诸湿肿满皆属于脾。湿气又是痰的来源,先有湿气,再有痰,湿气进一步凝结就是痰,痰运化不掉就会形成痰郁。

气郁本身就会造成血郁,因为气血是对立统一的关系,气为血之帅,血为气之母。气能生血,血能载气。血需要气的推动才能运行无阻,一旦失去了气的推动,血的流动就会缓慢,从而形成血郁。

气郁了,又有食郁,又有湿郁,再加上痰郁,这些病理产物都会阻碍气血运行,进一步造成血郁。所以,中医有一句话叫作久病必瘀。清朝名医王清任就深刻意识到了这一点,一辈子与瘀血做斗争,发明了好多调理瘀血的名方,比如血府逐瘀汤、少腹逐瘀汤等。

气郁会化火,食郁也会化火,湿郁会化火,痰郁也会化火,血郁也会化火,这么多郁,不化火才怪呢,所以最后又会形成火郁。

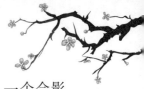

看到没，这六种郁绝不是孤立存在的，都是紧密相连的，一个会影响一个，最终形成六郁。

这六郁如果不及时清理，身体后患无穷。

好在有朱丹溪的越鞠丸，这个方子只用了简简单单的五味药就把六郁全部清理掉了，我们且看这个方子：香附、神曲、苍术、川芎、栀子。

擒贼先擒王，做任何事都要抓住主要矛盾，这六郁看似复杂，让人无从下手，其实主要明白这六郁的病机，就可以迎刃而解。这六郁的罪魁祸首就是气郁！

气郁是造成六郁聚首的根本原因，所以首先要解决气郁。解决气郁最好的药就是香附。香附是气药第一，是气病第一要药，理气的药很多，它是总司令。香附可以把全身的气归位，理顺，气滞可以疏散，气逆可以降。香附可以理气的同时还可以理血，为气中血药，可以同时解决气滞血瘀的问题。

李时珍更是赞美香附，一味香附就可以同时解决六郁。

有人问柴胡也是理气的药，为什么不用柴胡呢？柴胡主要是舒肝解郁，理气的作用比香附差了一大截，柴胡主要是通过疏肝来理气，这香附可以理全身之气，而不仅仅是疏肝。

气郁，不仅仅是肝气郁结，五脏六腑的气都有可能郁结，心肺之气、脾胃之气、肝肾之气都会郁结，所以这里用香附理周身上下郁结之气，总之香附一用上，身体整个胀满的感觉都会烟消云散。

香附是一味让你痛快的药，让你非常舒爽的药。

接下来是食郁。只要有气郁，就会导致消化不良，所以吃饭的时候不要生气，生气的时候不要吃饭。生气的时候吃饭叫作压气饭。怒则气上，生气的时候气往上走，而食物又要往下走，这就会出现掐架的局面，身体气机乱了，不和谐，影响脾胃运化，形成积食。

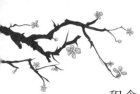

积食用什么清理呢？朱丹溪用了神曲,神曲是消食化积要药,与焦山楂、焦麦芽一起称之为焦三仙,是宝妈必须准备的消食良方,因为宝宝脾胃弱,太容易积食了。

接下来是湿郁与痰郁。这两个紧密相连,是兄弟俩,所以朱丹溪用一味药就解决了,苍术。苍术燥湿能力特别强大,它有一股浓烈的香味,可以醒脾健脾,同时祛湿。苍术与白术不同之处在于,苍术更倾向于祛湿,白术更倾向于健脾,所以一般肥人用苍术,肥人身上的痰湿太多了,需要苍术来清理。瘦人津液不足,脾虚严重,白术健脾更合适,可以增肥。

湿郁解决了,自然就没有了痰。

然后要解决血郁。川芎当之无愧扛起大旗,川芎活血化瘀力道雄健,为血中气药,既可以活血化瘀,又可以行气,而且药性善于走窜,能够搞定全身上下的瘀血,上至头面部,下至女子胞宫,没有它不能到达的地方。

川芎与这个方子的香附也非常搭,川芎是血中气药,香附是气中血药,两者珠联璧合,就是气血双调,既可以解决气滞又可以解决血瘀。香附得到川芎的相助,如虎添翼,理气速度更快了;川芎得到香附的相助,如行驶的船遇到了顺风顺水,理血的力度更大了。

最后解决火郁。朱丹溪信手拈来,用了栀子,那么多的清热去火的药为何独独青睐栀子呢？因为栀子的药性比较活泼,质地轻灵,可以走到上焦心肺,又是种子,种子注定要往下走的,所以药性一路下行,把五脏六腑之火以及三焦浮游之火全部清理掉。可以这么说吧,栀子主要清理心火,但可以清理全身的火,其他药是无法做到的。

这就是朱丹溪创立的越鞠丸,一次性把你的气郁、食郁、湿郁、痰郁、血郁、火郁全部清理掉,给你的身体来一次大扫除,六郁去掉,百病消。

这个药适合哪些人服用呢？

很简单，只要你觉得你是情绪不佳引起的各种症状都可以用。尤其适合动不动就郁闷的人，被医院诊断为抑郁症的人更适合。如果你郁闷的同时吃不下饭，一吃点饭就胃胀就可以大胆用这个方子了。

但这个药毕竟是猛药，祛邪为主，不是补益的药，不适合久服，一般服用 7 天就可以了。如果气虚的人可以同时服用补中益气丸。

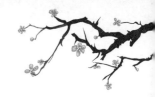

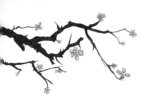

千古补心第一方——炙甘草汤

千古补心第一方,早搏(期前收缩)、房颤、骤停、心律不齐、心肌炎都可以用!

江苏的一位小伙伴说自己得了一种怪病,说自己的心脏会停止跳动,停止跳动的时候他感觉自己快要死了一样。这种濒临死亡的感觉让他觉得很恐怖。可是去医院检查也没有冠心病,检查不出所以然来。但是心脏停止跳动的这种感觉他常常有,不是他想象出来的,是他把手按在胸口上感觉出来的。这让他很痛苦。

文小叔说,你那不是心脏停止跳动,心脏停止跳动你怎么可能现在还跟我说话?你那是心脏骤停,西医叫早搏(期前收缩),就是跳动几下突然停了一下,一会又开始跳动。

他说,对对对。大概跳动八九下的时候停了一下,每当这个时候我就会想,这一次会不会真要这么过去了。可是我还不想这么早死,我还有好多事没有做呢。医院虽然说没有生命危险,但我总觉得身体有问题,搞不好哪天心脏多停个几秒我就一命呜呼了呢。所以心里老想着这事,搞得最近睡眠也不好。所以,想问问小叔这个早搏(期前收

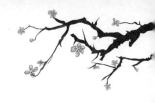

缩),中医有什么方子可以调理一下呢?

小叔说,你这种情况现在很多人都有,早在两千多年前张仲景就发明了一个方子,专门治疗你这种病,叫作炙甘草汤。你可以让当地的中医根据你的自身情况抓几副药吃吃。这个方子基本上都是一些药食同源的东西,不必担心有什么副作用。

大概一个月后这位小伙伴突然发微信告诉小叔,小叔,太感谢你了,我上次听你的话找了一个中医开了7天的炙甘草汤,喝完后感觉早搏(期前收缩)好多了,基本上消失了。最近出差,一时忙起来忘了感谢你了,真不好意思。

文小叔说,不用感谢小叔,这是张仲景的方子,小叔不过是借花献佛罢了,不过真要提醒你一下,做什么事不要太拼了。心脏之所以骤停其实就是想告诉你,心脏太累了,需要歇歇了。

文小叔很肯定地告诉大家,这个方子可以治疗很多与心脏有关的病,堪称千古补心第一方,早搏(期前收缩)、房颤、心搏骤停、心律不齐、心肌炎都可以用。这个方子境界很高,它调的是阴阳,是气血,把你心脏的气血补足了,把你心脏的阴阳调和了。气血足了,阴阳平衡了病自然也就好了。

我们先把张仲景的炙甘草汤写下来:炙甘草15克,生姜9克,桂枝9克,人参6克,生地黄30克,阿胶9克,麦冬9克,火麻仁9克,大枣9个。

医圣张仲景是这样解释这个方子的:脉结代,心动悸,炙甘草汤主之。

古人说话都是言简意赅的,简简单单六个字就把炙甘草汤治疗什么病说出来了。

脉结代是什么意思呢?

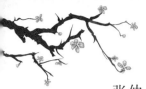

张仲景这里说了两种脉：一种叫结脉，一种叫代脉。

什么是结脉呢？

结脉就是脉搏跳动得比较缓慢，时不时还停一下，就好比绳子上打了一个结，虽然停顿了一下，但好歹还是连上了，连不上那就危险了，那是要出人命的。你看，张仲景说的结脉不就是现在的心脏骤停。

什么是代脉呢？

这个比较复杂一点。代脉就是跳得比较快，但是没有规律，没有章法，不是匀速跑，而是变速跑，有些杂乱，也会间歇性地停一下。代脉就是现在的心律不齐。

所以，张仲景说了，不管你是结脉还好，代脉也罢，不管你是心脏跳得慢也好，跳得快也好，只要中间骤停的，都可以用炙甘草汤。

"心动悸"是什么意思呢？

心动悸是对前面三个字的补充，意思就是心脏不正常的跳动，比如心悸，就是心脏猛地跳动一下，就是不正常的跳动。

由此可见，张仲景这个方子就是让心脏正常跳动起来，不快也不慢，不急也不躁，跳动稳健有力，不偷停，不早搏（期前收缩），不房颤，不缺血。

那么炙甘草汤这个方子神奇在哪里？怎么就轻轻松松把心脏的诸多问题搞定了呢？

一篇文章有一篇文章的中心思想，一个方子也有一个方子的中心思想，炙甘草汤的中心思想就是一方面强壮心脏的阳气，一方面补足心脏的阴血，两手都要抓，两手都要硬。

紧扣方子的中心思想，张仲景用了三组药来完成这个方子的目标。

第一组药：地黄、阿胶、麦冬，直接滋阴养血，把心脏的能源补

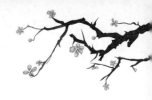

足了。

我们的心脏存在两股力量，一股力量叫心阴，也叫心血；另一股力量叫心阳，也叫心气。心脏之所以跳动，表面上靠的是阳气，阳气足跳动有力，阳气不足跳动缓慢，阳气尽就停止跳动了。但支撑这股阳气的是心血。阳气是一种能量，能量的来源是能源，心血才是能源。

这就好比我们骑电动车，电动车之所以能够开起来、动起来靠的是电池，开起来的电动车这个状态就是我们的心阳，电池则是我们的心血，一个在台前拉风，一个在幕后默默付出。

所以，我们要想心脏正常跳动，先把心阴滋润了，把心血补足了。这时就要靠地黄、阿胶、麦冬这三味药了。

地黄，大地的骨髓，是滋阴圣药，它可以滋五脏六腑之阴，重点滋肾阴。肾阴是一身之阴的根本，肾阴足了，又可以牵制心火，肾水上行，心火下行，心火不乱窜，心脏自然也不会乱跳。阿胶，阿胶是补血的，阿胶在这个方子里还可以化瘀血，把心脏的瘀血化掉。但凡气血不足的，或多或少会有些瘀血的。麦冬，直接滋补心阴，汗出多了伤心，因为汗为心之液，这个时候就用麦冬来补。

地黄、阿胶、麦冬这三位仙女手牵着手，来到人间，洒下甘露，就等于给干涸的心田注入了一股清泉。

第二组药：人参与桂枝，为心脏提供强大的动力。

前面第一组药补足了心脏跳动的能源，那如何让这些能源变成能量呢？这就好比汽油是能源，如果不用它永远是汽油，无法变成动能。要让汽油变成能量只需要一根火柴就可以了。要想心脏跳动起来，光有心血是不行的，必须要靠阳气把心血带动起来。

人参，大补一身的阳气，主要补心气，这里用的是党参。桂枝，能够温通心阳，能够打通心经经络和血脉，桂枝色红，走血分，入心经，是

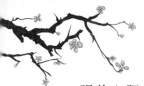

强壮心阳之要药。凡是心经寒凝的,都需要桂枝或肉桂来打通。

桂枝这个药很神奇,一用上去就好比原本乌云密布的天空突然云开雾散,太阳出来了。这个太阳就是你的心阳。

第三组药:炙甘草、生姜、大枣。

这第三组药是干什么的呢?炙甘草用得还挺多。这个方子就叫炙甘草汤,可见炙甘草在这个方子的举足轻重的地位。

这一组药符合张仲景治病的秘诀:建中是第一位的,无论什么病把脾胃保护好是首要的。

前面说过,心脏之所以出现问题是因为心脏的气血不足,那这个气血到底从何而来?直接从心脏来吗?非也。心脏自己可不生产血。心是君主之官,吃的都是老百姓生产出来的粮食。那谁生产血?脾胃!脾胃才是气血生化之源!气血不足的人健脾养胃才是首要任务。

炙甘草、生姜、大枣就是启动你的脾胃功能的,让你脾胃这个轮子转动起来,然后源源不断生产气血去支持其他五脏六腑。这三药再加上人参,就是张仲景常常用的"脾四味"。

看到这,眼尖的小伙伴问了,小叔,这个方子还有一个药火麻仁你没说呢。

是啊,还有一个火麻仁,张仲景为什么还要在这里加入一味火麻仁呢?

熟悉张仲景的人都知道,张仲景用火麻仁为君药发明了一个专门治疗中老年人阴虚便秘的药——麻仁丸。可见,这个火麻仁主要是润肠通便的。既然是润肠通便的,为何要加入治疗心脏的方子中来呢?

张仲景就是高明,看到别人看不到的,张仲景发现很多人的心脏问题与肠道有密切关系,因为心与小肠相表里,小肠不通有积滞、有浊气必然会上传给心脏,导致心脏的经络也不通。很多人有便秘,感觉心脏不舒服，等把便秘治好了，心脏的问题也没了。这个火麻仁刚好可以滑利小肠，把小肠的浊气去掉，从而减轻心脏的压力。

不过，这个方子虽然很好，但是煎煮起来有些麻烦，张仲景说需要加入清酒一起煮，目的是让药性能够走上焦心肺，因为酒是百药之长，可以通行四肢百骸、五脏六腑，尤其善于往上走，所以能够把药性带入心脏。

文小叔建议用黄酒就可以了。普通的茶杯一杯就差不多了。

如果心脏有瘀血，这个方子可以与三七粉一起吃，用这个方子熬出来的汤药送服三七粉。

最后再叮嘱一下，小叔介绍的所有的方子是让大家学习的，而不是让你们服用的，如果确实有需要请在当地专业医师指导下服用。

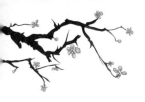

当归补血汤——千古第一气血双补方

文小叔接下来给大家介绍一个大补气血的千古名方,这个方子很多人都在用,这个方子既是食物又是药物,以至于很多药膳中都有它。

这个方子是金元四大家之一的李东垣发明的。术业有专攻,虽然中医没有分科,但李东垣这个名医特别擅长治疗各种脾胃的病,他对脾胃的重视程度在历代医家中也算是罕见的,他认为脾胃属于五脏六腑的中心,任何疾病的治疗都离不开脾胃的调理。李东垣专门写了一本书《脾胃论》来论述他的观点。脾胃又是气血的来源,于是李东垣发明了这个千古流芳的气血双补的方子——当归补血汤。

这个方子只有区区两味药,简单得不能再简单。

第一味药就是大名鼎鼎的黄芪。

李东垣对黄芪的厚爱是受了他师父张元素的影响。张元素说黄芪有五大好处:各种虚它都可以补;对元气很有好处;能够强壮脾胃;能够去掉肌肉里的热毒;能够活血生血、排脓止痛。

黄芪真是个好东西。如果说当归补血第一,那么黄芪就是补气第一。

有小伙伴问了,不是人参补气第一吗?怎么成了黄芪补气第一呢?

因为人参大补元气,峻猛而燥烈,回阳救逆,一般人可消受不起。再者人参产量少,物以稀为贵,高高在上的价格老百姓也吃不起。黄芪就不同了,它补一身之气,力道绵柔而缓和,在你还没有感觉到的时候它慢慢地把你的气补起来,所谓润物细无声就是这个道理。正因为黄芪这种温柔的补气之法,所以适合很多人。黄芪补气,五脏六腑的气都补,但主要补肺气与脾气。

黄芪适合什么样的人吃呢?

动不动就感冒的人要吃它;走几步就气喘吁吁的人要吃它;大气下陷、腹胀、胃下垂、脱肛、腹泻的人要吃它;食欲不振、没有胃口的人要吃它;水肿虚胖的人要吃它;高血压的人要吃它,低血压的人也要吃它,因为黄芪调理血压是双向的,这个功能了不得。

大诗人苏东坡在历代诗人中最会养生,不惑之年曾经大病了一场,他老人家病愈后就用黄芪来调理虚弱的身体,并有诗云:"黄芪煮粥荐春盘。"

无独有偶,大诗人白居易对黄芪也情有独钟,隔三差五就煮黄芪粥喝,也写过一首关于黄芪的诗《斋居》:"香火多相对,荤腥久不尝。黄芪数勺粥,赤箭一瓯汤。"

对了,还有那个新文化运动领导者,以前北大的校长胡适,对中医有严重的傲慢与偏见,一直看不起中医。黄芪这味药却让他对中医刮目相待,彻底扭转了他对中医的看法。

胡适的一位朋友得了水肿,怎么也治不好,后来找到中医用黄芪等药很快就治好了朋友的水肿。这让胡适大为惊讶。后来胡适自己也经常用黄芪调理自己的咽炎,因为老是站在讲台上讲课,气血上不

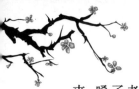

来,嗓子老是嘶哑。后来他用黄芪泡茶,声如洪钟,滔滔不绝。

为什么会有如此神效呢?

因为黄芪可以把气血提到嗓子眼。

第二味药就是当归。

当归这位药很有诗意,当归不归,妇人思之,是为当归。意思是心爱的人怎么还不归来,以至于我望穿秋水得了妇科病,于是用当归来治疗。

后人都以为当归只是妇科良药,其实不然,当归女人可以用,男人也可以用,因为它只是一味非常好的补血良药。当归可以说是补血圣药,几乎所有补血、理血的方子都有当归的情影。

说起补血的药,小伙伴们肯定会想到另外一味补血的药:阿胶。

阿胶的补血力道众所周知,尤其是驴皮熬制的东阿阿胶,但阿胶补血有一个大的缺陷就是太过于滋腻,脾胃虚弱的人很容易虚不受补,而现代的人多数是脾胃虚弱。所以要想吃阿胶不上火,要用黄酒来蒸。

阿胶的这一缺陷当归就没有,当归补血的独特之处在于不仅补血还活血。

小伙伴们要记住,如果补进去的血不活,再多的血也不能正常发挥作用。

当归能够让血流动起来,这一点非常妙。所以血虚又有瘀血的人特别适合用当归,比如月经量少、有血块、颜色暗沉的妹子。

当归有归头、归身、归尾之分,功效侧重点不同,其中补血最好的是归身。当归的身子是最多肉、最丰满的部分,所以补血的力度最大。当归头主要活血。归尾,自然是最活跃的,因为太活跃了,除了活血,归尾还有破血化瘀的作用。

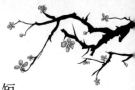

一般来说，现在入药都用全当归，这样比较全面，取长补短。

所以，李东垣发明的这个气血双补的方子就是——当归补血汤。

接下来文小叔要说说当归补血汤的奇妙之处。

很多人补血没有效果就是没有明白气血要一起补才有效果，光补血不补气是不行的。

因为气血是对立统一的关系，相依相存，谁也离不开谁，离了谁大家都活不了。气为阳，血为阴，阴阳共存，孤阴不长，孤阳不生。气为血之帅，血为气之母。简单地说就是气领着血往前走，这就好比打仗的时候元帅一定要走在最前面一样，但气又是血生出来的，没有血气无所依附，就会成为无业游民，到处乱窜，成为邪火，伤害身体。

所以补血必须要补气，不然补进去的血没有气的统领也活不了多久。同样补气必须要补血，不然没有血的制约，气就会乱窜，就会捣乱。

所以，气血双补是最好的方法。当归补血汤就是气血双补的经典代表。

《汤头歌诀》用一句话说出了当归补血汤奇妙之处："当归补血有奇功，归少芪多力最雄。"可见，这个方子里黄芪的用量是要远远大于当归的。

这个方子具体怎么用呢？

黄芪 30 克，当归 6 克。这是一天的剂量，最好早上喝。

什么人不适合黄芪当归汤呢？

感冒的人、孕妇、有实热的人。

如果你不太喜欢喝药，把这两味药材与乌鸡一起炖，就是一道非常美味又养生的药膳了。特别适合坐月子的宝妈们喝。

什么样的人一定要喝这个当归补血汤呢？

当归补血汤——千古第一气血双补方

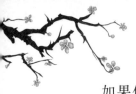

如果你有以下症状,占了三条就可以用了。

1.蹲下1分钟站起来会两眼一抹黑,直觉天旋地转,严重者会晕倒在地。

2.头晕、头痛,是那种隐隐作痛的痛,脑子恍恍惚惚的,不愿意想事情,一想就觉得很累,还容易忘记,经常忘记亲朋好友或某个明星的名字。

3.眼睛不好使,看东西模模糊糊的,看久了眼睛就会发干发涩。

4.面色无华,苍白如雪,像久病初愈的患者。

5.你的嘴唇、舌头、指甲都会发白。

6.特别容易疲劳,原本兴致勃勃的你才逛了不到半条街,东西还没买齐就不得不停下来或打道回府,因为你双腿不听使唤了,多走一步的力气都没了。

7.总是莫名其妙的心慌心悸,突然听到电话铃声心脏会猛的跳一下,或有人悄无声息地来到你身后,回头看见时会吓得不要不要的。

8.夏天怕热冬天又怕冷。

9.你晚上总是睡不好,睡眠很浅,容易惊醒,稍微有一点响动就醒了,梦还特别多。

10.被医院诊断为低血压、贫血的人。

11.被医院诊断为白细胞减少的人,这个方子比西药直接提高白细胞的药好太多。

12.坐月子的女人。

13.外伤伤口迟迟不愈合的人。

14.月经量少得可怜的人,闭经的人。

以上种种的症状都说明你的气血虚弱了,可以服用当归补血汤。

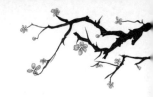

玉屏风散——千古第一增强免疫力方

大家先来回答一个问题，从来不感冒到底好不好？

估计大部分人会说那当然好了，从来不感冒，身体倍棒，多好！

实则不然，从来不感冒的人不是不感冒，而是身体已经没有能力感冒了，身体已经虚弱到极致，阳气已经衰弱到一定程度，就算破天荒的感冒一次也绝不会发热，最多只是低热。

小伙伴们有没有注意到一个现象，通常感冒发热，一发热就是高热是哪一类人？

小孩子嘛！为什么是小孩子？因为小孩子是纯阳之体，阳气非常充足，所以一发热就是高热。这种高热有一个特点，来得快去得快，反而那些低热则会缠缠绵绵好几日。

其实，感冒并不一定是坏事，你这次感冒了要隔很长一段时间才有可能再次感冒，西医叫作产生了抗体。中医怎么说呢？就是你的身体、五脏六腑来了一次大清理，尤其是肺脏，等于给又脏又乱的屋子来了一次大扫除，把身体里面的浊气病邪统统赶走了。这些浊气病邪下一次汇聚需要一段时间，所以这段时间属于你的免疫期，不会感冒。

看到这,有小伙伴慌了,我好久没感冒了,这可怎么办呢?要不要往流感堆里一站,让流感患者冲着我来几个喷嚏呢?

哈哈。还有一种情况就算你从不感冒也没事的,那就是你真正做到了好好睡觉、好好吃饭、做什么事情都不过度,适当运动,心态平和。用《黄帝内经》的话来说,就是"起居有常,饮食有节,不妄作劳,精神内守,病安从来"。

经常感冒的小伙伴乐了,原来感冒还有这等好处!那我经常感冒是不是一不小心就捞了很多好处?

别高兴得太早哦!动不动就感冒与从不感冒都是不好的。比如人家感冒一次,一两天就好了,下一次感冒要隔个一年半载。而你呢,感冒一次轻则十来天,重则一个月迁延不愈,甚至这次感冒刚好,隔几天或几周又感冒了,这叫什么?西医叫免疫力低下,中医叫正气不足,表虚不固。

动不动就感冒会很伤你的正气的,你想想,每一次感冒身体都要调动全身的正气与外来病邪斗争,正气也要休息的,你老让它作战又不让它休息,最后就把它累坏了,这就好比老想马儿跑得快又不给马儿吃草一个道理。

最后的悲剧是什么呢?最后的悲剧是,一阵风过来,你就倒下了,这叫弱不禁风。

重点来了,如何提高自身的免疫力?西医无非叫你多多锻炼,中医呢?中医有什么妙方没有?

中医有一个妙方,专门用来巩固你的体表的,专门用来加强你的正气的,专门用来提高你的抵抗力的,专门用来提高你与感冒斗争的能力的。

这个妙方就是玉屏风散!

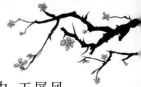

玉屏风散,多么优雅动听的名字!浩如烟海的药方当中,玉屏风散这个名字算是取得最好的一个了,比现在的药名要甩下好几条街,可见古人的风雅情趣。

屏风,小伙伴们不陌生吧?往屋子里一放,顿时就增添了几分古色古香。屏风,顾名思义,不仅仅是用来装饰屋子的,它的主要作用就是挡风。外感六淫,风寒暑湿燥火,这个风邪是最变化多端的。这下好了,有了屏风,任你风邪诡谲狡猾再也吹不到我了。

是的,玉屏风散就是这样一个药,让风邪不敢靠近你,这样你就不会感冒了。

我们来看玉屏风散的方子:防风、黄芪、白术。

简简单单的三味药,就生出无穷的妙处。

防风,是一种草。这种草奇特之处不得不让人叹为观止。俗话说"墙头草两边倒",风往哪边吹它就往哪边倒。可这防风与生俱来有一种八风吹不动的定力,任你东南西北风它就是不动。中医就巧妙地发掘了防风的这种特性,用它入药,专门对付风邪。它不仅能够像屏风一样挡住外来的风邪,还可以把侵入身体里面的风邪赶出去。

但是,人无完人,药无完药,这个防风的缺点就是与风邪做斗争的时候需要消耗一定的正气。不过,别急,这个时候黄芪就派上用场了。黄芪,补一身之气,尤其善于补肺气。防风消耗多少正气,黄芪就立马把正气补上。防风是君王,黄芪是宰相、将军,二人协同作战,战无不胜。而且,黄芪本身也有固表的作用,表虚自汗经常用它。

防风在前方作战,黄芪就在后边给防风加血,血从脾胃而来,所以还需要健脾守中的药。这时,白术大唤一声:"我来也!你们安安心心作战,后备军粮无须担忧,保证让士兵们吃饱喝足了!"

是的,白术就是这样一位健脾的药,在很多健脾祛湿的方子里都

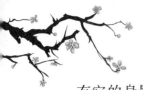

有它的身影。它通常与茯苓一起相须为用，效果更佳。

就这样，玉屏风散既能够扶正又能够祛邪，相得益彰，鱼和熊掌兼得也！

这个方子，文小叔没有写剂量，因为已经有中成药了。

这个药的吃法有一点要注意，就是平时没有感冒的时候吃它，得了感冒的时候反而不能吃它。因为黄芪是固表的，已经感冒了再去固表就等于闭门留寇，就好比把小偷关在屋子里，这个时候我们要让病邪出去，需要解表，而不是固表。

这个药特别适合动不动就感冒、反复感冒的人吃，再配合小米山药粥养气血、强壮脾胃，效果更好。

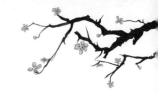

二陈汤——千古化痰祛湿第一方

如今这个时代痰湿体质的人越来越多。吃得太好，坐得太久，动得太少，很多人不到中年，就开始发福，迫不及待地油腻起来。

在了解千古化痰第一方之前，我们先来自测一下你是不是痰湿体质。

1.头油很重。头发像打了摩丝一样，几天不洗可以捋成一团。慢慢地头发就会掉，就像一块地，肥料多了庄稼被熏死了，这就是所谓的脂溢性脱发。如果把头发剃光了，可谓油光可鉴，比刚擦过的皮鞋还亮，完全可以当镜子照。

2.脸上的油也很多。用纸揩下来可以炒一盘菜了。脸上会长很多痘痘，这种痘痘比较硕大，不像青春痘那么鲜红。

3.怎么也睡不醒，越睡越想睡。早上起来头重如裹，整个人蒙蒙的，恍恍惚惚。

4.他们总感觉很累，不愿意走动，双腿像灌了铅一样沉重，能够躺着绝不坐着，能够坐着绝不站着，能够站着绝不走着。以为自己身体很虚，想吃点补药，一吃补药身体更不舒服了，更沉重了。

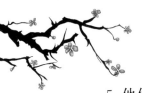

5.他们大腹便便,有着硕大的圆滚滚的肚子,严重者低下头看不到自己的脚尖。

6.他们的大便很不爽,上厕所的时间很长,浪费的手纸也很多,大便黏腻,很臭,怎么也冲不掉,必须要用刷子。

7.他们的胃口不好,吃饭不香,不知道什么叫饿,稍微多吃一点就会胃胀、腹胀。但是他们却喜欢吃肉,喝点酒胃口就开了。

8.他们会有口臭、脚气、痛风、阴囊潮湿、白带异味等。

9.他们的舌头,伸出来很腻,舌苔厚厚的,会发黄,也可能不黄,但就是很厚很厚。

以上九点,具备了五点以上,就可以确诊为"油腻"了,也就是痰湿体质了。

痰湿体质的危害很大,大家千万不要掉以轻心,三高最喜欢痰湿体质了,凡是痰湿体质的人要么高血糖、高血压、高血脂,要么高尿酸。

现今这个时代痰湿体质的人越来越多。吃得太好,坐得太久,动得太少,很多人不到中年,就开始发福,迫不及待地油腻起来。痰湿体质的危害很大,三高最喜欢痰湿体质了,凡是痰湿体质的人要么高血糖、高血压、高血脂,要么高尿酸。

中医有一句话叫作"百病皆由痰作祟"。这句话的意思是说很多寻常普通的病,原来都是因痰导致的,只要把痰化掉了,这些病就会迎刃而解。

比如有很多女人失眠吃了很多安神的药怎么治也治不好,把痰化掉就好了。比如很多人眩晕,怎么也治不好,把痰化掉就好了。还有的人迁延不愈地咳嗽,吃点肥甘厚腻就咳嗽,止咳的药吃了很多也不见好,把痰化掉就好了。还有的人莫名其妙的恶心、胸闷,尤其是躺着

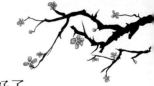

胸闷,以为是心脏病,检查心脏没什么事,只要把痰化掉就好了。

也有一些世界疑难杂症也是由痰作祟,比如癫痫。

所以,如果你会化痰,真的会治疗很多病。

那么这个痰到底是什么?它是怎么形成的?

痰由湿转化而来,先有湿再有痰。也就是说不是人人都有痰,但人人都有湿气。这湿气会慢慢凝结成比较黏腻的东西,变成无形之痰和有形之痰。无形之痰弥漫身体每一个部落,你看不见、摸不着,也吐不出来,比如很多人睡觉打呼噜,这就是无形之痰,是痰阻气道,呼吸不畅导致的。比如有的女性总觉得喉咙有异物感,咳不出来也咽不下去,这也是无形之痰在捣鬼,无形之痰与邪气相结合。

有形之痰比较好解释了,就是我们吐出来的痰。吐出来的痰有白痰、黄痰、绿痰、黑痰。白痰说明身体有寒,黄痰、绿痰说明身体有热,黑痰说明这个人烟瘾很重。

如果一个人痰多,到底是哪里出了问题呢?

对此中医有很好的解释:脾为生痰之源,肺为贮痰之器。

痰看似是身体的垃圾,其实是一种精微物质没有被运化、被利用,变成多余的垃圾存储在体内。也就是说脾的运化与肺的宣化出了问题,才会导致痰湿越来越多。

很多人有痰,用了很多化痰的药一时见效,过一段时间又有了,这就是没有解决脾的问题。诸湿肿满皆属于脾,脾不但要运化食物中的精微物质,还要运化水液。如果脾的运化失调,身体的废水就排不出去,被脾运化到肺里,肺的宣化功能是有限的,多余的化不掉只好变成痰湿,存在肺里。

很多人有痰,健脾的药吃了很多,痰还是化不掉,那是因为肺里面

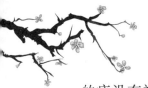

的痰没有被清理掉。

所以,加强脾胃的运化能力和肺的宣发能力才是治痰之道,治标又治本。

既治标又治本的方子就是千古第一化痰方——二陈汤。

这个方子宋朝就有了,老百姓已经用了近一千年,它出自《太平惠民和剂局方》。

这个方子很简单,只有四味药,文小叔发现很多千古名方都很简单,比如桂枝汤、小柴胡汤、四君子汤、四物汤,都不过是四五味药。

接下来,让我们一起来慢慢品味这个方子:法半夏15克,陈皮15克,白茯苓9克,炙甘草5克。

按照前面的思路,治痰一定要治脾这是治本,治本用什么? 这里用的是陈皮与甘草。陈皮健脾行气,燥湿化痰。很多人认为陈皮主要作用是化痰,其实是误解了陈皮,陈皮它的首要任务是健脾行气。陈皮为什么能够健脾? 因为陈皮性子有些温,而脾就需要温,绝对不能凉,脾得温则运。所以陈皮能够温脾,让脾健运起来。陈皮还有一个特效,有一股特别的芳香,脾喜欢香,芳香能够醒脾,能够化浊,凡是芳香的东西都能够叫醒脾胃,比如藿香。

脾胃一旦从慵懒中醒来,它就会卖力地干活,而且干得很痛快。

痰不怎么多的人其实直接用陈皮泡茶喝就可以。这一点我们真要学一学很会养生的广东人,在南方,湖南、四川、贵州都喜欢用辣椒祛湿,唯独广东人不用辣椒祛湿,为何? 广东也很湿热啊,因为他们有更好的祛湿神器,那就是陈皮。广东人经常用陈皮泡茶喝或炖汤喝。所以最好的陈皮在广东新会。

炙甘草则是直接补脾的,补充脾胃的津液气血,张仲景补脾最喜

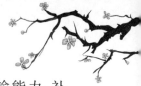

欢用甘草。甘草等于直接补充物资,陈皮等于加强交通运输能力,补了脾又健了脾,脾的问题就解决了,痰的来源就解决了。

肺为贮痰之器,怎么把这个器皿里面的痰清理出去呢?如何给肺洗一个澡,让肺舒舒服服清清爽爽?这里就要用到半夏了。半夏是化痰神器,没有之一,任何化痰的方子都离不开它。它是一味祛邪很猛的药,而且它有降逆的作用,就是让上逆的气机下来,不要上逆,上逆本来就是不正常。比如咳嗽、打嗝、流鼻涕、流鼻血、呕吐等都是上逆,这个痰湿阻碍肺气与胃气的下降,原本该肃降的不肃降,这个半夏刚好可以解决这个难题。

为什么要用茯苓呢?

前面说过,先有湿气再慢慢有痰,如果把湿气去掉,痰自然就少了。这个茯苓大家都知道,它是祛湿利水高手。茯苓基本没有什么味道,没有味道中医把它叫作淡味,淡味有一种特殊的本领,就是渗湿,把身体多余的废水通过小便的形式排出去,润物细无声,让你觉察不到。

这个二陈汤是化痰方子中的鼻祖,如果你是寒痰,就是白痰那种,什么都不用加也可以加点十姜(6克)。如果你是热痰、黄痰那种,可以加黄连6克、竹茹30克。

这个方子有中成药叫二陈丸。一般药店都有,如果没有可以去网上的药店买。买不到就自己煎药。一天1次。7天1个疗程。如果是中成药一个月1个疗程。不要再问小叔如何煎药了,自己学,不然以后永远要问别人。

这个时代真的很需要二陈丸,因为这是一个营养过剩的时代,我们的身体垃圾太多,就像一辆超重运行的卡车,如果卸下负重,就会一身轻松。很多人感觉自己有气无力，很疲惫，以为很虚，需要补，其实只需要泻，需要通，用上二陈丸一阵子后，什么补药都不用吃，反而觉得身体轻盈起来。

很多人吃补药上火，就是身体痰湿太多了，文小叔建议先用二陈丸开路，扫清障碍，然后再吃补药，这样就不会上火了。

是不是用了二陈汤一定有效呢？当然不是，还要配合以下三个方子一起使用：

第一个方子就是好好养你们的脾胃。

小伙伴们想一想自己的脾胃到底是怎样被糟蹋坏的？文小叔话不多说，只送小伙伴们四个字：好好吃饭。

如何好好吃饭，小伙伴们自己去参悟。

第二个方子肥甘厚味一定要少吃甚至不吃。

肥甘厚味都属于滋腻的东西，脾胃需要消耗很多的气血才能运化它们，吃多了就会增加脾胃的负担。

具体来说，油腻男一定要少吃肉，油腻女一定要少吃甜品。这是痰湿产生的两大来源。

曾经有一个小伙伴说，文小叔，你说祛湿不要吃甜品，但我特别爱吃奶油、巧克力，可不可以每天只吃一块呀？

文小叔答：吃一块你会想着第二块，吃完第二块你会想着第三块。你现在痰湿这么重，就要果断点，下定决心，一块也不要吃。等你痰湿去得差不多了再每天吃一块吧。

第三个方子适当运动。

适当运动是祛湿化痰的最好方法，没有之一。注意是适当运动，不是盲目运动，整天把自己弄得大汗淋漓疲惫不堪，这反而会扼杀你

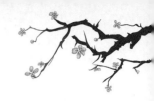

的气血。

到底怎样算适当运动呢？以自己的身体感觉为主，以微微出汗为主，以运动后轻松舒服为主。

简简单单三个方子，文小叔称之为"万能化痰方"。

可是，这世上又有多少人能够完完全全做到呢？

每天，文小叔收到很多很多求方子的留言，其实最好的方子就在自己身上。

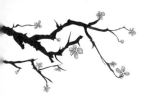

十二味养容汤让你容光焕发

　　说到抗皱除皱,大多数女人会想到胶原蛋白,胶原蛋白这个词在美容行业算是网红级别的了。要想皮肤好,没有皱纹就吃胶原蛋白,这句话蛊惑了多少女人的心。

　　抗皱除皱就吃胶原蛋白,这种思维太简单粗暴了,只有把自己当作机器才会这么想,机器就是缺什么补什么,但人不是机器。这也未免太低估人体的精妙了,也太低估造物主的智慧了。

　　退一万步讲,如果你真的缺胶原蛋白,是不是把胶原蛋白吃进去就能补到脸上呢?可能性太少。没有补到脸上,那就是垃圾,不但不美容还添堵。更有的人直接注射胶原蛋白,带来的结果是余生不停地往返美容院,不停地注射胶原蛋白,一旦不注射脸就会变形,无法见人。

　　那中医怎么调理皱纹呢?

　　中医更看重你的整体和五脏,有诸内必形诸于外;看重你的气血和脾胃,把你的身体调到一个气血充盈、阴阳平衡的状态,何患皱纹去不掉?

当然，这里说的是病理性皱纹，如果到了该长皱纹的年纪，那是很自然的事，我们要接受并顺应人的生老病死，不能强求永葆青春。

中医认为，女人比男人容易老，如果不做一点保养的话甚至天天糟蹋身体的话，女人到了35岁就会长皱纹，女子三十五，面容开始枯槁，头发开始脱落。女人到了42岁，三阳脉俱衰，鱼尾纹、皱纹、法令纹都有了。

下面文小叔就介绍一下自己研发的抗皱除皱方子——十二味养容汤：黄芪30克，木香9克，知母9克，当归12克，川芎9克，桂枝12克，白芍12克，甘草9克，白术15克，茯苓15克，桔梗9克，枳实6克。

中医调理皱纹第一步一定要补气，气球没有气就会瘪下去，轮胎没有气也会瘪下去，皮肤没有气同样也会瘪下去。你看那些气虚的人一按一个坑，很久也无法复原。皮肤是否有弹性，是否丰满，全靠一股气在支撑着。皱纹就是气不足，皮肤塌陷了下去，如果把气带到脸上，皮肤就会丰满起来。

人活一口气，没有气就没有力，没有力怎么能够维持肌肤的丰满呢？如何补气呢？小叔这里用了黄芪，黄芪力道比较绵柔、沉稳，不像人参那么峻猛，不会上火，适合大多数人用来补气。

虽然说不会上火，但有些虚不受补的人还是会上火，所以细心的小叔在这里加了一点知母反佐，知母凉润，可以清热同时还可以滋阴，与黄芪比较搭。张锡纯说，黄芪配知母有行云施雨的效果，黄芪补气，升，好比地气上升为云，知母清热滋阴，好比天降甘露，好不凉快。

气不足了以后必须让气活起来是不是？不然就是一团死气，就会气滞，所以小叔又加了一点木香理气顺气。为什么不用柴胡呢？因为柴胡主要疏理肝气，而木香可以理顺全身的气机，理顺五脏六腑的气机，从头到脚把你的气机理顺。你看著名的中成药木香顺气丸就是用

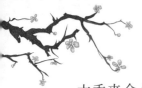

木香来命名的,气顺、身体顺、人生顺。

解决了气的层面,我们再来解决血的层面。气为阳,血为阴,气血是相互依存,对立统一的,不能只补气不补血,没有血,气就失去了依附,气就会乱跑,就好比一个男人没有了妻子,就会在外面乱跑,不回家。所以,我们还要补血。

男人以气为主,女人以血为主,女人一生失血太多,补血是女人一辈子的任务。如果没有血的滋润,皮肤就会干枯,就会长皱纹,就像树叶没有水分的滋养就会枯黄掉落一样。血足了,皮肤就会润泽水嫩。

补血用什么来补呢?文小叔简单思考了一会就毫不犹豫地用上了当归,为什么?十方九归!对女人来说,十个方子有九个都可以用上当归,可见当归在妇科中的位置是多么重要。当归,当归,就是让血归来,是补血圣药,补血的药没有谁能够与它相媲美了。

同样的道理,补了血之后还要让血活起来是不是?不然补进去的血就是死血,就好比一潭死水。流水不腐户枢不蠹,只有流动的血才能滋养我们的身体。活血这里小叔用了川芎。活血药很多,为什么独独青睐川芎呢?因为川芎特别善于走头面部,比如头痛基本上离不开川芎,皱纹就是长在脸上。第二,川芎活血的同时可以化瘀血,能够把死血、瘀血清理掉,瘀血不去新血不生。

解决了气血的层面,第三步我们来解决心的层面,调理皱纹为什么要调理心脏呢?因为,心,其华在面。我们的面庞就是心脏开出来的花朵,花朵开得是否灿烂不能仅看花朵本身,更要看到给花朵提供营养的根茎。我们的脸是否完美无瑕更要看到心脏的动力足不足。不仅仅是皱纹,整个脸上的问题,包括痘痘、斑斑、脸色发黄、脸色苍白都要从心上找原因。

强壮心脏最好的一味药就是桂枝了,桂枝可以温通心阳,给心脏

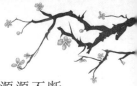

注入活力,桂枝与甘草一起就是辛甘发散为阳,等于为身体源源不断制造阳气。有桂枝必须有白芍,因为桂枝打出去,白芍收回来,一阴一阳谓之道也。桂枝壮阳,白芍滋阴,白芍还可以牵制桂枝温燥。另外,白芍与甘草就是酸甘化阴。

桂枝与甘草为我们的脸制造阳光,白芍与甘草为我们的脸制造雨露,黄芪与木香为我们的脸制造空气,当归与川芎为我们的脸制造肥料,真是妙啊,还担心什么皱纹呢?

接下来我们再解决脾胃的问题。这一步是很关键的,因为脾胃才是气血生化之源,如果脾胃不好,再好的灵丹妙药都没有用,因为任何食物与药都要经过脾胃这一道关卡。

另外,脾主肌肉,脸上的肌肉与脾胃有关系。脾胃好了,肌肉丰满,脾胃不好肌肉干枯。还有我们的脸是脾经与胃经经过的地方,脾胃是多气多血的经络,所以我们的脸也是多气多血的。可以想象,冬天其他地方都怕冷,就是脸不怕,为什么呢?正是因为脸是气血非常充足的地方。

所以,脾胃好了,气血才会源源不断输送到我们的面庞,这样就不会长皱纹了。

调理脾胃用什么呢?小叔就说了,健脾第一圣药白术是也,用了白术怎么可能没有茯苓呢,这就好比有了枸杞必须要有菊花一样,白术健脾补脾,升清阳,茯苓祛湿降浊阴,一升一降,脾胃中心这个轮子就转起来了。

最后,文小叔加了一点桔梗与枳实,为什么要加这两味药呢?是调整体升降的,升降息,则气立孤危。气机的升降对身体很重要,有升有降,我们补进去的气血才会周而复始,永久循环。桔梗升,把清气往上升,枳实降,把浊气往下降。另外,桔梗还可以作为这个方子的药引

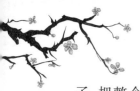

子,把整个药性往上一提,提到我们的头面部,这样就会凝聚力量去攻打脸上的皱纹了。

这就是小叔为爱美的女人精心打造的抗皱除皱妙方——十二味养容汤。从五个层面来解决你的皱纹:气、血、心、脾、气机升降。

最后,小叔说一下这个方子的服用方法,一天 1 剂,饭后半小时服用,7 天 1 个疗程,建议服用 3 个疗程 21 天。文小叔不敢保证一定可以去掉你脸上的皱纹,但至少比吃什么胶原蛋白好多了。即便没有去掉你的皱纹,说不好会把你脸上的斑去掉,或让你的脸色好看起来,白里透红的,像出水芙蓉一样美丽动人。

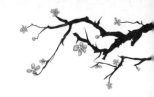

药王专为莘莘学子打造的孔圣枕中丹

　　小叔念小学的时候是个学渣，最怕考试了，因为每次考试成绩总是倒数几名，每次考试结束老师总是把父母叫到学校谈话，接下来你懂的，小叔就是挨父母的批评。

　　可是不知道为什么，可能是家庭发生了巨大的变故，从初中到高中一直到大学，小叔却成了学霸，每次考试差不多都是名列前茅。但尽管这样，小学时代的考试对小叔造成的心理阴影一直难以抹去，以至于经常做梦梦见考试交白卷。

　　高考，一生的命运就此改变。比考生更焦虑、更操心的应该是父母。父母会想着法儿的让即将奔赴考场的儿女吃好睡好，但是关心则乱，尤其不懂养生的父母，总是会好心办坏事，买来各种保健品，天天人参炖乌鸡汤，把孩子吃得鼻出血，有的家长还会隔三差五带孩子去输液，打葡萄糖。

　　这些都是错误的做法。说真的，小叔是过来人，父母这个时候最应该做的反而是什么都不用做，要保持与平常一样的状态，尤其是饮食，短时间大量改变饮食习惯脾胃受不了，身体反而会出状况，耽误高

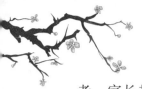

考。家长越是表现得很平常,孩子的压力就越小。

比如有一位家长就很智慧,孩子高考前反而吃得很稀松平常,不给孩子添加肠胃负担,结果家里的两个孩子平稳度过考前这一段时间,孩子不紧张、不焦虑,睡得也好,复习起来也有条不紊,最后超水平发挥,考上梦寐以求的名校。这位家长是广东的,前不久给小叔留言,说:"小叔,去年我家两个孩子高考,考前半个月给孩子吃了两盒孔圣枕中丹,这个药不错,也没什么副作用,很适合考前考生服用"。

这个孔圣枕中丹很适合考生服用,不仅是考生,只要是学生都可以服用,因为这个方子原本就是药王孙思邈给莘莘学子打造的。

孙思邈有感于天下学子苦读圣贤书,头悬梁,锥刺股,太辛苦太累了,于是大发慈悲,精心研制出这一个方子,希望能够助天下学子金榜题名,希望他们学成归来,像伟大的教育家孔圣人一样。

这个孔圣枕中丹有三大好处,正是高考前考生所需要的。

第一大好处就是增强记忆力,这估计是所有考生求之不得的事情,太多的科目需要背诵,记住了这个又忘记了那个,真是苦不堪言。

孙思邈直言没有什么特别的好处,就是治疗读书人善忘。当然这是孙思邈谦虚的说法。

第二大好处就是改善睡眠,很多考生考前紧张导致失眠,或做最后的冲刺,挑灯夜战,天天熬夜伤了阴,导致失眠。考前睡一个好觉是非常重要的,很多考生因为前一晚没有睡好,导致第二天精神不佳,发挥失常,几分之差名落孙山,真是可惜加遗憾。

第三大好处就是让考生精力充沛,元气满满。有的考试平常耳聪目明,头脑清醒,考前过度复习反而导致头脑昏沉,昏昏欲睡,结果本来很拿手的题目却做不出来,急得不行,越急越做不出来。

其实平时努力了,考前没有必要再逼自己了,应该放松放松再

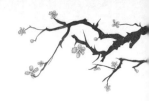

放松。

孔圣枕中丹方子很简单,就四味药:龟甲 10 克,龙骨 10 克,远志 10 克,菖蒲 10 克。

龟甲,就是乌龟的背上面那厚厚的壳。乌龟有一个特性,就是特别安静,所以能够以静制动,能够滋阴,收敛虚火。很多考生都处于青春期,青春期有一个特性就是阴常不足,阳常有余,又加之熬夜苦读,吃一点辛辣,很容易虚火上炎,导致青春痘,晚上睡觉盗汗,心浮气躁等,这都会影响学习。龟甲这味药滋阴的效果非常好,用阴来制约虚火,很好。

龙骨,是远古大型动物的化石,化石有一个特性就是质地非常沉重,凡是矿物质的药都有重镇的作用,能够让脾气暴躁的肝柔和起来,能够收摄心神,让睡眠安稳。龙骨还可以治疗盗汗,与龟甲一起合用,相得益彰。

总之,龙骨就是一味把你的虚火一路往下压,一路往下引,一直引到肾里,再藏起来,成为温暖肾水的真阳。这就好比热气球总是一路往上升,突然加了龙骨这一块巨大的石头,热气球就慢慢往下降落了,最后平稳落地。这个热气球就好比青春期的虚火。

青春期特别容易发脾气,特别是考前,稍微不如意就火冒三丈,用上龙骨脾气会好得多。

远志也是帮助考生睡一个好觉的。远志这个药与广大考生一样有着远大的志向,远志最大的志向就是交通心肾,让肾水上行,让心火下行,这样心肾相交,入睡就快。很多青春期的孩子辗转难眠,就是心肾不交导致的。

前面说这个方子最大的好处就是让考生过目不忘、增强记忆力,其实前面的三味药都有增强记忆力的作用,肾主骨生髓,脑为髓海,没有髓的滋养，头脑可能是不清晰的，这个骨就是从肾精而来。所以补肾的龟甲可以增强记忆力。

如果一个人脑子总是被虚火干扰，头晕，那么记忆力当然不好。所以能够收摄虚火的龙骨也可以增强记忆力。

如果一个人的睡眠不好，记忆力也会不好，所以安神定志，让你入睡快的远志也可以增强记忆力。

但这个方子增强记忆力最好的一味药不是前面三味，而是最后一味药菖蒲。

菖蒲这味药直接开窍的，开头面七窍，开心窍。让你眼睛明亮，让你耳聪，让你鼻子通透，更重要的是让你头脑清醒。菖蒲有一股特别的清香，闻一闻就把你从午后昏昏欲睡的状态带入清晨推开窗户一股新鲜空气扑面而来的那种心旷神怡状态。这种状态读书记忆是最好的状态。

增强记忆力，改善睡眠，让精力充沛，这就是孙思邈送给莘莘学子的一个妙方。建议考前一周停止服用。考前一周什么补药都不要吃，清淡饮食，正常饮食。

另外，很多高考女生怕考试遇到痛经，吃一些西药让月经推迟或提前，这都是非常错误的做法，以后会造成月经不调。其实对于痛经完全没有必要慌张，两个药基本上可以解决大多数高考女生担忧的痛经。

一个是极度紧张，肝气不舒导致的痛经，叫气滞血瘀，要疏肝理气、活血化瘀，用加味逍遥丸就好。女人容易生气，大姨妈期间更容易生气，高考女生则因为家长给的压力太大导致气滞血瘀。这种类型的痛经还是很常见的，不要以为痛经就是受寒了。这种气滞血瘀导致的痛经特点就是：胀痛，就是气胀着痛。也是发作于经期或经前。用加

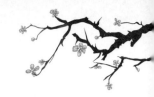

味逍遥丸就可以解决。

　　一个就是喝冷饮、吃雪糕导致的痛经,受寒引发的,叫寒凝血瘀。这种痛经的特点是经期前或经期中发作,小肚子冷痛冷痛的,用暖宝宝或热毛巾暖一下症状就减轻。这种受寒导致的痛经就用艾叶生姜红糖水或中成药艾附暖宫丸。一切可以让你小肚子温暖起来的方法都可以用。

　　孔圣枕中丹已有中成药,同仁堂药店有售,其他药店不知道有没有。同仁堂总是把一些名方,比如张仲景、孙思邈的方子制作出中成药,让很多人受益。

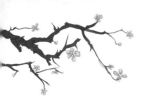

石斛夜光丸——让你的视力像飞行员一样厉害

这个方子可以让你的视力像飞行员一样厉害，白内障、青光眼、飞蚊症、近视眼统统搞定。

这个方子小叔打算 50 岁后每年服用一个月，用来护眼，预防白内障。

这个方子可以说是这个时代低头族、手机控的福音，这个时代因为手机等电子产品的存在，眼睛有问题的太多了，如果你把手机扔掉，把电脑砸了，你的眼病就好了一半，但是你不能这样做。这个时代宁可囊中羞涩，也不能手中没有手机。手机对眼睛的伤害是非常巨大的，你以为你在玩手机，其实手机在玩你，你以为你在用眼睛看手机，其实你是在用肝血、肾精在看手机。

这就为难了，又要看手机又不想伤眼睛，有没有两全其美的办法？好在与中医有缘的你们，可以用中医的方子来为你的眼睛保驾护航，一定程度缓解电子产品对眼睛的巨大伤害。

这个方子是眼科专方，简直是白内障的救星，早期白内障用一个好一个，再也不用担心去医院手术了。

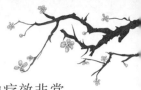

这个方子可以说是青光眼的救命稻草，对早期青光眼的疗效非常好，再也不用担心失明了。

这个方子是眼部不死癌症——飞蚊症患者的唯一希望，西医毫无办法、束手无策，连手术也无法做的飞蚊症，这个方子可以调理，可以让你眼前的黑点点越来越少，甚至消失。飞蚊症越早调理效果越好，等到你眼前龙飞凤舞的时候就很难调理了。不过也不用担心，目前也没有证据证明飞蚊症会导致失明，只是让人很烦躁而已，就像耳鸣一样。

这个方子还可以增强视力，对近视眼有一定疗效，对假性近视疗效很好，让你的视力像飞行员一样厉害，让你的眼睛炯炯有神，目光如炬，像黑夜中的猫头鹰一样，晚上看东西如同白昼。当然，如果你的近视眼已经高处不胜寒，这个方子也无力回天了，只能缓解。

这个方子可以搞定很多眼部的症状，比如很多女人都有的眼干、眼涩、眼酸胀；还有很多男人都有的眼白有红血丝，眼白发黄；还有很多老人为之烦恼的迎风流泪、怕光、视物模糊等。

这个方子就是元末明初眼科第一人倪维德呕心沥血创立的方子，这位大师最擅长眼科，花一辈子的精力写了一本眼科专著《原机启微》，这个方子就隐藏在这本书里，它的大名叫作石斛夜光丸。它像黑夜中的灯塔照亮你前进的方向，它像夜明珠一样熠熠生辉，服用以后让你在黑夜中能够看清东西，所以美其名曰——石斛夜光丸。

方子如下：石斛、五味子、天冬、麦冬、怀牛膝、肉苁蓉、枸杞子、菟丝子、地黄、熟地黄、人参、山药、茯苓、甘草、防风、川芎、枳壳、黄连、菊花、白蒺藜、青葙子、决明子、水牛角、羚羊角。

这是一个大气磅礴又复杂的方子，不过再复杂的方子小叔都会给你们解释得一清二楚，一定要让你们知其然，还要知其所以然。

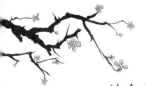

这个方子到底是如何治疗眼病的呢?

首先我们要重点说说石斛,石斛夜光丸,自然石斛是这个方子最重要的一味药了。石斛可是九大仙草之一,《神农本草经》说它久服可以轻身延年,多数医家都把石斛当作明目的仙药。石斛明目的作用是通过强阴的效果来实现的,什么叫强阴? 我们都知道壮阳,壮阳就是强壮我们身体的阳气,强阴就是滋补我们身体的阴血,我们身体任何部分需要的津液石斛都可以给你补充。

石斛可以滋五脏六腑之阴,它长在悬崖峭壁之间,采药人历经九死一生才可以获得,采药人采摘仙草石斛还要经过寒号鸟的袭击。因为石斛是寒号鸟最美味、最营养的食物。石斛吸收了天地之灵气,以至于寒号鸟吃了后拉出来的便便也非常清奇,是一味灵丹妙药,叫作五灵脂,能够活血化瘀,消浊气。

轻轻掐断一小截石斛,放入口中,慢慢咀嚼,甘之如饴,满口生津,一股浓浓的汁液,像银耳羹一样充满口腔,可见石斛滋阴的厉害。

除了石斛,下面四组药围绕着石斛,以石斛为中心,听取石斛的号召,众志成城,一起打一场酣畅淋漓的护眼保卫战。

第一组药,大补肝血,理论依据是:肝开窍于目。

肝开窍于目,并不是说眼睛的问题仅仅与肝有关,五脏六腑之精都会上注于目,只是说肝是眼睛的顶头上司而已。久视伤血,伤的就是肝,肝开窍于目,所以伤的是眼睛。

如果我们把眼睛能够看见东西比喻成灯能够照亮黑暗的话,那么灯油就是肝血,灯芯就是眼睛。现在的人保护眼睛只是针对眼睛,只是针对灯芯,灯油都快耗干了也不顾不管,舍本逐末,用大量的眼药水,治标不治本。要想灯光明亮,必须要灯油足,灯油足了,光就亮。如何为我们的眼睛添灯油呢? 那就要补肝血滋肝阴了。

补肝血滋肝阴以石斛为首，石斛一个人单打独斗有点力不从心，于是请来一大帮兄弟姐妹，它们分别是：五味子、天冬、麦冬、怀牛膝。这些药材都可以补肝血滋肝阴。

第二步，大补肾精，理论依据：肝肾同源，肾水生肝木，肾是肝的妈妈，肝血要足必须要肾精足。

眼睛的问题与肾也有关系吗？肯定有。你看我们的瞳仁，越黑越代表肾精足，你看小孩子哪一个不是乌溜溜的黑眼珠，这说明小孩子肾精非常足，还没有开泄。人老了以后会怎么样呢？人老珠黄了。所以就会眼花，患白内障。

补肾精最好的一味药就是地黄，这里熟地与生地同用大补肾精，地黄，是大地的精髓，把土地的精气都吸光了，吸到了自己的身上。另外又请来枸杞协助，枸杞补肾又补肝，是明目要药，即便现代医学也承认枸杞有明目的成分。肾阴补足了还得补肾阳对不对？这样才阴阳并补，才能真正把肾补进去。于是又用了补肾阳的菟丝子与肉苁蓉。

第三步，把脾胃调理好，理论依据：九窍不利，皆属于脾胃。

调理任何疾病都不忘记调理脾胃，医圣张仲景是这样做的，这个方子也是这样做的。另外，《黄帝内经》早就告诉我们了，九窍不利，都要好好调理脾胃。哪九窍呢？两只眼睛，两只耳朵，两个鼻孔，一个嘴巴，还有前后二阴。可见我们头面部的七窍都与脾胃有关，脾胃好了，升清降浊，清气就会上升滋养头面七窍。

调理脾胃用什么呢？这里用了人参、山药、茯苓、甘草。是不是很熟悉呢？眼睛尖的人一看就知道这四味药有四君子汤的成分，四君子汤就是健脾补气第一方，只不过把白术换成了山药。山药是大补脾胃的。

前面三步是补法，现在就需要泻法，有补有泻才合理。泻什么呢？

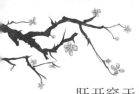

肝开窍于目,肝主风,肝容易生内风,内风一动,眼睛就容易出问题,比如眼痒、眼压高,所以这里用了防风来祛风,用白蒺藜来平肝息风,用川芎来活血,用枳壳来行气、下气,让眼部的压力往下走。

除了祛风还得清理肝热,肝热会伤阴,肝热会导致眼睛发红、胀痛,会导致眼睛眼花、眼冒金星,我们常说急红了眼。为什么会急红了眼呢?就是肝火往上走,走到眼睛了。

清肝明目这里主要用决明子,决明子一看名字就知道是明目的药,只要带明字的药都有明目的效果。为了清理肝热,仅靠决明子还不够,决明子请来了很多兄弟帮忙,它们都是清肝明目一等一的高手,请记住它们的名字:黄连、菊花、青葙子、决明子、水牛角、羚羊角。

这就是中国人眼睛的保护神——石斛夜光丸。从四个角度,补肝血、补肾精、补脾胃、清肝火驱肝风,共同奏响明目这首交响曲。

千万别以为这个方子只调理眼睛,那就太小看这个方子了,肝肾亏虚导致的耳朵的问题,腰腿的问题,骨头的问题,头发的问题都可以调理。

本方服用一个月就可以了。一个月没有效果就不要服用了。如果你一边服用这个药,一边继续被窝里看手机,小叔劝你还是别浪费钱了,这个药有点小贵,因为有人参与石斛。

文小叔叮嘱,白内障初期一定要服用。

最后再叮嘱一下,小叔介绍的所有的方子是让大家学习的,而不是让你们直接服用的,如果确实有需要请在当地专业医师指导下服用。